Veröffentlichungen aus dem Gebiete des Heeres-Sanitätswesens

Herausgegeben
von der Heeres-Sanitätsinspektion
des Reichswehrministeriums

Heft 77:
Mit 7 Tabellen und 12 Abbildungen

Festschrift zum 60. Geburtstag
des Sanitätsinspekteurs im Reichswehrministerium
Generaloberstabsarzt
Professor Dr. Wilhelm Schultzen

Zusammengestellt
in der Heeres-Sanitätsinspektion
des Reichswehrministeriums

Springer-Verlag Berlin Heidelberg GmbH
1923

ISBN 978-3-662-34294-7   ISBN 978-3-662-34565-8 (eBook)
DOI 10.1007/978-3-662-34565-8

HERRN GENERALOBERSTABSARZT

DR. WILHELM SCHULTZEN

SANITÄTSINSPEKTEUR IM REICHSWEHRMINISTERIUM

HONORARPROFESSOR

DER FRIEDRICH-WILHELMS UNIVERSITÄT ZU BERLIN

ZUM 60. GEBURTSTAGE

1. NOVEMBER 1923

ZUGEEIGNET

Inhaltsverzeichnis.

Vorwort.

Von

Generalstabsarzt Dr. **Merkel** (Berlin).

Das Diktat von Versailles, zusammengebraut von Haß, Neid und
Angst, hat mit der Macht der größten Lüge in der Weltgeschichte
unser Heer zerschlagen und mit ihm eine der besten Bildungsstätten
für Pflichtbewußtsein und Volkstum. Lange genug ging der Zweifel
hin und her, ob wir eine Wehrmacht von 200 000 oder 150 000 oder gar
nur 100 000 Mann halten dürfen würden. Da hieß es für den Heeressanitätsdienst, sich bei Zeiten auf jede der drei Möglichkeiten einzustellen, in erster Linie, um brauchbare Sanitätsoffiziere und Sanitäts-
unteroffiziere für die durch die Umwälzungen gesteigerten und vielfach
ganz anders gewordenen Aufgaben zu sichern, und dann, um der großen
Zahl der im Frieden und Kriege bewährten Aktiven, die in dem neuen
Rahmen nicht gehalten werden konnten, bei Zeiten andere Wege frei-
zugeben, sie ihnen nach Möglichkeit auch zu bahnen. Das Vorgehen
unsrer obersten Sanitätsbehörde, gleich im Anfang diese Sichtung für
die drei angegebenen Möglichkeiten zu treffen, hatte eine sehr große
Bedeutung sowohl für den Heeressanitätsdienst wie für die Versorgung
der Kriegsbeschädigten wie schließlich auch für viele um die Erhaltung
von Weib und Kind ringende Angehörige des Sanitätskorps. Mühselige,
nervenzermürbende Arbeit mußte auf dem dauernd schwankenden
Grunde geleistet werden, ehe sich aus dem Trümmerfelde unseres Heer-
wesens die Ecksteine herausholen ließen, auf denen der Aufbau des
Sanitätsdienstes Festigkeit finden konnte.

Die Verkleinerung unseres Heeres auf 100 000 Mann, die uns nicht
einmal in der Zusammenstellung der einzelnen Waffengattungen freie
Hand ließ, führte zur Errichtung von 7 Wehrkreisen, die zugleich den
Bereich der 7 Divisionen darstellen. Die Verteilung von 3 Kavallerie-
Divisionen auf die Wehrkreise, die Belegung verhältnismäßig vieler
Städte mit kleinen Truppenkörpern zwangen bei der zu geringen Zahl
von Sanitätsoffizieren zu einer ganz neuen Einteilung des Sanitätsdienstes. Dazu mußte die Zugehörigkeit des Sanitätspersonals zu Regimentern, Bataillonen und Abteilungen auf Grund des Versailler Diktats
dem Prinzip der Sanitätsstaffeln für die einzelnen Standorte weichen,
nach welchem das Sanitätspersonal vom ältesten Sanitätsoffizier der
Staffel, dem Standortarzt, der gegebenenfalls auch Chefarzt des Stand-
ortlazaretts ist, den verschiedenen Truppen und dem Lazarett bzw.
den Truppenkrankenstuben zur Dienstleistung zugeteilt wird. Dies
sowie die viel zu geringe Zahl der dem deutschen Heere zugestandenen

Sanitätsoffiziere veranlaßte die Zusammenfassung aller Sanitätsstaffeln eines Wehrkreises zu einer Divisions-Sanitätsabteilung, deren Chef der Divisions- undWehrkreisarzt ist. Dadurch waren weiterhin neue Unterstellungs- und Disziplinarverhältnisse bedingt.

Die uns aufgedrungene freiwillige 12jährige Dienstzeit und das Verbot, über 5 % in der Entlassung hinauszugehen, stellte einerseits das Entlassungsverfahren auf eine andere Grundlage, brachte anderseits neue Richtlinien für die ärztliche Beurteilung der Tauglichkeit und ließ auch das neue Gebiet der Psychotechnik in die militärärztliche Arbeit einbeziehen, um die Eignung der an sich tauglichen Mannschaften gleich von vornherein für einzelne Waffengattungen festlegen zu können.

Der Wegfall der allgemeinen Wehrpflicht ist nicht nur für die Pflege von Pflichtbewußtsein und Volkstum, sondern auch für die Erziehung zur Einordnung und zum Zusammenstehen, schließlich für die Volksgesundheit ein harter Schlag. Die am besten wirksame Parade gegen diesen Schlag bot und bietet der Sport; wirksam kann die Parade aber nur sein, wenn der Sport sich nicht zum Diener der sensationslüsternen Menge macht, wenn er nicht in brutaler Manier erzielte einseitige Höchstleistungen, sondern die harmonische Ausbildung des Körpers zum höchsten Gesetz erhebt. Hier ist das kleine Heer berufen, vorbildlich zu wirken, und die Sanitätsoffiziere sind es, die als ärztliche Berater Vermeidung den Körper schädigender Übertreibungen und anderseits Steigerung der Leistungen durch Anpassung der Übungen an Alter und Körperentwicklung erzielen können, die auch durch ihre Untersuchungen und Beobachtungen an Sportübenden der wissenschaftlichen Forschung wertvolle Dienste leisten können. Dank der Förderung des guten, edlen Sports durch die Heeresleitung hat sich hier für die Sanitätsoffiziere ein weiteres reiches Arbeitsfeld aufgetan, das freilich zusammen mit den anderen Pflichten hemmungslose Hingabe an den schönen Beruf verlangt.

Eine der größten Schwierigkeiten bot der Verlust der alten Garnisonlazarette, die als Reservelazarette neben den vielen behelfsmäßig eingerichteten zunächst voll für die Kriegsbeschädigten gebraucht wurden und mit der gesamten Heeresverwaltung an Zivilministerien abgegeben werden mußten. Die neue kleine Wehrmacht konnte aus wirtschaftlichen Gründen nur einen Teil der Lazarette in einigermaßen größeren Standorten gebrauchen; aber gerade vorwiegend in diesen waren die Hauptzentren der dem Arbeitsministerium unterstellten lazarettmäßigen Kriegsbeschädigten-Fürsorge; wo letztere nicht Ansprüche machte, liefen die Stadtverwaltungen Sturm, um neue Betten für ihre Krankenhäuser zu erhalten. Es gelang schließlich, wenigstens einen kleinen Teil der alten Garnisonlàzarette ganz oder in beschränktem Maße als Standortlazarette für das neue Heer zu gewinnen, in anderen Standorten Lazarettabteilungen in Krankenhäusern einzurichten. Bei der Auswahl mußte die Zerstreuung der Reichswehr in viele kleine Standorte bis zu Halbbataillonen und Einzelschwadronen herab, deshalb die Transportgelegenheiten aus diesen Standorten, die viel zu geringe Zahl der Sanitätsoffiziere und die wirtschaftliche Ausnutzung der Lazarette nach Bettenzahl und Einrichtungen berücksichtigt werden. In den Standorten ohne Lazarette mußten Verträge mit Krankenhäusern für die Aufnahme Nichttransportfähiger geschlossen, außerdem zu möglichst lazarettähnlicher Behandlung, die die Zahl der an sich durchaus unerwünschten Krankentransporte verringern konnte, »erweiterte Truppenkrankenstuben« geschaffen werden.

Diese erweiterten Truppenkrankenstuben dienen auch der erheblich vermehrten Fürsorge für die Frauen und Kinder der Soldaten. Im neuen Heere ist der Anspruch auf militärärztliche Behandlung auch auf die Familien der Offiziere bis zum Range des Obersten einschließlich herauf ausgedehnt worden. Dies und noch mehr die Tatsache, daß bei der zwölfjährigen Dienstzeit ein großer Teil der Soldaten, gemeinhin vom 27. Lebensjahre ab, eine Familie gründen darf, hat die Tätigkeit der Sanitätsoffiziere auf eine viel breitere Grundlage gestellt. Die geradezu glänzende Ausbildung, welche die Kaiser-Wilhelms-Akademie gewährte, ist in Wegfall gekommen. Unsere Sanitätsbehörde hat keinen Einfluß mehr auf die Einzelausbildung während des Studiums. Um so wichtiger ist, zumal bei der erweiterten Fürsorge für Frauen und Kinder, die Weiterbildung der Sanitätsoffiziere. Sie geht jetzt weit über das hinaus, was im alten Heere in dieser Hinsicht getan werden konnte. In jedem dritten bis vierten Jahre wird jeder Sanitätsoffizier zu einem Fortbildungskurs nach Berlin kommandiert, in dem die neuesten Errungenschaften in sämtlichen Fächern ihm nahe gebracht werden. Neun vom Hundert der jüngeren Sanitätsoffiziere sind stets zu den verschiedenen Sonderstationen an Universitätskliniken und großen Krankenhäusern kommandiert bis zu ihrer Ausbildung als Spezialisten; alle anderen erhalten ebendort Kommandos von einem Jahre, in dem sie in innerer Medizin, Chirurgie, Frauenkrankheiten und Geburtshilfe und in einem Sonderfach nach ihrer Wahl, von Viertel- zu Vierteljahr wechselnd, sich weiterbilden können. Die Bedeutung dieser Weiterbildungsmöglichkeiten für die Truppe und ihre Familienangehörigen bedarf keiner Ausmalung, wo die Zahl der Soldatenfamilien etwa das 10—12 fache gegenüber früher beträgt, wo der Jammer in unsern wirtschaftlichen Verhältnissen die Einkommen kaum für das Essen, Wohnung und die allereinfachste Kleidung, geschweige denn für Krankheitsfälle ausreichen läßt, wo Hungerkrankheiten und Geschlechtskrankheiten mit allen ihren traurigen Folgen für die Familien treue Helfershelfer sind, um unser Volk immer mehr zu verelenden.

Eine reiche Fülle von Arbeit ist es, die den Sanitätsoffizieren des neuen Heeres auferlegt wurde, die nur durch eine große Liebe zum Beruf, zum Mitwirken an dem Wiederaufbau in unserem Vaterlande, nur durch Vertrauen auf die Ersprießlichkeit redlichen Schaffens und durch ungebrochene Dienstfreudigkeit bewältigt werden kann. Wie wird die Dienstfreudigkeit gefördert? Es ist eine schwere Kunst, beim Durchsetzen vorgesteckter Organisationspläne das Wohl der Allgemeinheit und die Sorge für die Gesamtheit der Untergebenen gegeneinander richtig abzuwägen; eine viel schwerere Kunst ist es, bei der Leitung einer Körperschaft sich in die Seele des oder der Untergebenen zu versetzen und das Ergebnis in die Rechnung einzustellen. Aber diese Kunst ist es vornehmlich, die den Schlüssel zum Vertrauen und damit zur Dienst- und Arbeitsfreudigkeit der Untergebenen in die Hand gibt.

Die größere Arbeit und die schwereren Sorgen lasten auf dem Führer, der nicht nur die neuen Wege erst aussuchen und festlegen, sondern sie auch frei machen mußte und immer wieder frei machen muß von allen den Hindernissen, die in erster Linie die Finanznot, dann auch die Kreuzung der Interessen des Reichswehrministeriums mit denen anderer Ministerien, nicht zuletzt die Kurzsichtigkeit mancher Volkskreise aufbauen, die nicht begreifen können oder wollen, daß nur in dem Boden der Unterordnung unter das Ganze die Pflanze der Freiheit des Einzelnen gedeihen kann. Dabei Frische und Fröhlichkeit in der Arbeit sich erhalten und aus ihr schöpfen können ist ein hohes Geschenk, ein um so höheres, als man von ihm an andere abgeben kann, ohne daß der eigene Besitz und damit die weitere Gebefähigkeit verringert wird.

Die Freude darüber, daß unser Führer diesen reichen Besitz hat, den ehrerbietigen Dank, daß er mit vollen Händen aus diesem Schatz gibt, daß Liebe und volles Vertrauen, daß Dienst- und Arbeitsfreudigkeit unter den Sanitätsoffizieren zu Hause sind, sollen die vorliegenden Arbeiten unserem verehrten Chef als Geburtstagsgruß bringen.

Die Wertung morphologischer Anomalien für die Beurteilung der Frage der Tauglichkeit zum Dienst im Heere.

Von

Stabsarzt Dr. **Hermann Hofmann** (Gießen).

Die durch den Vertrag von Versailles dem Deutschen Reich aufgezwungene Abschaffung der allgemeinen Wehrpflicht hat im Rahmen dieses Vertrages zur Aufstellung unseres kleinen Berufsheeres von 100 000 Mann geführt. Durch diese Umwälzung ergab sich die zwingende Notwendigkeit, bei der Ergänzung des neuen Heeres womöglich noch schärfere Anforderungen an die körperliche und geistige Tauglichkeit des einzelnen Mannes zu stellen, um die kleine Waffe, die dem Staate erhalten blieb, durch möglichst geringen Abgang infolge Untauglichkeit schlagfertig zu erhalten. Die dem militärischen Beruf in ganz besonderem Maße eigenen gesteigerten Anforderungen an Disziplin, Selbstbeherrschung und Einfühlungsvermögen bringen es mit sich, daß nur Menschen mit durchaus gesunder psychischer und nervöser Veranlagung und gefestigtem Charakter ihre Stelle im militärischen Leben voll ausfüllen können. Die große Gefahr der »psychischen Infektion«, die als Erscheinung der Nachkriegszeit infolge der ganzen Staatsumwälzung heute eine viel größere Rolle spielt wie im alten Heer, verlangt, daß das Heer von allen asozialen und psychisch minderwertigen Elementen möglichst freigehalten wird. Ein kurzer Überblick über die im Jahre 1922 infolge Geisteskrankheiten und nervösen Krankheiten aus dem Heere ausgeschiedenen Soldaten zeigt am besten die Wichtigkeit dieser Aufgabe. Es schieden   nach vorläufiger Berechnung aus:

Infolge echter Geisteskrankheit.................. 0,45 ⁰/₀₀
    »   Epilepsie.................................... 0,33 »
    »   geistiger Minderwertigkeit, Schwachsinn, Imbezillität .... 0,26 »
    »   moralischer Minderwertigkeit............. 0,01 »
    »   Psychopathie.......................... 0,41 »
    »   Bettnässens, Blasenschwäche .... 0,07 »
    »   Morphinismus, Cocainismus .... 0,03 »
    »   traumatischer Neurose .... 0,16 »
    »   Neuropathie .... 0,15 »
    »   Neurasthenie .... 0,84 »
    »   Hysterie .... 0,64 » ,

also die ungewöhnlich hohe Zahl von 335 Mann in einem Jahr, was bei der Gesamtstärke des Heeres mit 100 000 Mann einen Gesamtabgang von 3,35 ⁰/₀₀ an geisteskranken oder geistig minderwertigen Elementen ergibt. Im Rahmen des kleinen Heeres spielt diese Zahl immerhin eine wesentliche Rolle und wirft aufs neue die Frage auf, ob und wie die Einstellung solcher für den Dienst unbrauchbarer Elemente möglichst vermieden werden kann. Für die Heeresverwaltung war diese Frage von jeher Gegenstand besonderer Beachtung und die Ergebnisse langjähriger wissenschaftlicher Beschäftigung gaben gewisse Richtlinien, nach denen bei der Musterung und Einstellung der Rekruten verfahren wurde. (1)

Die oben aufgeführten Zahlen sprechen für sich und verlangen eine restlose Erschöpfung aller Möglichkeiten, die uns in der Erkenntnis geistig abnormer Zustände gegeben sind. Wenn bei der ärztlich-psychiatrischen Untersuchung im allgemeinen die Bewertung einzelner körperlicher Stigmata, die auf das Vorhandensein regelwidriger Geisteszustände hinweisen sollten, gegenüber der psychischen Untersuchung in zweite Linie gerückt ist, so liegt der Grund in der richtigen Erkenntnis, daß Einzelheiten auf dem weiten Gebiete der morphologischen Anomalien keine hinreichende Grundlage geben können, um Rückschlüsse auf die geistige und seelische Verfassung des Menschen zu machen. Diese Erfahrungstatsache ergab sich aus den vielfachen Untersuchungen darüber, ob Wechselbeziehungen zwischen äußerer Gestalt und Seele vorhanden sind und wie man gegebenenfalls einen solchen Parallelismus in der Wertigkeit von Körper und Geist zu deuten habe, ein Problem, das seit dem frühen Altertum viele Philosophen und Naturforscher beschäftigt hat. Alle diese Versuche, diese Vorstellungen auf eine wissenschaftliche Grundlage zu stellen, scheiterten aber zunächst daran, daß man eine Anzahl differenter Fragestellungen in ihnen miteinander verknüpfte.

Diesem Fehler fiel die Physiognomik anheim, die meist Anschauungen der alten Griechen, Charaktereigenschaften aus gewissen Ähnlichkeiten zwischen Tiergesichtern und menschlichen Gesichtszügen abzuleiten, zur Grundlage nahm, ebenso auch die Lehren *Galls* und *Lavaters*, aus körperlichen Merkmalen des Schädels und Gesichts Beziehungen zu psychischen Eigenschaften zu konstruieren.

Auch die Lehre von den Degenerationszeichen, die seit *Griesinger* (2) nach körperlichen Anhaltspunkten für die Erkennung »neuropathischer Disposition« suchte, beschränkte sich auf die Beschreibung einzelner körperlicher Zeichen und ließ die eigentliche Fragestellung, wie überhaupt ein Zusammenhang zwischen sogenannten Degenerationszeichen und psychopathischer Anlage zu denken war, außer Acht. Der am meisten besprochene Versuch dieser Art ist der *Lombrosos* (3), einen Typus des geborenen Verbrechers aus eine Kombination degenerativer Charakterzüge und gewisser morphologischer Abnormitäten zu konstruieren. Diese Lehre *Lombrosos* erfuhr eine analytische Kritik durch *R. Sommer* (4), der erkannte, daß sich hier zwei Probleme miteinander mischten, erstens, ob es überhaupt einen geborenen Verbrecher gibt, und zweitens, ob diese angeborene Verbrechernatur sich in bestimmten morphologischen Abnormitäten zu erkennen gibt. *Sommer*, der als erster zeigte, daß Degenerationszeichen ebensowohl bei Geistesgesunden vorkommen können, wie es Geisteskranke ohne Belastungszeichen geben kann, kam zu keiner völligen Ablehnung der *Lombrososchen* Lehre, warnte aber vor einer Überschätzung morphologischer Abweichungen. Die Tatsache, daß fast kein gesunder Mensch ganz frei von dieser Art Belastungszeichen ist, machte skeptisch. Die anatomischen Arbeiten [*L. Stieda* u. a. (5)] zeigten, daß die meisten sogenannten Entartungszeichen nur gewöhnliche Modifikationen sind, die für die psychische Veranlagung des betreffenden Menschen nichts beweisen. Eine gewisse Aufklärung der Genese dieser Zeichen brachten die anthropologischen Untersuchungen von *de Lapouge* (6) und *Niceforo* (7). Sie bewiesen die Abhängigkeit dieser morphologischen Anomalien von den besonderen sozialen Verhältnissen, insbesondere von der Ernährung und Wohnung.

H. Fischer (8) hat nun in Fortsetzung dieses Weges ausgehend von der Erkenntnis, daß das Degenerationsproblem letzten Endes ein Teil des Entwicklungsproblems ist, eine Analyse des Degenerationszeichenmaterials vorgenommen und zunächst einmal das Gebiet *experimenteller* morphologischer Anomalien in zwei Gruppen von prinzipiellem Unterschied geteilt. Der ersten Gruppe weist er die Experimente zu, die den Beweis erbrachten, daß eine große Anzahl der sogenannten Degenerationszeichen bedeutungslose Modifikationen der äußeren Erscheinungsform darstellen und ihre Ursache in ungenügender Zufuhr von Material für die aufbauenden differenzierenden Organe haben. Hierfür führt er [zitiert nach *Schallmeyer* (9)] das oft erwähnte Massenexperiment von *W. H. Lever* an, der Tausende von Arbeitern, die infolge ungünstiger sozialer Verhältnisse phänotypisch heruntergekommen waren, in sozial günstige und gesunde Verhältnisse brachte. Es zeigte sich, daß schon die unmittelbare Nachkommenschaft, die in dem neuen günstigen Milieu aufgewachsen war, nicht mehr diese angeblichen Degenerationszeichen der körperlichen Minderwertigkeit bot. In der zweiten Gruppe faßt *H. Fischer* Versuche von *A. Kohn* und *Gudernatsch* (10) und anderen Forschern zusammen, die Kaulquappen mit Substanzen innersekretorischer Drüsen fütterten und gesetzmäßige, erhebliche Mißbildungen erzielten, morphologische Abnormitäten, deren Genese also in einer Störung der differenzierenden Organe in den »Organisationsträgern des Organismus« selbst liegt.

Durch diese Scheidung in zwei in ihrer Genese prinzipiell verschiedene Arten morphologischer Anomalien war ein brauchbares Gerüst zur Systematik der verschiedenen Degenerationszeichen auch am Menschen gegeben.

Für die vorliegende Arbeit interessiert uns vor allem die Gruppe, »bei der der Angriffspunkt der Störung in den innersekretorischen Organen, den Organisationsträgern bzw. Konstitutionsträgern des Organismus« liegt, also nicht in dem Angebot an Baumaterial, sondern in der Baukraft selbst, denn nur den Erscheinungen dieser Gruppe kommt einmal der Ausdruck degenerativer Stigmata zu und zum anderen sind es auch nur diese, die gesetzmäßig sind. An Hand dieser von *Fischer* als »morphologische Eigenschaftsanalyse« bezeichneten Methode ist nun die Möglichkeit gegeben, typische Abweichungen von der normalen Körperform auf Störungen in der Funktion bestimmter innersekretorischer Drüsen zu projizieren. Diese körperlichen Anomalien gilt es zu psychischen Äußerungsformen in Beziehung zu setzen und nach Gesetzmäßigkeiten zu forschen. Unsere Kenntnisse über die morphogenetische Wirkung einzelner innersekretorischer Organe am Menschen haben wir ja, wie bekannt, abstrahiert von den groben innersekretorischen Krankheitsbildern, die aber eben als Krankheiten hier von keiner Bedeutung sind und deshalb übergangen werden können. Es gilt hier vielmehr, innersekretorische Störungen herauszugreifen, deren Erkennung auf den ersten Blick Schwierigkeiten macht und die aus diesem Grunde von dem untersuchenden Arzt leicht übersehen werden können. Hierzu gehört vor allem der wegen seines asozialen Charakters für die Einstellung in das Heer völlig ungeeignete Eunuchoide.

In der Schilderung der Erscheinungsformen des Eunuchoidismus hat *H. Fischer* (11) ein scharf umrissenes Bild gegeben, in dem gesetzmäßige Anomalien auf morphologischem Gebiet mit ebensolchen der Psyche coordiniert ihren Ausdruck finden. Den körperlichen Befund des Eunuchoiden charakterisiert bei einem im ganzen grazilen Skelett ein gesteigertes Längenwachstum der Extremitäten, das zu einer Disproportion in den Skelettmaßen, einem Mißverhältnis der zu langen und zu stark entwickelten Extremitäten zu dem kleinen und in den Schultern schmalen Rumpfskelett und zum Überragen der Unterlänge über die Oberlänge führt. Der Schädel ist länglich, die Jochbeine breit, der Unterkiefer breit und in seinen Seitenteilen stark entwickelt, die Nasenwurzel tief, das Hinterhaupt steil. Das Becken erscheint breit, es besteht eine geringe Lordose der Lendenwirbelsäule und eine Genuvalgumstellung der Beine. Zu diesen Auffälligkeiten im Skelettwachstum kommt eine charakteristische Fettverteilung bei verschieden großer Fettentwicklung. Fettansammlungen finden sich an der Brust, Unterbauchgegend, Mons pubis, Cristae und Außenseite der Oberschenkel. Die Körperbehaarung ist spärlich, mangelnder Bartwuchs, an seiner Stelle meist eine mäßige Lanugobehaarung, spät einsetzende spärliche Behaarung der Achselhöhle und der Regio pubis, meist nur an der Peniswurzel oder nach oben in einer geraden bzw. konkaven Linie abschneidend, die Linea alba, Damm und Analgegend freilassend. Das Kopfhaar ist im Gegensatz hierzu dicht und geht auch im Alter nicht aus. Dazu kommen die besonderen Anomalien der Hautpigmentierung, das schlaffe, schwerfällige Gebahren, der etwas müde und teilnahmslose Ausdruck des Gesichtes, das schon früh reich an Runzeln und Falten ist. Von diesen gesetzmäßigen Anomalien und Degenerationszeichen wissen wir, daß sie auf eine innersekretorische Korrelationsstörung im Organismus, auf eine Hypoplasie der Geschlechtsdrüsen zu projizieren sind.

Der in Abb. 1 abgebildete Soldat, der infolge seiner asozialen Charakteranlage entlassen werden mußte, zeigt den charakteristischen Habitus des Eunuchoiden.

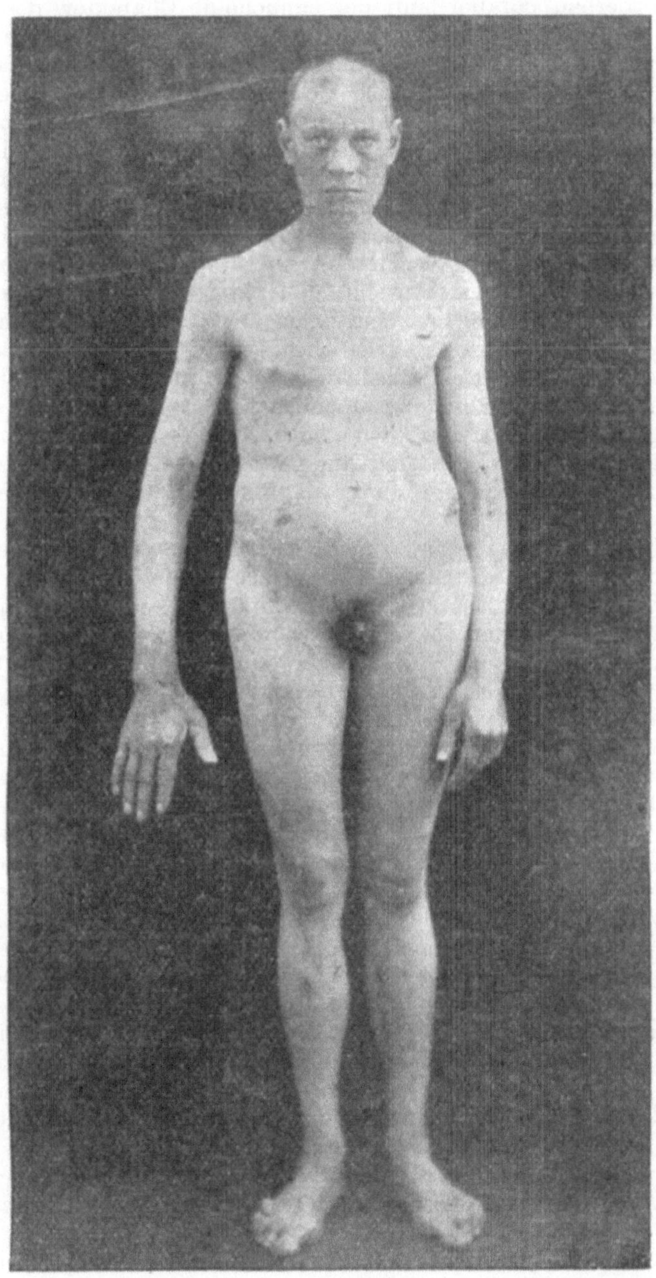

Abb. 1.

Diesem Körperbau parallel läuft der eunuchoide Charakter, dessen
Besonderheit hauptsächlich bedingt ist durch weitgehende Defekte in
der Gefühlssphäre, insbesondere in sozialen Gefühlen, auf denen die
menschliche Gesellschaftsordnung sich aufbaut. Schon in der Jugend
fällt der Eunuchoide dadurch auf, daß er denkfaul, empfindlich, reizbar,
launenhaft, resistent, jähzornig, hinterlistig ist und wenig Ehrgeiz zeigt.
Hierzu kommt die starke egozentrische Einengung, der mangelnde Be-
schäftigungstrieb und die fehlende Neigung, sich nützlich zu machen.
Mit fortschreitendem Alter tritt die Einengung und Verflachung des
Gefühlslebens noch deutlicher hervor, es fehlen die für die Ausbildung
und Verwertung vorhandener intellektueller Fähigkeiten richtung-
gebenden Zielvorstellungen. Vor allem fallen natürlich solche Gefühls-
werte aus, die aus dem sexuellen Triebleben erwachsen und normalerweise zu dem sozial wichtigsten altruistischen Folgerungen führen, zum
Verantwortlichkeitsgefühl gegenüber Familie und Staat und zu dem
sozial wichtigen Trieb zum Gemeinleben. Besonders antisozial wirkt
bei diesem Charakter die Reizbarkeit und Explosivität, der Hang zur
Widerspenstigkeit und der Mangel an Anpassungsvermögen in gegebene
Verhältnisse.

In diesem Zusammenhang sei kurz erwähnt, daß dieses konstitutionell-
morphologische und charakterologisch ausgezeichnete Krankheitsbild,
wie *Fischer* gezeigt hat, Beziehungen zu den konstitutionellen Krampfkrankheiten hat. In den Entwicklungsjahren werden bei den Eunuchoiden an epileptischen psychotischen Merkmalen Kopfschmerzen, häufig
Migräne und kurz dauernde Schwindelanfälle, Verstimmungen mit gesteigerter Reizbarkeit, Ängstlichkeit und Hemmung, auch Alkohol-
intoleranz mit pathologischen Räuschen, epileptiforme Anfälle, Schlaf-
zustände und Herumvagabundieren beobachtet. Bezüglich des Charakters besteht ebenfalls zweifellos eine gewisse Ähnlichkeit zwischen dem
Eunuchoiden und dem Epileptiker, aber im wesentlichen nur in den
krankhaften Zügen, während sich die sonstigeren wertvolleren Charaktereigenschaften des Epileptikers beim Eunuchoidismus im Negativ finden.
Fischer bezeichnet den epileptischen Charakter als den aktiven, sozial
wertvollen, den eunuchoiden als den passiven, asozialen. Hieraus geht
einmal hervor, daß es bei Erhaltensein der Keimdrüsenfunktion noch
eine andere konstitutionelle Störung im Körper geben muß, die zu derselben Gleichgewichtsstörung im innersekretorischen Apparat führt
und sich als epileptische Konstitution darstellt, anderseits ist aus
dem Unterschied im eunuchoiden und epileptischen Charakter zu entnehmen, daß die asozialen Charaktererscheinungen nur dem Geschlechts-
drüsenausfall und dessen Folgen zuzuschreiben sind.

Bei den konstitutionellen Krampfkrankheiten gibt es nun noch einen
morphologisch besonders gekennzeichneten Typus mit schwacher, fast
fehlender Terminalbehaarung bei normaler Geschlechtsdrüsenfunktion
und auffallender Affektlabilität vom Charakter der Affektepilepsie.
Wie bei dem Eunuchoidismus die bindende Wirkung der Geschlechts-
drüsenreifung in der Korrelation der innersekretorischen Drüsen ganz

ausfällt, handelt es sich bei den morphologischen Besonderheiten der
Affektlabilen und Affektepileptiker um eine Lockerung der korrelativen
Verbindung zwischen Hypophyse und Nebennieren, wodurch der von
der Hypophyse ausgehende Reiz für die Reifungsvorgänge in der Körperbehaarung in den Nebennieren nicht voll zur Geltung kommen kann.
Es tritt also eine konstitutionelle Isolierung der Nebennieren ein, wodurch diese reflexlabiler werden. Welche Bedeutung dem Nebennieren-
system im Krampfmechanismus zukommt,
hat *H. Fischer* (12) in seinen Untersuchungen
über die Genese des Krampfes nachgewiesen.

Fälle solcher konstitutioneller Isolierun-
gen innersekretorischer Organe, wie sie u. a.
Haenisch (13) veröffentlicht hat, sind für die
Einstellung in das Heer ungeeignet, da sie
bei ihrer Neigung zu Jähzornsreaktionen und
bei den auf motorischem Gebiet als Affekt-
reaktion auftretenden Krämpfen wenn nicht
als ausgesprochen antisozial, so doch zum
mindesten als asozial zu bezeichnen sind.

In Abb. 2 ist der Typus eines Affektepilep-
tikers dargestellt. Es handelt sich auch hier
um einen Soldaten, der infolge seiner Affekt-
krämpfe ausgeschieden werden mußte. Die
auffallend geringe, fast fehlende Körperbehaarung bei normaler Sexualentwicklung
ist deutlich.

Weitere sichere Beziehungen zwischen den
Strukturkreisen der äußeren Körpergestalt
und Psyche bestehen u. a. zwischen Schilddrüse und Myxödem, Hypophyse und Akro-
megalie, Krankheitsbilder, auf die aber im
Rahmen dieser Arbeit nicht eingegangen
werden muß.

Diese pathologischen Typen aus dem Gebiete der Blutdrüsenforschung haben den Ausgangspunkt gebildet für unsere Untersuchungen an bestimmten Konstitutionstypen.

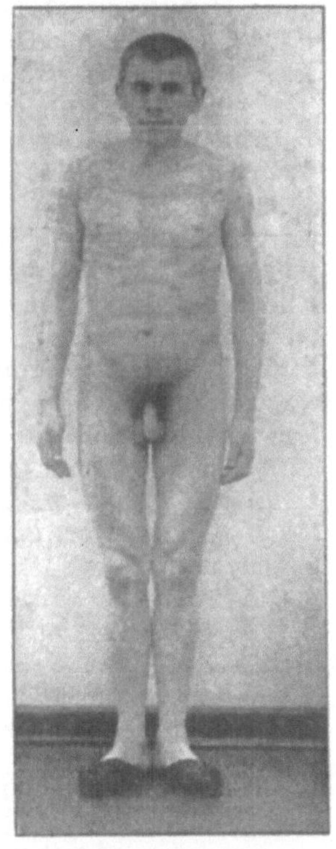

Abb. 2.

Die Möglichkeit für eine derartige Weiterentwicklung war gegeben
durch das Wiederaufleben der Konstitutionsbiologie in der Medizin,
die unter dem Einfluß vor allem von *Martius* (14), *Paltauf* u. a. immer
mehr an Boden gewann. Die schnelle Verbreitung derartiger Anschauungen erklärt sich auch besonders durch die schnellen Fortschritte auf
dem Gebiete der inneren Sekretion.

Der literarische Streit über die begriffliche Fassung von »Konstitution«, »Disposition« usw. interessiert hier nicht.

Einige Forscher haben nun versucht, bestimmte Konstitutionstypen
aufzustellen. *Tandler* (15) verwendete als Maß der Konstitution den

Muskeltonus und unterschied hypertonische, normaltonische und hypotonische Menschen. *Eppinger* und *Heß* (16) teilten ihre Fälle nach dem Verhalten im Zustande des vegetativen Nervensystems an pharmakodynamischen Wirkungen in Sympathotoniker und Vagotoniker. Stützten sich diese Untersuchungen vorwiegend auf funktionelle Eigenschaften, bauten andere Forscher im Anschluß an *Rokitansky* (17), *Beneke* (18) auf anatomischen Gesichtspunkten auf. *Viola* (19) ging von anthropometrischen Messungen aus und kam zur Gruppierung nach einem Habitus megalosplanchnicus oder apoplecticus und einem Habitus mikrosplanchnicus oder phtisicus. Die Franzosen, *Sigaud* (20) und dessen Schüler *Chaillou* und *Mac-Auliffe* (21) unterschieden nach der äußeren Körperform vier Menschentypen, einen »Type respiratoire, digestif, musculaire und cérébral« und deren Mischformen.

Gingen diese Versuche darauf aus, auf Grund verschiedener Einteilungsprinzipien eine Gruppierung der Konstitutionen bzw. Körperverfassungen vorzunehmen, suchten andere Forscher gewisse Kombinationen partieller Konstitutionsanomalien als mehr oder minder typische Syndrome zu umgrenzen und als besondere Formen einer universellen Konstitutionsanomalie hinzustellen. Den Anstoß hierzu gab *Virchows* (22) Schilderung der chlorotischen Konstitution und vor allem *Paltaufs* (23) Beschreibung des sogenannten Status thymico-lymphaticus. Hierzu gehören die Bilder des Status hypoplasticus von *Bartel* (24), des Arthritismus von *J. Bauer* (25), der asthenischen Konstitutionsanomalie von *Stiller* (26).

Letztere war der erste Versuch, einen klinischen Konstitutionstyp aufzustellen.

Die asthenische Konstitutionsanomalie weist einen ganz charakteristischen Habitus auf, der fast völlig mit dem Habitus phtisicus der älteren Autoren übereinstimmt. Bei der großen Bedeutung, die dieser asthenische Typ bei den später zu besprechenden Typenbildern *Kretschmers* hat, mag hier kurz eine Skizze der morphologischen Erscheinungsform angeführt werden, wie sie *J. Bauer* gibt. Das asthenische Individuum ist in der Regel hochgewachsen, hager, dolichocephal, hat meist eine schmale, lange kleine Nase, einen ausgesprochen langen Hals, einen langen, schmalen und flachen Brustkorb mit enger oberer Brustapertur, herabhängenden Schultern und flügelförmig abstehenden Schulterblättern. Die Wirbelsäule ist im oberen Teil leicht kyphotisch gekrümmt, die Extremitäten sind lang, die Muskulatur schwach und ausgesprochen hypotonisch, es besteht eine leichte Ptose der Augenlider, die dem Gesicht einen müden und schläfrigen Ausdruck verleiht. Dazu kommen noch verschiedenartige Stigmen, vor allem eine neuropathische Veranlagung mit Übererregbarkeit des vegetativen Nervensystems.

Es ist interessant festzustellen, daß *R. Stern* (27) bei seinen Untersuchungen über die körperlichen Kennzeichen der Disposition zur Tabes neben der bei etwa 50% der Tabiker vorkommenden asthenischen Konstitutionsanomalie *Stillers*, die er noch in einige Unterabteilungen, den »asthenisch-akromegaloiden Hochwuchs«, den »asthenisch-stammbehaarten Hochwuchs« und den »asthenisch-rachitischen Mittel- oder Niederwuchs« teilt, bei etwa 35% der Tabeskranken einen völlig differenten aber nicht weniger degenerativen Konstitutionstypus gefunden hat, den er als »emphysematösen oder apoplektischen Habitus« den bald mehr »muskulösen, bald mehr adiposen Breitwuchs« bezeichnet. Dieser Habitus ist durch ein rundliches Gesicht, einen kurzen Hals, etwas hochgezogene Schultern, stark gewölbten Brustkorb, flach und breit erscheinendes Sternum, horizontalen Rippenverlauf mit stumpfem epigastrischem Winkel, breite durch keinen Tailleneinschnitt kupierte Lenden, kurze Beine und auffallend starke Stammbehaarung gekennzeichnet, deckt sich nach *J. Bauers* Erfahrung mit dem des Arthritismus und entspricht dem »Type musculo-digestif« *Sigauds*, wie der asthenische dem »Type respiratoire« oder »cérébro-respiratoire«.

Alle diese Aufstellungen von Typen waren auf dem Boden der inneren Medizin gewachsen, in der Psychiatrie hat die Konstitutionslehre lange ein Scheindasein geführt und wurde nur durch die Lehre von den Degenerationszeichen am Leben erhalten. Erst die Forschungen *Bonhoeffers* (28) über die exogenen Psychosen zeigten die große Bedeutung, die der Konstitutionsbegriff speziell für die Psychiatrie hatte. In neuerer Zeit hat nun *Kretschmer* (29) einen umfassenden Versuch gemacht, in weitem Rahmen sehr allgemein und kausal noch nicht geklärte Beziehungen zwischen Körperbau und charakterologischer Struktur aufzudecken. Er ging bei seinen Untersuchungen zunächst von einer ganz präzisen, eng gefaßten, speziell psychiatrischen Fragestellung aus, ob nämlich den beiden großen, von *Kraepelin* herausgearbeiteten psychiatrischen Formkreisen des manisch-depressiven Irreseins und der Dementia praecox bestimmte, exakt zu charakterisierende Körperbautypen entsprechen. An der Hand eines von ihm ausgearbeiteten ausführlichen Schemas der einzelnen Körperbaumerkmale hat er insgesamt 400 Fälle durchuntersucht, darunter ein Drittel Manisch-Depressive und zwei Drittel Schizophrene, und dabei immer drei wiederkehrende Körperformen festgestellt: den *asthenischen*, den *athletischen* und den *pyknischen* Typ.

Neben diesen großen Haupttypen fand er noch verschiedene kleine Gruppen, die er als »dysplastische Spezialtypen« zusammenfaßt. Die Kennzeichen des asthenischen Types von *Kretschmer* decken sich bis auf kleine Abweichungen mit der von *Bauer* modifizierten Beschreibung *Stillers*. Charakteristisch ist bei ihnen das Zurückbleiben des Körpergewichts gegen die Körperlänge und des Brustumfanges gegen den Hüftumfang. Der athletische Typus, der mit dem »Type musculaire« *Sigauds* Ähnlichkeit hat, zeigt breite, ausladende Schultern, stattlichen Brustkorb, grobes Knochen- und plastisches Muskelrelief; die Haut ist derb, der Bauch straff, die Extremitätenenden können in einzelnen Fällen fast akromegale Größe erreichen.

Der pyknische Habitus, der mit dem »Type digestif« der Franzosen, dem »Status arthriticus« *Bauers* und dem »emphysematös-apoplektischen Habitus« *R. Sterns* zu vergleichen ist, zeichnet sich durch die starke Umfangsentwicklung der Eingeweidehöhlen, die Neigung zum Fettansatz am Stamm bei mehr graziler Ausbildung der Extremitäten aus. Eine kurze Figur, kurzer, massiver Hals, tiefer, gewölbter Brustkorb. Neben dieser mehr groben Charakterisierung der drei Typen legt *Kretschmer* vor allem Wert auf die Erforschung der Varianten im Gesichts- und Schädelbau, da sich »im Gesichtsbau die endokrine und Konstitutionsformel des Menschen zusammendrängt. Das Gesicht ist die Visitenkarte der individuellen Gesamtkonstitution«.

Die Gesichtsbildung der Astheniker ist lang, schmal und fettarm. Für besonders charakteristisch und diagnostisch wichtig hält *Kretschmer* das diesem Typ häufig eigene Winkelprofil, eine eigentümliche Maßproportion, die sich durch das Mißverhältnis zwischen gesteigerter Nasenlänge und Hypoplasie des Unterkiefers ausdrückt. In der Frontalansicht zeigt sich in besonders deutlichen Fällen eine verkürzte Eiform. Für den athletischen Kopf ist das grobe, plastisch und derb herausgearbeitete Knochenrelief charakteristisch. Die athletischen Gesichter sind sehr hoch, besonders das Mittelgesicht. Der Frontalumriß zeigt eine steile Eiform. Der pyknische Schädel ist rund, breit und tief. Der Fettansatz ist reichlich und konzentriert sich vorzugsweise auf die seitlichen unteren Wangenpartien und auf die untere Kinngegend. Der Frontalumriß zeigt eine flache Fünfeckform oder ein breites Schildgesicht. Von charakteristischen Unterschieden der Behaarung wird hervorgehoben, daß die zarte Haut des Asthenikers eine starke primäre Behaarung (Kopf und Lanugo) und eine geringe Terminalbehaarung (Bart, Tuber, Achselhöhle mit häufigen Aussparungen im Bartwuchs), daß der Pykniker starke Genitalbehaarung, frühes Schwinden der Kopfhaare mit Bildung von blanken Glatzen habe.

Bei den dysplastischen Typen finden sich morphologische Anomalien, die sich in teils bekannte, innersekretorisch erklärte Konstitutionsanomalien (eunuchoider und polyglandulärer Fettwuchs und Hochwuchs), teils in noch nicht erklärte, aber bekannte typische Konstitutionsanomalien und Mißbildungen gruppieren.

Von den untersuchten Fällen konnte nun *Kretschmer* 72 von 85 Manisch-Depressiven dem pyknischen Typ und pyknischen Mischformen zuteilen und 146 von 175 Schizophrenen dem asthenischen, athletischen Typ und dysplastischen Spezialtypen. Er folgert nun daraus, daß zwischen der seelischen Anlage der manisch-depressiven und dem pyknischen Körperbautypus einerseits und zwischen der seelischen Anlage der Schizophrenen und den Körperbautypen der Astheniker, Athletiker und gewisser Dyplastiker anderseits eine deutliche biologische Affinität bestehe. Umgekehrt bestehe nur eine geringe Affinität zwischen schizophren und pyknisch einerseits, zirkulär und asthenischathletisch-dysplastisch anderseits.

Die Abweichungen von der biologischen Affinität, wie sie sich in einer kleineren Anzahl von Fällen seines Materials herausstellten, glaubt *Kretschmer* mit Hilfe vererbungsbiologischer Vorstellungen erklären zu können. Der Kern des Problems liege darin, daß die Erbmasse einer

Persönlichkeit nicht nur *eine* Anlage zu enthalten brauche, sondern schon durch Zusammenwirken väterlicher und mütterlichvr Erbtendenzen komplex geworden sein kann. *Kretschmer* bildet dafür den Begriff der »konstitutionellen Legierung«. Ferner braucht das, was von der Persönlichkeit manifest geworden, also als *phänotypisch* zu bezeichnen ist, nicht schon die ganze Erbmasse, den *Genotyp*, zu repräsentieren. Aus einer Erbmasse mit genotypisch zirkulärer und schizophrener Anlage, können sich nach der somatischen Seite nur die zirkulären, nach der psychischen nur die schizophrenen Tendenzen entwickeln. *Kretschmer* bezeichnet dann diese Verbindungen als »Überkreuzungen«. Schließlich ist der psychische wie auch der somatische Habitus während des Lebens nicht konstant, sondern er kann einem »Dominanzwechsel« unterworfen sein. Mit Hilfe dieser Vorstellungsmechanismen der konstitutionellen Legierung, der Überkreuzung und des Dominanzwechsels glaubt *Kretschmer* eine biologische Erklärung für die Abweichungen von der biologischen Affinität gegeben zu haben.

Weitere Folgerungen und Übergänge, die *Kretschmer* von der Geisteskrankheit zu seiner Lehre von den Temperamenten aufgestellt und gefunden hat, gehen über den Rahmen dieser Arbeit hinaus, da sie aber auch dem Militärarzt bei Untersuchungen sowohl bei der Einstellung wie vor allem bei Massenuntersuchungen anläßlich von Gesundheitsbesichtigungen gewisse Hinweise für die charakterologische Beurteilung geben können, soll in Kürze darauf eingegangen werden. *Kretschmer* erscheinen die »Psychosen nur als pointierte Zuspitzungen normaler Temperamentstypen«. Aus der Struktur der Geisteskrankheit leitet er auf dem Wege über die *abnormen Persönlichkeiten* psychologische Grundformeln für normale Charaktertypen ab. Als abnorme Persönlichkeiten benützt er die von früheren Autoren als »schizoide Persönlichkeiten« bezeichneten Typen, stellt sie den bisher als Cyclothymie und konstitutionelle Erregung bzw. Depression bezeichneten Persönlichkeiten gegenüber und vereinigt diese Gruppen unter dem Namen der »Schizoiden« bzw. »Cycloiden« zu dem Gesamtbild von abnormen Charakteren, die, ohne die ausgewachsene Krankheit der betreffenden Art zu haben, doch die psychologischen Grundsymptome zeigen. Für sie weist *Kretschmer* die *gleiche biologische Körperaffinität auf wie für die Kranken.* Über diese abnormen Persönlichkeiten hinaus entwickelt er nun aus den Geistesgesunden zwei Typen, die er den »schizothymen« und »cyclothymen Persönlichkeitstyp« nennt. Diese — wie *Kretschmer* ausdrücklich betont — *gesunden* Persönlichkeitstypen liegen ebenso wie die schizoiden und cycloiden Abnormen im Stammbaum der Schizophrenen und Zirkulären und zeigen ebenfalls die *gleiche Körperbauaffinität.*

Die *Kretschmerschen* Thesen haben begreiflicherweise in weiten Kreisen Beachtung gefunden und neben fast rückhaltloser Zustimmung auch ernste Angriffe hervorgerufen. Namentlich gegen die Methode der Feststellung der Körperbautypen, die der neuzeitlichen anthropometrischen Messung nicht gerecht werde, sind von *Scheidt* (30) Bedenken erhoben worden, die auch von *F. Sioli* und *Meyer* (31) geteilt worden sind. Letztere erkannten aber, bei der Nachprüfung der *Kretschmerschen* Methode, daß man diese nicht unter rein anthropometrischen Gesichtspunkten betrachten darf, daß vielmehr der Messung nur eine unterstützende Rolle bei der intuitiven Erfassung von Körperbautypen zugeteilt werden kann. Nach *Siolis* und *Meyers* Ansicht genügt auch diese Methode zur Aufdeckung von großen, typischen Unterschieden des Körperbaues, die von den beiden Untersuchern entsprechend den Beschreibungen *Kretschmers* bei ihrem Material auch gefunden worden sind. Damit ist die Realität der Typen bestätigt worden. Von 18 rein manisch-depressiven Kranken wiesen 15 rein pyknischen Typ auf oder zeigten pyknische Mischformen, von 43 Schizophrenen gehörten 33 dem asthenischen, athletischen oder dysplastischen Typ an. Auch die von *Sioli* und *Meyer* untersuchten abnormen Persönlichkeiten bestätigten die biologische Körperaffinität, von 8 Cycloiden waren 7 pyknisch oder zeigten pyknische Mischformen, von 37 Schizoiden waren 27 ausgesprochen unpyknisch. Auch *Ewald* (32) fand bei der morphologischen Nachprüfung pyknische Körperform häufig mit manisch-depressiven Zügen vereint und umgekehrt unter schizophrenen Kranken nur ganz vereinzelt solche mit pyknischem Körperbau. Dagegen kann er ein »Schizoid« als umschriebenen Psychopathentyp und den Begriff der Schizothymie nicht anerkennen. Aus der begrifflichen Definition der schizoiden und cycloiden Typs geht auch nicht klar hervor, ob *Kretschmer* damit Charakter- oder Temperamentstypen aufstellen wollte. In allerneuester Zeit weist *Stern-Piper* (33) auf die Parallelen der *Kretschmerschen* Typen mit Rassenformen hin, und zwar auf die Parallele des pyknischen Typs mit dem Homo alpinus und des asthenischen mit dem Menschen der nordischen Rasse, den beiden für Deutschland hauptsächlich in Frage kommenden Rassen. Er rückt damit das ganze Problem der biologischen Affinität von »Körperbau und Charakter« auf rassenpsychiatrisches Gebiet.

Eine praktische Nutzanwendung der *Kretschmerschen* Typen für militärärztliche Fragen kommt noch nicht in Betracht. Bei den angestellten Untersuchungen, die sich hauptsächlich auf Individuen im Alter von 17 bis 25 Jahren erstrecken, hatten wir den Eindruck, daß in diesen Lebensaltern eine Reihe verschiedenartiger Wachstumstypen vorhanden sind. Nach unserer Ansicht kann die Einteilung in pyknischen einerseits, asthenischen usw. Typ anderseits erst nach Abschluß der Wachstumsperiode in Frage kommen. In früheren Lebensaltern unterliegt der ja auch noch von vielen anderen exogenen Momenten abhängige Körperbau bei demselben Individuum ganz erheblichen Schwankungen, einmal nach der pyknischen Seite in den Perioden des Breitenwachstums, nach der asthenischen in den Streckungsperioden, und zwar ganz besonders in der Zeit der zweiten Streckung.

Die erheblichen Umwälzungen in den Erscheinungsformen des Körperbaues besonders in den Proportionsverhältnissen während der verschiedenen präpuberalen Entwicklungsphasen und in der Pubertät selbst, die bisher immer etwas schematisch ein Einhalten der infantilen Pro-

portionsverhältnisse des Überwiegens der Oberlänge über die Unterlänge forderten, zeigen sich auch an Untersuchungen, die wir weiterhin
anstellten, um zu den Veröffentlichungen von *A. Weil* (34) einerseits
und deren Nachprüfung durch *Mair* und *Zutt* (35) anderseits Stellung
zu nehmen. *Weil* behauptet auf Grund von 80 Messungen des Körperbaues, daß 95% aller Homosexuellen eine vermehrte Unterlänge und
größere Hüftbreite aufweisen wie heterosexuelle Individuen. Seine
Folgerung besagt, daß bei den Homosexuellen die Keimdrüsen nicht
imstande sind, dem wachsenden Körper seine spezifische Geschlechts-
form aufzuprägen. Demgegenüber ergab die Nachprüfung durch *Mair* und
Zutt an 80 gesunden Reichswehrsoldaten, daß in 31% eine überwiegende
Unterlänge vorhanden war. Das würde nach *Weil* heißen, daß 31%
dieser Soldaten homosexuell sein müßten. Von uns wurden zur Prüfung
dieser Frage 360 gesunde Männer im Alter von 17 bis 30 Jahren gemessen,
die größtenteils dem jetzigen Friedensheer (Inf.-Reg. Nr. 15) angehören.
Die Messungen, die gemeinsam mit *H. Fischer*-Gießen und Stabsarzt
Dr. *Blum*-Gießen vorgenommen wurden, ergaben folgendes Resultat:

1. Von 24 Männern im Alter von 17 Jahren zeigten nur *8* $= 33^1/_3$%
ein tatsächliches Überwiegen der Oberlänge, während 16 eine überwiegende Unterlänge aufwiesen, dabei schwankte die Gesamtkörperlänge
zwischen 160,1—186,0 cm.

2. Bei 24 Männern im Alter von 18 Jahren stand das Verhältnis der
überwiegenden Oberlängen zu den Unterlängen 12:12, es zeigten also
50% der 18jährigen Leute ein tatsächliches Überwiegen der Oberlänge.
Die Schwankungen der Längenmaße bewegten sich bei der Gesamtlänge
zwischen 160,0—185,0 cm.

3. Von 33 Männern im Alter von 19 Jahren wiesen *16* eine überwiegende Oberlänge auf, das tatsächliche Überwiegen der Oberlänge
beträgt $48^1/_2$%. Die Gesamtlänge schwankte zwischen 161,0—187,0 cm.

4. Bei 39 Männern im Alter von 20 Jahren stellte sich dieses Verhältnis 13:16. Die Längenmaße bewegten sich bei der Gesamtlänge
zwischen 155,0—182,5 cm. *Hier tritt also zum ersten Male ein tatsächliches Überwiegen der Oberlänge zahlenmäßig in Erscheinung.*

5. Bei 43 Männern im Alter von 21 Jahren ließen sich *24* überwiegende Oberlängen = 56% gegenüber 19 überwiegenden Unterlängen
feststellen. Schwankungen in der Gesamtlänge zwischen 159,0—182,0 cm.

6. Von 29 Männern im Alter von 22 Jahren wiesen *17* ein tatsächliches Überwiegen der Oberlänge, also 59%, gegenüber 12 überwiegenden Unterlängen auf. Die Längenmaße schwankten in der Gesamtgröße zwischen 158,0—187,0 cm.

7. Bei 47 Männern im Alter von 23 Jahren ließen sich bei *31* = 66%
eine überwiegende Oberlänge, bei 16 eine überwiegende Unterlänge feststellen. Die Längenmaßschwankung betrug bei der Gesamtlänge
157,0—184,0 cm.

8. Bei 26 Männern im Alter von 24 Jahren ließ sich in *15* Fällen
= 66% ein tatsächliches Überwiegen der Oberlänge feststellen gegenüber

9 Fällen überwiegender Unterlänge. Die Längenmaße schwankten bei der Gesamtlänge zwischen 158,0—179,0 cm.

9. Bei 21 Männern von 25 Jahren stand das Verhältnis zwischen tatsächlich überwiegender Oberlänge zur Unterlänge *17* : 4, die Oberlänge überragte in 81 %. Die Schwankung der Längenmaße bewegte sich bei der Gesamtlänge zwischen 158,3—179,9 cm.

10. Bei 21 Männern von 26 Jahren ließ sich nur in *2* Fällen ein Überwiegen der Unterlänge feststellen, in 19 Fällen = 91 % war ein tatsächliches Überwiegen der Oberlänge vorhanden. Die Gesamtgröße schwankte zwischen 158,0—177,3 cm.

11. Bei 13 Männern von 27 Jahren war 1 überwiegende Unterlänge gegenüber 12 = 93 % überwiegender Oberlängen nachzuweisen. Die Längenmaße schwankten in der Gesamtgröße zwischen 168,2—174,0 cm.

12. Bei 15 Männern von 28 Jahren war ebenfalls 1 überwiegende Unterlänge gegenüber 14 = 94 % überwiegenden Oberlängen. Die Schwankung der Längenmaße in der Gesamtgröße bewegte sich zwischen 165,4—175,2 cm.

13. Bei 13 Männern von 29 Jahren war in keinem Falle eine überwiegende Unterlänge festzustellen. Die Längenmaße schwankten in der Gesamtgröße zwischen 160,0—176,7 cm.

14. Bei 12 Männern von 30 Jahren ergab sich auch ein tatsächliches Überwiegen der Oberlänge in 100 %. Die Längenmaße bewegten sich in der Gesamtgröße zwischen 169,1—176,4 cm.

Es fanden sich also bei diesen 360 Fällen 235 mit überragender Oberlänge und 125 = 34 % mit überragender Unterlänge, die auf die verschiedenen Lebensalter verteilt und zu der Gesamtzahl jeder Altersstufe in prozentuales Verhältnis gesetzt folgende Tabelle ergeben:

Gesamtzahl der untersuchten Fälle	Alter	Zahl der überragenden Oberlängen	in %	Zahl der überragenden Unterlängen	in %
24	17	8	$33\frac{1}{3}$	16	$66\frac{1}{3}$
24	18	12	50	12	50
33	19	16	$48\frac{1}{2}$	17	$51\frac{1}{2}$
39	20	23	59	16	41
43	21	24	56	19	44
29	22	17	59	12	41
47	23	31	66	16	34
26	24	15	66	9	34
21	25	17	81	4	19
21	26	19	91	2	9
13	27	12	93	1	7
15	28	14	94	1	6
13	29	13	100	0	0
12	30	12	100	0	0

Diese Tabelle zeigt das überraschende Ergebnis, daß in dem Alter von 17 bis 20 Jahren das Überwiegen der Unterlänge über die Oberlänge den normalen Wachstumsverhältnissen näher steht, als man allgemein annimmt.

Besonders stark tritt diese Erscheinung bei den 17jährigen, den am intensivsten in der zweiten Streckperiode befindlichen Leuten, zu Tage, hält sich bei den 18 und 19jährigen im Gleichgewicht bzw. in geringem Übergewicht und tritt vom 20. Lebensjahr ab der überragenden Oberlänge gegenüber zurück. Die prozentualen Zahlen lassen das allmähliche Schwinden der überragenden Unterlängen deutlich erkennen.

Eine Gegenüberstellung der Gesamtlängen über 170 cm und der Gesamtlängen unter 170 cm ergibt nun weiter, daß analog den Feststellungen von *Mair* und *Zutt* die großen Leute noch mehr zu diesen Proportionsverhältnissen in Ober- und Unterlänge hinneigen als die kleinen. Dieses Verhältnis drückt sich dahin aus, daß die über 170 cm großen Soldaten 43%, die unter 170 cm großen 22% überwiegende Unterlängen zeigen (Tabelle 4).

Fälle mit über 170 cm Gesamtgröße:

Alter	17	18	19	20	21	22	23	24	25	26	27	28	29	30	
Zahl	10	17	14	20	26	17	20	11	10	6	9	5	6	10	181
davon überragende Unterlängen	8	10	9	9	13	8	12	5	2	1	1	0	0	0	78
in %	80	58	64	45	50	47	60	45	20	16	11	0	0	0	43

Fälle mit unter 170 cm Gesamtgröße:

	17	18	19	20	21	22	23	24	25	26	27	28	29	30	
Zahl	14	7	19	19	17	12	27	15	11	15	4	10	7	2	179
davon überragende Unterlängen	7	1	8	6	6	4	2	4	1	1	0	1	0	0	41
in %	50	14	42	31	35	33	7	26	9	6	0	10	0	0	22

Diese Resultate weisen darauf hin, daß *Weil* bei der Auswertung seiner richtigen Untersuchungsergebnisse einer Fehlerquelle verfallen ist, und zwar aus der allgemein gültigen Annahme heraus, daß das Überwiegen der Oberlänge über die Unterlänge das normale Verhältnis darstelle.

Wir können auf Grund unserer Untersuchungen feststellen, daß dieses Proportionsverhältnis mit der Art der Triebrichtung nichts zu tun hat.

Auf die biologischen Grundlagen dieser Erscheinungen in den Proportionsverhältnissen während der Pubertät wollen wir hier nicht näher eingehen. Es soll dies in einer gesonderten Arbeit abgehandelt werden.

Fassen wir noch einmal kurz den wesentlichsten Inhalt unserer Ausführungen zu einigen Schlußsätzen zusammen, so läßt sich sagen, daß zunächst einmal ganz allgemein die Körperbauforschung in ihrem Verhältnis zu den psychischen Qualitäten eines Menschen zweifellos von gewisser Bedeutung ist und daß ihr speziell auch für die bei der Untersuchung der jungen Soldaten an den Sanitätsoffizier gestellten Anforderungen eine praktische Bedeutung zukommt.

Zunächst hat sich gezeigt, daß die *Lombrososchen* Ideen, kritisch ausgebaut, ihre Bedeutung haben und daß sich die oft bekämpfte Anschauung durchaus vertreten läßt, daß einzelne Charakteranomalien auch einen im Körperbau gekennzeichneten Typ darstellen. In der Hauptsache waren es zwei Typen, die hier von Interesse sind, einmal der Eunuchoidismus und dann der besonders gekennzeichnete Typ der Affektepilepsie. Fragen wir, was es im wesentlichen für Momente sind, die diese Typen charakterisieren, so waren es besonders Anomalien des Haarwachstums, Anomalien der Körperproportion, der Fettproportion, der Pigmentanordnung, also Anomalien an den großen Organsystemen, insbesondere deren Proportionsverhältnissen und solchen Anhangsgebilden der Haut, die in besonders engem Konnex zu der innersekretorischen Formel der Persönlichkeit stehen und gewissermaßen in erster Linie die konstitutionelle Zeichnung des Körperbaues ausmachen.

Diese Bedeutung kommt den geschilderten Anomalien mehr zu als der Aufstellung von Körperbautypen nach der dreidimensionalen Wachstumsrichtung und nach den Massenverhältnissen der Organsysteme, die bei der Charakterisierung der neueren Typen in erster Linie als Wegweiser genommen sind.

Unsere Untersuchungen zeigten auch, daß diese Körperbautypen für den in Frage stehenden Zweck der Auswahl von Soldaten noch nicht zu verwerten sind.

1) Veröffentlichungen aus dem Gebiete des Militär-Sanitätswesens, H. 30, Berlin 1905; Richtlinien zur Beurteilung der Tauglichkeit für das Reichsheer und die Reichsmarine, Berlin 1921. — 2) *Griesinger, W.*, Gesammelte Abhandlungen, 1872. — 3) *Lombroso, C.*, Der Verbrecher, 1894. — 4) *Sommer, R.*, Referat auf der Jahresversammlung des Vereins deutscher Irrenärzte, 1894; Zentralbl. f. Nervenheilkunde, 1893; Allgemeine Zeitschr. f. Psychiatrie, 1895; Kriminalpsychologie, 1904. — 5) *Stieda*, Biologisches Zentralbl., 22, 1902. — 6) *de Lapouge*, Polit. anthropol. Revue, 5, 193, 1916. — 7) *Niceforo, A.*, Les classes pauvres, Paris 1901. 8) *Fischer, H.*, Zeitschr. f. d. ges Neur. u. Psych. Bd. 62, 1920. — 9) *Schallmayer, W.*, Vererbung und Auslese, Jena 1918. — 10) *Gudernatsch*, Zentralbl. f. Physiologie, 1912; Arch. f. Entwicklungsmech., 15, 1913 — 11) *Fischer, H.*, Zeitschr. f. d. ges. Neur. u. Psych. Bd. 50, 1919. — 12) *Fischer, H.*, Zeitschr f. d. ges. Neur. u. Psych., 1920. — 13) *Haenisch*, Monatsschr. f. Psych. u. Neur. Bd. 52, 1922. — 14) *Martius*, Konstitution und Vererbung, Berlin 1914. — 15) *Tandler, J.*, Wiener med. Presse, 1907, Nr. 15; Wiener klin. Wochenschr., 1910, Nr. 13; Zeitschr f. angew. Anat. u Konstitutionslehre, 1, 11, 1913. — 16) *Eppinger* u.*Heß*, Zeitschr. f d. klin. Med., 67, 345, 1909; Die Vagotonie, v. Noordens, Sammlung klin. Abhandlungen Nr. 9 und 10, 1910 — 17) *Rokitansky*, Handbuch d. path. Anatomie, II, 1844. — 18) *Beneke, F. W.*, Die anatom. Grundlagen d. Konstitutionsanomalien des Menschen, Marburg 1878; Dtsch. Arch. f. klin. Med., 24, 271, 1879; Konstitution u. konstit. Kranksein d. Menschen, Marburg 1881. — 19) *Viola*, zit. nach *Pende, N.*, Dtsch. Arch. f. klin. Med., 105, 184, 1912. —

20) *Sigaud, C.*, Essai d'interprétation de l'évolution individuelle de l'homme par la morphologie abdominale, 1904; La forme humaine, 1914. — 21) *Chaillou, A.*, und *L. Mac Auliffe*, Morphologie médicale Étude des quatre types humaines, Paris 1912. — 22) *Virchow, R.*, Beiträge zur Geburtshilfe und Gynäkologie, 1, 323, 1872; Virchows Arch. f. pathol. Anatomie 103, 1, 1886. — 23) *Paltauf, A.*, Wiener klin. Wochenschr., 1889, Nr. 46, 1890, Nr. 9. — 24) *Bartel, J.*, Status thymico-lymphat. u. Status hypoplastic., Deuticke, 1912. — 25) *Bauer, J.*, Die konstitutionelle Disposition zu inneren Krankheiten, Berlin 1921. — 26) *Stiller*, Die asthen. Konstitutionskrankheit, Stuttgart 1907. — 27) *Stern, R.*, Über körperliche Kennzeichen der Disposition zur Tabes, Deuticke, 1912. — 28) *Bonhoeffer, K.*, Die symptomatischen Psychosen, Deuticke, 1910. — 29) *Kretschmer, E.*, Körperbau und Charakter, Untersuchungen zum Konstitutionsproblem und der Lehre von den Temperamenten, 2. Aufl., Berlin 1922. — 30) *Scheidt*, Münch. med.Wochenschr., Nr. 51, 1921. — 31) *Sioli, F.*, u. *Meyer, A.*, Zeitschr. f. d. ges. Neur. u. Psych. Bd. 80, 1922. — 32) *Ewald*, Zeitschr. f. d. ges. Neur. u. Psych., 77, 1922. — 33) *Stern-Piper*, Arch. f. Psych. Bd. 67, 1923. — 34) *Weil, A.*, Arch. f. Entw.-Mech. d. Org. Bd. 49; Zeitschr. f. Sexualwissenschaften Bd. 8. — 35) *Mair, R.*, und *Jürg Zutt*, Monatsschr. f. Psych. u. Neur. Bd. 52, 1922.

Die ärztliche Untersuchung der inneren Organe bei der Beurteilung der Tauglichkeit zum Heeresdienst.

(Mit 6 Abbildungen.)

Von

Generaloberarzt Prof. Dr. **Selling** (München).

Wenn der Sanitätsoffizier vom Kommando an die Klinik, verwöhnt durch alle Hilfsmittel zeitgemäßer Diagnostik und begeistert durch die persönliche Berührung mit führenden Leuchten unserer Wissenschaft, zur Truppe und ins Lazarett zurückkehrt, überkommt ihn zunächst, namentlich in der Truppenkrankenstube, ein Gefühl der Hilflosigkeit und Vereinsamung, wie den Fischer und syne Fru, als er aus dem Kaiserpalast in seine Hütte zurückkam. Beim ersten auftretenden Fall von Herzirregularität zieht es ihn förmlich zu einem Elektrokardiographen, zur Kontrolle seiner Perkussionsergebnisse vermißt er den Röntgenapparat mit Orthodiagraphen und bei Stoffwechselstörungen sein chemisches Laboratorium. Er kommt sich zunächst wissenschaftlich ärmer vor, als ehedem, vor dem Kommando, als ihm das Gebundensein an die einfachen Hilfsmittel noch selbstverständlich war.

Allmählich aber vollzieht sich in dem Heimgekehrten ein Umschwung. Er erkennt, daß auch das Arbeiten mit Höhrrohr und Perkussionshammer nun gleichsam von einer höheren Warte aus erfolgt, daß derjenige, der durch die hohe Schule der Diagnostik gegangen ist, nunmehr auch in seinem Wissensbestand reicher geworden ist und auch mit einfachen Mitteln jetzt weitblickender sich betätigen kann. Das ist ein unverkennbarer Vorteil. Denn nur ein kleiner Teil der an den Kliniken ausgebildeten Ärzte lebt dauernd in diesen fruchtbarsten Gefilden der Wissenschaft. In der allgemeinen Praxis wie im Militärsanitätsdienst muß die vorübergehend erfolgte Erhebung zur unbegrenzten klinischen Betätigungsmöglichkeit in der Folgezeit auch ohne die instrumentellen Hilfsmittel einer Klinik sich auswerten. Besonders hoch ist dieser Vorteil in den jetzigen Teuerungszeiten zu veranschlagen, in welchen selbst Kliniken kaum mehr die teilweise unerschwinglichen Apparate beschaffen und betriebsfähig erhalten können, auf die Unterstützung durch Stiftungen angewiesen sind und vielfach mit den Errungenschaften aus besserer Zeit sich bescheiden müssen. Kostspielige Versuche mit instrumentellen Methoden außerhalb der Kliniken sind gar vollends heute ausgeschlossen, behelfsmäßige Apparate, ihre Zuverlässigkeit vorausgesetzt, als besonders willkommen zu begrüßen.

Bei der ärztlichen Untersuchung der sich zum Heere meldenden Bewerber ist die Perkussion eine der wichtigsten Methoden. Gerade der Sanitätsoffizier bei der Truppe kann schon des Kostenpunktes wegen unmöglich bei Massenuntersuchungen alle seine Perkussionsergebnisse mit dem Röntgenverfahren nachprüfen. Fortschritte in der Röntgentechnik kommen unmittelbar immer nur einem Bruchteil der Ärzte zunutze, Fortschritte in der Perkussionslehre allen. Im folgenden möchte ich deshalb von den jedem Arzt, auch dem Sanitätsoffizier bei der Untersuchung auf Tauglichkeit zum Heeresdienst, zur Verfügung stehenden Untersuchungsmethoden namentlich an der Perkussion zeigen, wie man ihre Leistungsfähigkeit und Zuverlässigkeit steigern kann. Schon das Bewußtsein, daß keine bequeme Röntgenkontrolle mehr die Zweifel ja doch noch beseitigen wird, zwingt den Untersucher, sich zu sagen: Jetzt fällt die Entscheidung.

Der Fortschritt in der *Perkussionslehre* besteht in der Schaffung klarer physikalischer Begriffe durch die *Fr. Müllersche* Klinik.

In einem Festvortrag im Kaiserin-Friedrichhaus 1905 in Berlin berichtete *Fr. Müller* erstmals über die an seiner Klinik ausgeführten experimentellen Untersuchungen des Perkussionsschalls. Die damaligen Arbeiten *Sellings* (1) aus dieser Klinik erfuhren unterdessen eine Nachprüfung und Erweiterung ihrer Ergebnisse durch *Martini* (2) und *Edens* (3).

Von den bekannten *Skodaschen* Schallqualitäten bei der Perkussion ist die Unterscheidung *hoch* und *tief* die einzige, welche sich mit der Bedeutung im allgemeinen Sprachgebrauch deckt und ohne weitere physikalische Begriffsbestimmung verständlich ist. Bezüglich der Feststellung der Tonhöhe des Perkussionsschalles kommt *Martini* zu einer »vollkommenen Übereinstimmung« mit meinen Ergebnissen. Die Perkussion der Lunge ergibt ein Schallgemisch aus verschieden hohen Tönen. Der unterste dieser Töne ist beim Lungengesunden Erwachsenen etwa A (= 108 Doppelschwingungen), beim Emphysematiker etwa F (= 86 Doppelschwingungen); eine ebenso oder noch tiefere Tonlage ergibt die Perkussion des Pneumothorax. Mit verschiedenen experimentellen Methoden sind diese Tatsachen nunmehr übereinstimmend festgestellt und zwar durch Abhorchen mit kegel- und kugelförmigen Resonatoren sowohl, als durch Anwendung der wohl vollendetsten heutigen Registriermethode, der *Frankschen* (4) Glimmerkapsel.

Mit Rücksicht auf die eingangs erwähnten Schwierigkeiten, heutzutage kostspielige Apparate zu beschaffen, war ich bemüht, auch mit einem einfachen Apparat Resultate zu erhalten. Wer sich selbst von der Richtigkeit der angeführten physikalischen Grundlage der Perkussionslehre überzeugen will, kann dies mit diesem sehr einfachen Apparat erzielen, der unmittelbar nach dem Perkussionsschlag ohne Kymographion und ohne Photographie die Feststellung der Tonlage und der Schwingungsform auf berußtem Objektträger objektiv im Mikroskop ermöglicht ¹).

---

1) Ich muß hier einem etwaigen Mißverständnis vorbeugen, das vielleicht der Titel der Arbeit hervorrufen könnte. Der Apparat ist nicht etwa für Verwendung bei Massenuntersuchungen gedacht. Der Arzt ist bei der Perkussion auf sein

Die Abbildung 1 zeigt diesen Apparat. Der in der Abbildung nach rückwärts offene Schalltrichter verengert sich gegen die Schallkapsel zu. Die Schwingungen der Glimmerplatte vergrößert ein mit Schreibfeder ausgestatteter Strohhebel. Der berußte Objektträger wird von einem (auf dem Bild nicht mehr sichtbaren) Zugwerk eines Telegraphenapparats vorbeigezogen. Außerdem besorgt gleichzeitig bei Tonhöhenbestimmungen eine elektromagnetisch in Schwingungen versetzte Stimmgabel die Zeitschreibung.

Die Schallaufnahme geht dann so vor sich: Einschalten des Zugwerks für den Objektträger; hierauf wird vor dem Schalltrichter der aufzu-

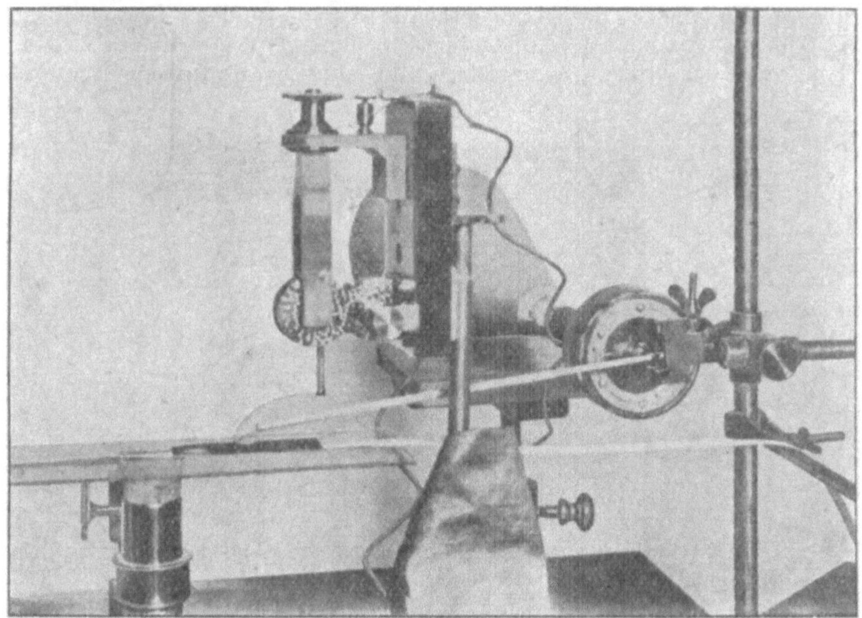

Abb. 1.

nehmende Perkussionsschall erzeugt und das Zugwerk wieder abgestellt. Sofort kann nun der Objektträger unter das Mikroskop (Trockensystem)

Gehörorgan angewiesen, muß sich aber die Schallverhältnisse bei der Perkussion als Student oder später klargemacht haben. Bezüglich der Tonhöhe des Perkussionsschalls sind die Tatsachen nun geklärt; wer aber selbst einmal das Ohr durch das Auge kontrollieren will, kann es mit diesem einfachen Apparat, der mit den Hilfsmitteln eines Mittelschullaboratoriums hergestellt werden kann. Die Schallkapsel fertigt an Mechaniker *Schmidt*, München, Blutenburgstraße 42. I, Gartengeb. Die Stimmgabel ist nur für Tonhöhenbestimmungen benötigt. Bei den Abbildungen 5 und 6 war sie entbehrlich. Eine sehr einfache und brauchbare Methode ist auch die von *Donle* (Zeitschr. f. physikal. u. chem. Unterr., 29. Jahrg., H. 6), in dessen Laboratorium ich auch obige Versuche anstellen durfte. Sie bedarf, im Gegensatz zur Möglichkeit unmittelbaren mikroskopischen Studiums bei oben beschriebenem Verfahren, photographischer Registrierung.

gebracht und der aufgezeichnete Schall studiert werden. Es wurde eine Stimmgabel mit 500 Doppelschwingungen in der Sekunde verwendet. Durch Anwendung einer rascher schwingenden Stimmgabel kann man das Verfahren beliebig verfeinern. Diese Tonhöhenbestimmungen geben natürlich stets ein Resultat mit »etwa«, ohne daß dies als Fehler der Methode gebucht werden darf, da ja einmal im einzelnen Fall die Lunge nie auf die temperierte Stimmung $a^1 = 435''$ eingestellt ist und ferner für die allgemeine Angabe der Tonhöhe der »Lungenschall des Erwachsenen« die gleiche Spielweite hat wie der Begriff des Erwachsenen.

Auch dieser einfache Apparat ergibt in Übereinstimmung mit meinen früheren, nunmehr durch *Martini* bestätigten Untersuchungen eine untere Tongrenze des Lungenschalls bei gesunden Erwachsenen (s. Abb. 2) etwa bei A (= 108 Doppelschwingungen), eine höhere untere Tongrenze bei Kindern, eine tiefere bei Emphysem und Pneumothorax.

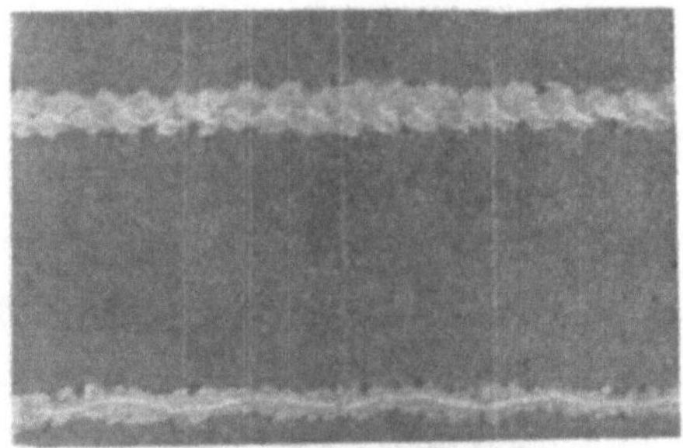

Abb. 2. Mikrophotogramm.
Tonhöhebestimmung des Lungenschalls.

Auf den Gedanken *Martinis*, daß die größere »elastische Kraft« des jugendlichen Lungengewebes gegenüber dem Lungengewebe des Erwachsenen die Ursache des musikalisch höheren jugendlichen Perkussionsschalles sei und nicht die kleinere schallgebende Masse, wäre ich nicht gekommen, da ich als Militärarzt, auch als Arzt einer Kadettenanstalt, viel Gelegenheit hatte, gleichaltrige, aber trotzdem gleichzeitig verschieden große Leute zu untersuchen. Den tieferen Perkussionsschall gibt der größere Brustkorb, selbst wenn dessen Träger um Jahre jünger ist, als ein im Vergleich mit ihm kleinerer aber trotzdem älterer Mann, mit dessen Lungenschall man ersteren Schall nach seiner Tonhöhe vergleicht. Das für die Tonhöhe des Lungenschalls Maßgebende ist die Masse des schallgebenden Körpers, nicht das Alter des Untersuchten. Selbst bei Zwillingen — der höchste Grad von Gleichaltrigkeit, den es praktisch, der fortlaufenden Untersuchung erreichbar, gibt — erhält man bei dem größeren, kräftigeren von beiden in jedem Alter den tieferen Lungenschall. In Verfolgung obigen Gedankens müßte man zu dem Schluß kommen, daß der kräftigere der beiden Zwillinge die weniger elastische Lunge habe. Es stimmt auch nicht mit den allgemeinen ärztlichen Anschauungen überein, anzunehmen, daß gerade bezüglich der lebenswichtigen Lungenelastizität es von der Geburt an bereits dauernd abwärts gehe, daß also beispielsweise ein 6jähriger Knabe und noch mehr das frühere militärpflichtige Alter bereits eine weniger elastische Lunge aufweise wie der Neugeborene. Daß der hier angenommene Elastizitätsverlust der Lunge nicht als eine belanglose colloidchemische Zustandsveränderung, sondern als etwas Krankhaftes aufzufassen wäre, geht doch daraus hervor, daß das Emphysem — ein ausgesprochen krankhafter Zustand — das letzte Glied in der Reihe vom Neugeborenen bis zu ihm darstellt. Auch von histologischen Feststellungen, die einen größeren Gehalt an elastischem Gewebe der jugendlichen Lunge gegenüber der erwachsenen ergeben hätten, ist mir nichts bekannt; ebensowenig von etwaigen Beobachtungen über rascheres Kollabieren der jugendlichen Lunge bei Leicheneröffnungen. Bezüglich der Tonhöhe des Lungenschalls bestand also nur noch Uneinigkeit über die Ursache der Verschiedenheit des jugendlichen Lungenschalls und desjenigen des Erwachsenen, nicht mehr über die Tatsache.

Bei der *praktischen Perkussion ist die Beachtung dieser unteren Grenze der im entstehenden Schallgemisch enthaltenen Töne wichtiger wie die der oberen Grenze*, weil diese von der Perkussionsmethode abhängt. Am deutlichsten wird dies, wenn man nacheinander ein Elfenbein- und ein Gummiplessimeter benützt. Bei letzterer Methode entfallen eine Reihe höherer Töne (vom $a''' = 1740$ Doppelschwingungen abwärts bis zur zweigestrichenen Oktave), die bei Anwendung des Elfenbeinplessimeters aufdringlich deutlich zu hören waren. Auch bei der Fingerperkussion entstehen gleichsam als störende Nebengeräusche hohe Töne, auf die es bei der Beurteilung des Lungenschalls nicht ankommt. Am besten wird derjenige Untersucher perkutieren, der den eigentlichen, tiefen Lungenschall hervortreten läßt. »Die ganze Kunst der Perkussion läuft auch wirklich darauf hinaus, die durch den Stoß erzeugten Wellen bis zu den Stellen gelangen zu lassen, wo normaler- oder pathologischerweise Luft vorhanden ist und in dieser stehende Schwingungen anzuregen« sagt *R. Geigel* (5) in seinem für alle hier einschlägigen Fragen grundlegenden Werk.

Bereits *Traube* (6) hat das *Tieferwerden des Perkussionsschalls bei der Inspiration* auf den Einfluß der Volumszunahme der Lunge zurückgeführt, und *Koranyi* erblickt darin im einzelnen Fall, meines Erachtens mit Recht, ein Zeichen einer guten Entfaltbarkeit der Lunge. Nach *Martini* ist die inspiratorische Vertiefung des Lungenschalls begründet in einer »inspiratorischen Veränderung der Brustwand«. Schon in meiner früheren Arbeit wies ich darauf hin, daß bei Tonunterschieden in der »großen« Oktav der Größenunterschied der schallgebenden Körper schon recht erheblich sein muß, um einen Unterschied von nur einer ganzen Tonhöhe zu geben. Die Beziehungen der Tonhöhe (Schwingungszahl) zur Masse ergeben sich aus der *Taylorschen* Formel, in welcher die Schwingungszahl im Zähler, die Masse im Nenner im Wurzelzeichen steht. Je größer die Masse, desto tiefer der entstehende Ton. Es ist jedoch nicht verwunderlich, daß mit der objektiven Methode *Martini* nie »einen prinzipiellen Frequenzunterschied zwischen den beiden Respirationsphasen« feststellen konnte. Das menschliche Ohr kommt den vollkommensten, sogar elektrischen Meßapparaten an Empfindlichkeit mindestens gleich. So erheblich ist der Frequenzunterschied des Schalles beider Respirationsphasen nicht, daß er an den Stimmgabelschwingungen der *Martinischen* Versuchsanordnung unbedingt abgelesen werden können müßte; für das viel empfindlichere menschliche Gehörorgan ist er jedoch ganz unverkennbar. Während Orchesterkonzerten kann man beobachten, wie der Kesselpaukenschläger seine Instrumente umstimmt während des Spiels des übrigen Orchesters, um dieses nicht zu stören, mit stark angenähertem Ohr durch leisestes Pianissimo des Anschlags. Dies genügt, den ganzen Paukenraum zum Schwingen zu bringen. Die gewöhnlich auf eine Quinte Differenz abgestimmten beiden Pauken unterscheiden sich nur durch ihre Größe voneinander. Auch die große und kleine Trommel geben lediglich wegen ihres verschieden großen Luftgehalts so verschieden hohe Töne. Warum soll nun beim trommelartigen System der perkutierten Lunge ein Unterschied von 4 Liter Luftgehalt eines atemtechnisch trainierten Sportsmanns bei In- und Exspiration, wenigstens durch wesentlich stärkere Perkussion, als sie der umstimmende Paukenschläger anwendet, sich nicht ebenfalls akustisch bemerklich machen, nachdem doch unsere ganze Perkussionsmöglichkeit auf Luft oder Nicht-Luft oder stärkerem oder geringerem Luftgehalt beruht! Und tatsächlich läßt sich die inspiratorische akustische Vertiefung des Lungenschalls auch bei reiner Zwerchfellatmung feststellen, bei welcher eine inspiratorische Veränderung der Brustwand nicht in Betracht kommt.

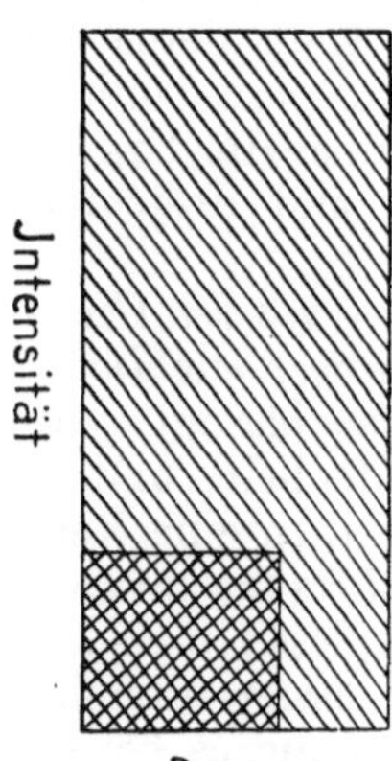

Abb. 3. Vergleich des Lungen- (schraffiert) und absolut gedämpften (doppelt schraffiert) Schalles

Während somit die im physikalischen Sprachgebrauch, wie in der Perkussionslehre gleichbedeutenden Begriffe *Skodas* hoch-tief als geklärt gelten können, werden bezüglich der weiteren *Skodaschen* Schallqualitäten hell-dumpf, voll-leer verschiedene Anschauungen in der Literatur vertreten. Die meisten neueren Lehrbücher haben jedoch die physikalisch klareren Bezeichnungen der *Fr. Müllerschen* Klinik übernommen.

Die Abbildung 3 zeigt in der Ordinate die Intensität des Lungenschalls (einfach schraffiert) im Vergleich mit der des gedämpften Schalles (doppelschraffiert), wie sie sich mir nach Aufnahmen vor dem Mikrophon mit Saitengalvanometer ergaben und in der Abszße die Dauer beider Schallarten; die Dauer kann sowohl mit der *Gartenschen* Zeitschreibung bei der Galvanometeraufnahme, als auch nach den Stimmgabelschwingungen bei oben beschriebener Aufnahmeanordnung (Abb. 2) bei schwacher Vergrößerung, bei welcher die ganze Aufnahme zu überblicken ist, abgelesen werden[1]). Der »volle« Lungenschall dauert 0,42 Sekunden und ist zugleich, wie die Figur zeigt, wesentlich lauter als der »leere« Schall; dieser dauert 0,28 Sekunden und ist gleichzeitig wesentlich leiser. Die Schwierigkeit in der einheitlichen Auffassung der *Skodaschen* Schallqualitäten besteht darin, daß sie vielfach ineinander übergreifen. Der tiefe, sonore, laute Lungenschall dauert im allgemeinen länger als der weniger tiefe, leisere, absolut gedämpfte Schall *(Auenbruggers* sonus carnis). Ferner lohnen sich die hier zur Verhandlung stehenden Begriffe an die Musik an; und die Musik, wenigstens die klassische, besteht im Erklingen von Tönen und die Perkussion in der Erzeugung von Geräuschen. So weist *Geigel* auf den »vollen« Schall hin, den pianissimo 20 Streicher nicht lauter erzeugen als ein einziger Spieler, bei dem aber der gleichlaute Ton »leer« klingt. Auch bei dem in der Perkussion übertragenen Sinn der Bezeichnung der Schallarten unterscheidet der eine Untersucher am Perkussionsgeräusch besser voll und leer, der andere mit seinem Ohr mehr das hell und dumpf. Man muß aber, wenn man die altehrwürdigen *Skodaschen* Begriffe beibehalten will, den physikalisch greifbaren Kern herausschälen.

Auch *Geigel* ist der Ansicht, daß sich in der Perkussion *voll* und *leer* im wesentlichen durch die *Dauer* des Schalleindruckes unterscheiden, mit *lang-kurz* zu übersetzen sind. Das kann besonders mit solchen graphischen Registrierapparaten festgestellt werden, deren schwingender Bestandteil nicht wie ein angestoßenes Waschseil oder eine Drahtleitung über die Dauer der durch die Schalleinwirkung erzwungenen Schwingung hinaus noch weiterschwingt, so daß man an der Kurve nicht feststellen kann, wo die Schalleinwirkung als solche aufhört. Bei der oben beschriebenen Anordnung (Abb. 1) tritt infolge entsprechender Dämpfung mit Ablauf der erzwungenen Schwingung wieder Ruhe im System ein. Die Membran schwingt nicht länger als das Trommelfell im Gehörorgan des Untersuchers während des Perkussionsschlags.

Am wenigsten mit dem sonstigen Sprachgebrauch decken sich die Qualitäten *hell-dumpf.* Wenn man einem Physiker oder einem Musiker, wie ich das schon mehrmals getan habe, unseren Schenkel- und Lungenschall nacheinander vorführt, erklärt er den Schenkelschall für »natürlich den hellen« und den Lungenschall für den »dumpfen«. So wenig man bei der Diagnose »Typhus« noch daran denkt, daß sie ursprünglich »Rauch«, benebeltes Bewußtsein bedeutete, oder zur Diagnose der »Genickstarre« gerade das im Namen liegende Symptom als bestehend verlangt, so wenig können wir bei den hier zu besprechenden eingebürgerten Begriffen noch ein wörtliches Zutreffen erwarten. Um so klarer muß die physikalische Deutung sein. Auch *Edens* tritt deshalb

---

[1]) Auch die an den Sitzen mehrerer Oberpostdirektionen vorhandenen Oszillographen ermöglichen objektive Intensitäts- und Dauerbestimmungen des Perkussionsschalls. Bezüglich der Tonhöhe jedoch ist das hierbei benötigte Mikrophon kein verlässiger Aufnahmeapparat.

für ein Fallenlassen des Begriffs der Dämpfung ein, zumal ja physikalische und medizinische »Dämpfung« sich keineswegs decken. Es wird also zweifelsohne die Diagnostik verfeinern, wenn neben langem und kurzem, *statt des hellen und dumpfen der laute und leise Schall* unterschieden wird. Bei letzterer Unterscheidung laut-leise ist natürlich gleiche Schlagstärke Voraussetzung. Dies ist aber nicht so zu verstehen, daß bei allen Zwecken der Perkussion gleichstark perkutiert werden müßte, daß an allen zu perkutierenden Körperstellen gleiche Schlagstärke angebracht wäre; sondern nur zum jeweiligen Zweck, Feststellung einer Organgrenze, Vergleich zweier korrespondierender Stellen rechts und links, z. B. der Lungenspitzen, ist jedesmal gleiche Schlagstärke anzuwenden.

Als letzte Unterscheidung bleibt der *tympanitische* und *atympanitische* Schall. Auch hier haben *Edens* und *Martini* meine Bestrebungen fortgesetzt durch Schallaufnahmen des τύμπανον, woher der Name kommt, die physikalische Unterscheidung beider Schallarten zu klären. *Martini* hat den Mechanismus trommelähnlicher Systeme mit allen Hilfsmitteln der höheren Mathematik und unter Verwendung außerordentlich sinnreicher Modelle studiert.

Auf Grund meiner Versuche (Abb. 4—6) komme ich zu dem Schluß, daß zwischen dem Schall der großen Trommel (Abb. 4 oben) und dem Lungenschall (Abb. 5) einerseits und dem Schall der Kesselpauke (Abb. 4 unten) und dem tympanitischen Schall (Abb. 6) anderseits eine Ähnlichkeit besteht, ohne daß ich damit *Geigel* (a. a. O. S. 135) widersprechen will, wenn er in seiner originellen Art angibt: »Man stelle sich nur den lächerlichen Kontrast vor, wollte man in einem Orchester, sagen wir im Scherzo der ‚Neunten‘, den Bauch eines Menschen perkutieren statt die Pauken zu schlagen«. Beim Schall der Kesselpauke macht sich von *Anfang an* ein Schallbeherrscher bemerklich, der beim Schall der großen Trommel (es wurde der Teil der langen Kurve abgebildet, der diesen Übergang enthält) der Schallbeherrscher erst später — die 3 letzten Doppelschwingungen der Abbildung — rein hervortritt. Die große Trommel muß sich nach dem Aufschlag erst »rein schwingen«. Ähnlich ist der tympanitische Schall von Anfang an vom Grundton beherrscht, während beim Lungenschall die Grundtonkurve entstellende Nebentöne im Anfang noch in ihrer Wirkung zu sehen sind. Ohne jede Schwierigkeit läßt sich auch mit dem Gehör dieser Unterschied zwischen dem Klang der Kesselpauke und dem Geräusch der großen Trommel feststellen, dann aber sehr wohl auch bei der Perkussion. Man hat also bei der praktischen Perkussion, wenn man tympanitischen und atympanitischen Schall unterscheiden will, festzustellen: ist der Schalleindruck während seines ganzen Ablaufs der gleiche oder läßt sich ein Unterschied während des Aufschlags und des weiteren Verlaufs erkennen. Eine Tonhöhebestimmung des tympanitischen Schalles nach oben (Abb. 2) beschriebener Methode bietet keinerlei Schwierigkeit, hat aber nur beim pathologischen tympanitischen Schall im Bereich der Lunge praktische Bedeutung, da der normale tympanitische Bauchschall keine konstante Größe ist wie der individuelle Lungenschall, vielmehr von dem wechselnden Luftgehalt und Spannungsgrad der Eingeweide abhängt.

Auch auf dem Gebiete der *Auskultation* ist die *Fr. Müllersche* Klinik seit Jahren bemüht, die physikalischen Gesetze klarzulegen, deren Kenntnis eine verständnisvolle, ausgedehnte Anwendung dieser grundlegenden Untersuchungsmethode erlaubt. Nun gelang es ebenfalls

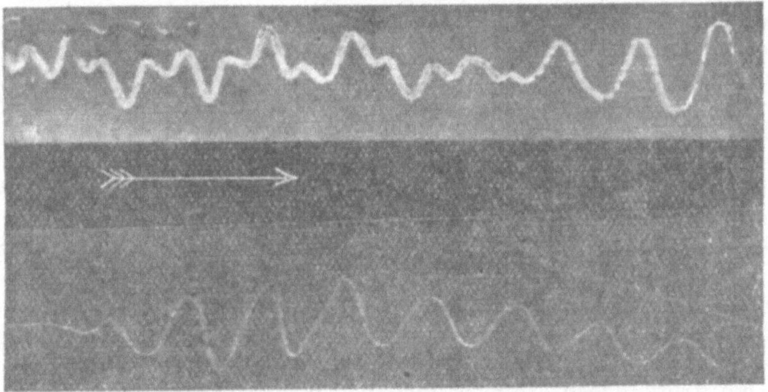

Abb. 4. Mikrophotogramm des Schalls der großen Trommel (oben) und der Kesselpauke (unten).

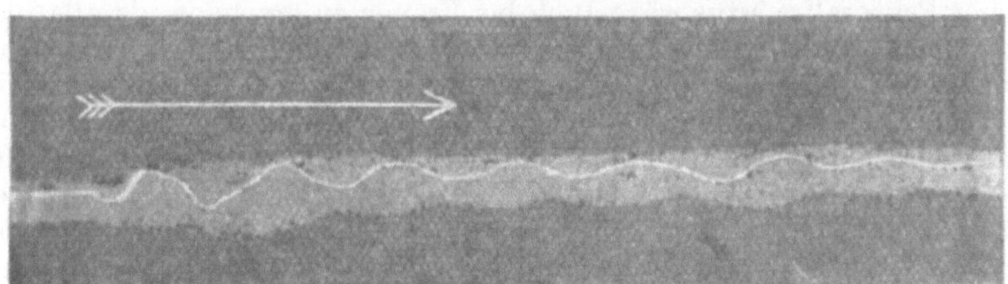

Abb. 5. Mikrophotogramm des Lungenschalls.

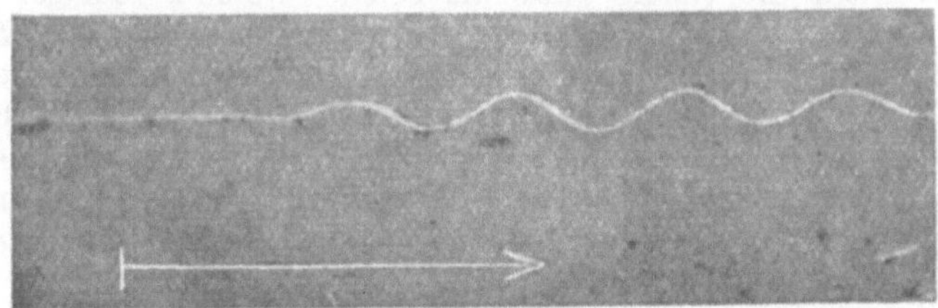

Abb. 6. Mikrophotogramm des tympanitischen Schalles.

Martini, Tonhöhebestimmungen vorzunehmen, und er fand für die tiefsten im *Vesikuläratmen* enthaltenen Töne die *gleiche Frequenz* wie für den *Perkussionsschall*, nämlich bei 100. Während der Perkussionsschall dem Ton einer geschlagenen Saite entspricht, vergleicht *Martini* das Geräusch des Bläschenatmens mit dem Ton einer plötzlich gespannten gleichgestimmten Saite. Bei der vergleichenden Auskultation ist ja der Vergleich des Atemgeräuschs beiderseits nach Höhe und Stärke im In- und Exspirium bei beginnende Tuberkulose von besonderer Bedeutung.

Das Bindeglied der gleichen Tonhöhe zwischen Perkussion und Auskultation, das *Martini* damit aufgefunden hat, das in allerneuester Zeit auch durch *Fleisch* (7) als bestehend anerkannt wurde, veranlaßte mich, meine früheren Bestrebungen wieder aufzunehmen, die Beziehungen zwischen der Perkussion und einem anderen Untersuchungsmittel zu ergründen, nämlich dem *Pektoralfremitus*. Diese einfache, ebenfalls jedem Arzt zugängliche Untersuchungsmethode kann zweifelsohne diagnostisch noch mehr ausgenützt werden.

Das Stimmzittern wird an der Brustwand gefühlt, weil hier die Verdichtungs- und Verdünnungswellen aus dem Körper in ein, auch für die Schalleitung anderes Medium — die Luft — übergehen. Unter Wasser, in der Badewanne, wird kein Pektoralfremitus an der Brustwand wahrgenommen; wohl aber tritt hier ein sehr deutliches gleichsinniges Erzittern der Blechwand der Wanne auf, weil hier an dieser Grenze erst sich die Longitudinalwellen auf die Luft übertragen.

Daß trotz gleich großer Lunge bei beiden Geschlechtern nur bei Männern Pektoralfremitus entsteht, kommt daher, daß nur diesen, im Gegensatz zu Frauen, der Eigenton ihrer Lunge (im oberen Ende der großen Oktav gelegen) im Stimmregister zu Gebote steht. Ein künstlicher Pektoralfremitus wäre auch bei Frauen zu erzeugen, da alle Blasinstrumente, die bis zur großen Oktav herabreichen, in der gleichen Tonhöhe, mit welcher der natürliche männliche Pektoralfremitus entsteht, das ist auch die gleiche Tonhöhe, welche bei der Perkussion die untere Grenze des betreffenden Lungenschalls bildet, diesen künstlichen Pektoralfremitus entstehen lassen, den man nur nicht mit Stimmzittern übersetzen darf. Am deutlichsten erzeugen Pektoralfremitus Fagott und Posaune. Ersteres Instrument reicht bis kontra B herab, Baßposaune bis kontra H. Die tiefsten Töne erzeugen keinen Pektoralfremitus mehr, so wenig wie die tiefsten Töne der Sängerbassisten. Es sind also nicht die tiefen Töne als solche, welche, leichter fühlbar, Pektoralfremitus erzeugen, sondern nur die dem Eigenschall der Lunge entsprechenden Töne. Mit dem oben (Abb. 1 und 2) beschriebenen Apparat läßt sich auch feststellen, daß der Pektoralfremitus in der Frequenz dem jeweils ihn erzeugenden Ton entspricht. Man hat nur die Schallkapsel (Abb. 1) statt mit dem kegelförmigen Schalltrichter mit einer Pelotte oder einem kleineren, flachen, auf die Haut aufzusetzenden Trichter leitend zu verbinden.

Zum Verständnis dieser Verhältnisse braucht man nur bei maximaler Inspirationsstellung einen Ton (A etwa) zu singen und kann so beim allmählichen Übergang in Exspirationsstellung feststellen, daß das Stimmzittern bei Einhalten des gleichen Tons keineswegs während des ganzen Atemverbrauchs anhält, sondern *einer bestimmt großen Luftlungenmasse entspricht, welche Resonanz eben auf diesen Ton gibt.* Die kleinere kindliche Lungenmasse gibt Resonanz und Stimmzittern bei entsprechend höheren Tönen. So kann man mit diesem einfachen Verfahren pleuritische Raumbeengungen auf einer Seite abschätzen. Auf dieser gibt ein höherer Ton das Maximum des Stimmzitterns als auf der gesunden Seite. Es empfiehlt sich nur bei solchem physikalisch-ärztlichem Denken beide Akte zeitlich zu trennen, erst die physikalischen Schlüsse zu ziehen, und dann erst die Diagnose hieraus zu folgern.

Wie in der Perkussionslehre die instrumentellen, jede Selbstsuggestion ausschließenden Methoden Fortschritte gebracht haben, die sich dann auch bei der gewöhnlichen Untersuchung durch den so gewonnenen Einblick in die physikalischen Grundlagen förderlich erweisen, so hat auch die *Elektrokardiographie* nicht nur die Diagnostik derjenigen Untersucher gefördert, die aus besseren Zeiten her noch im Besitz eines solchen Apparates sind. Gerade die älteren Ärzte, welche noch nicht im Lichte der Erkennung des Reizleitungssystems des Herzens aufgewachsen sind, sondern diese Fortschritte erst später hinzulernten, können ihre Bedeutung am besten beurteilen. Sie können auch ermessen, wie sehr der schon früher angewandte Vergleich der Zahl der hörbaren Herzkontraktionen und der peripheren Pulszahlen an Verständlichkeit und Bedeutung durch diese anatomischen Fortschritte gewonnen hat. Wenn es auch ohne Elektrokardiograph nicht in allen Fällen gelingt, eine bestimmte Diagnose der vorliegenden Art von Herzirregularität zu stellen, so hat aber diese Untersuchungsmethode unser Verständnis des Mechanismus der Herztätigkeit derart gefördert, daß wir auch mit Hörrohr und der Palpation des sogenannten Spitzenstoßes, durch Beobachtung des Jugularvenenpulses und seines etwaigen Zusammenfallens mit einem verstärkten ersten Ton, durch Feststellung der Pausenlängen und Beschleunigungen vor und nach einem Pulsausfall uns ein Bild von der Störung der Herztätigkeit machen können. Es ist Übungssache, über einen Pulsausfall hinaus »im Geist« weiter zu zählen, um dann beurteilen zu können, ob der Wiedereintritt des Pulses ins alte Tempo sich einreiht. Die im allgemeinen harmloseren Sinusarythmien können ohne die instrumentellen Methoden von den übrigen Arten von Arythmie abgetrennt werden, aber erst, seit diese instrumentellen Methoden den Weg zum Verständnis geebnet haben. Auch der Einfluß versuchsweiser körperlicher Anstrengung auf die Arythmie ist von Bedeutung, auch bei den Extrasystolen sportlich Überanstrengter, die im Stehen und Liegen untersucht werden sollen.

Nachdem bei der Beurteilung der Herzleiden auch die Angaben der Kranken eine große Rolle spielen, ist zu beachten, daß die Anamnese bei der Einstellung zu einem Freiwilligenheer anders zu bewerten ist, als bei der früheren Einstellung Wehrpflichtiger.

Wenn im Vorausgehenden auf die hohe Bedeutung physikalisch verständnisvollen Untersuchens auch bei der Einstellung wohl hinreichend hingewiesen wurde, darf man von den physikalischen Untersuchungsmethoden, von dem verheißungsvollen »Von-Kopf-bis-zu-Fuß-Untersuchen« doch auch nicht alles erwarten. Schon bei der Beurteilung der Perkussionsergebnisse selbst ist das Auge beteiligt. Unregelmäßigkeiten im Bau des Brustkorbs, die den Schall verändern, müssen das Urteil richtunggebend beeinflussen. Die Veterinäre haben eine »Lehre von der Beurteilung des Pferdes nach seiner äußeren Form«, die in der Humanmedizin nicht in dieser Weise ausgebildet ist. Keinem Tierarzt würde es einfallen, die Frage, ob sich ein Pferd zum Einspannen eignet, durch Perkussion und Auskultation des Pferderumpfes zu entscheiden. Bei der Untersuchung auf Geeignetheit zu einzelnen Sportarten handelt es sich um eine ähnliche Entscheidung. In der ganzen inneren Medizin machen sich seit etwa 20 Jahren Bestrebungen geltend, den mittels der chemisch-physikalischen Untersuchungsmethoden erhobenen status präsens durch fortlaufende Funktionsprüfungen zu ergänzen. Wie streng konservativ andererseits aber noch die Kreislauforgane untersucht werden, geht aus der Langsamkeit hervor, mit welcher die seit vielen Jahren einstimmig als unzuverlässig erkannte Mamillarlinie aus den Befunden verschwindet. Mit dem Fortschritt der chemisch-physikalischen Untersuchungsmethoden ging der »ärztliche Blick« leicht verloren. Die jetzt älteren Sanitätsoffiziere haben in ihrer Studienzeit noch Ärzte gekannt, die den status typhosus beim Hintreten ans Krankenbett, ehe Haematologie und Bakteriologie nachgehinkt kamen, sofort mit Sicherheit feststellten. Mancher gerecht denkende junge Arzt hat wohl auch gelegentlich das quoad vitam unbedingt verlässige Urteil erfahrener alter Krankenschwestern bewundert. Wer im Gegensatz hierzu die Zeit erlebt hat, in welcher man die Indikation zur Appendizitisoperation wesentlich ausschlaggebend nach der Leukozytenzahl stellte, wird sich zur Regel gemacht haben, den Wert einzelner Symptome nicht zu überschätzen.

Auch bei der Einstellungsuntersuchung kann der ärztliche Blick durch funktionelle Modeuntersuchungsmethoden nicht ersetzt werden. Selbst instrumentelle Methoden geben nicht in allen einschlägigen Fragen im einzelnen Fall Auskunft. Ich habe das Elektrokardiogramm des besten Sportsmannes des Standortes mit dem eines ganz untrainierten Mannes verglichen ohne einen greifbaren Unterschied feststellen zu können. Die Entscheidung, ob eine Blutdruckänderung z. B. oder eine Reflexsteigerung psychisch bedingt ist, kann nur aus dem Gesamteindruck des Mannes erschlossen werden. Die Fähigkeit zu dieser Beurteilung des Gesamtzustandes ist für den untersuchenden Arzt, auch wenn er in allen modernen Untersuchungsmethoden bewandert ist, unerläßlich. Es bleibt also nach Erlernung zahlreicher technischer Fertigkeiten auch bei der Einstellungsuntersuchung noch reichliche Betätigungsmöglichkeit für die ärztliche Kunst. Das ist ein Vorteil; denn nur der Künstler gibt unabhängig von Entlohnung und äußerem Erfolg sein Bestes.

1) *Selling*, Verhandlungen des 23. Kongresses für innere Medizin 1906 und Untersuchungen des Perkussionsschalles; Dtsch. Arch. f. klin. Med. Bd. 90, 1907, S. 163. — 2) *Martini*, Dtsch. Arch. f. klin. Med. Bd. 139. — 3) *Edens*, Lehrbuch der Perkussion und Auskultation, Berlin, Springer 1920. — 4) *Frank*, Sitzungsber. d. Ges. f. Morph. u. Physiol., München 1912. — 5) *Geigel, R.*, Leitfaden der diagnost. Akustik, Stuttgart, Enke 1908. — 6) *Traube*, Gesammelte Beiträge zur Pathol. u. Physiol. III. Bd., S. 422, Berlin 1878. — 7) *Fleisch*, Dtsch. Arch. f. klin. Med. Bd. 142, S. 62. —

Neue Anschauungen
über die Wunde und die Wundbehandlung unter Berücksichtigung der physikalischen Chemie.

Von

Generalarzt Prof. Dr. **Franz** (Berlin).

Die medizinische Wissenschaft muß als Zweig der Naturwissenschaft, um selbst zu gedeihen, auch die Arbeiten berücksichtigen, die andere Zweige derselben leisten. Sie darf daher nicht achtlos vorübergehen an dem, was die seit einigen Jahrzehnten aufblühende physikalische Chemie geschaffen hat und muß versuchen, diese Früchte für sich zu nutzen. Die Chirurgie hat bei ihrem mehr auf das Praktische gerichtete Streben länger in dieser Hinsicht abseits gestanden als die innere Medizin. Aber sie hat bereits angefangen, sich mit diesem Gebiete zu beschäftigen, und die Ergebnisse der dahin gerichteten Arbeiten sind immerhin sehr beachtenswert.

Die Zellularpathologie *Virchows* löste die alte Humoralpathologie ab. Sie förderte damit ungeheuer unsere Kenntnis von der Einwirkung des Krankheitsprozesses auf den anatomischen Bau; aber es standen doch mehr die morphologischen Veränderungen im Vordergrund als wie das biologische Werden. Die Chirurgie berücksichtigte vielleicht die ersteren mehr als die innere Medizin, welche dem letzteren ebenfalls ihre besondere Aufmerksamkeit lieh. Der für alle gesunden und krankhaften Lebensvorgänge notwendige Stoffwechsel wurde aber zu einseitig vom chemischen und bakteriologischen Standpunkt betrachtet. Welche wesentliche Rolle dabei auch physikalische Bedingungen spielten, das zu zeigen, blieb den letzten Jahrzehnten vorbehalten. Die *Diffusion*, d. h. die innere Bewegung der Flüssigkeiten, die *Osmose*, d. h. der Durchtritt von Flüssigkeiten durch semipermeable oder halbdurchlässige Membranen, die Kondensation, die Hydrolyse, die Elektrolyse, die Erscheinungen an den Grenzflächen (Oberflächenspannung, Adsorption) und die Vorgänge an den Kolloiden sind ebenso wichtige Vorgänge wie die rein chemischen Umwandlungen.

Die Vorgänge an der *Wunde* waren rein pathalogisch-anatomisch gut studiert. Sie durchtrennt bestimmte Gewebe und zerstört diese je nach ihrem Umfang in gewissem Umkreis. Tritt kein anderer Reiz hinzu (chemischer, bakteriologischer oder anderer Art), so strebt die Natur schnell den Heilungsvorgang an. Sie schafft die Trümmer der zerstörten Zellen sofort durch verdauende Prozesse fort. Das Ferment dazu liefern vor allem die Leukozyten.

Da aber die Leukotryptase das Gewebscollagen nicht angreift, so nimmt *von Gaza* an, daß es Fermente der jungen Bindegewebszellen sind (isolytische Fermente) die hier mitsprechen. Seine frühere Annahme daß die Auflösung der Gewebskolloide ursächlich wesentlich durch die Autolysate und die Abbauprodukte der absterbenden Zelle bedingt sei, hat er später auf Grund von Experimenten nicht aufrecht erhalten. Es kommt zu einer Verflüssigung und Aufsaugung. Zugleich setzt aber auch die Reparation ein durch Bildung des *Fibrins* als Kittsubstanz und durch die Bildung von *Granulationsgewebe.* Das Fibrin schlägt sich aus dem Blut nieder. Das Gerinnungsferment, die Thrombokinase, ist fast in allen Körperzellen vorhanden, vornehmlich in den Blutplättchen, den Leukozyten, den Muskeln und den Lungen. Das Granulationsgewebe stammt aus dem Bindegewebe. Nach *von Gaza* spielt das mesodermale Gewebe bei der Wundheilung die Hauptrolle. Das Bindegewebe ist dasjenige kolloide System des Körpers, welches bisher am besten durchforscht ist. Hier sind die Quellungs- und Entquellungsvorgänge durch die Untersuchungen *Schades, Hoebers, von Gazas* und anderer schon gut bekannt. Das Bindegewebe als Kolloid erscheint auch dem Laien am ehesten verständlich. Wir wissen, daß das Bindegewebe beim Kochen eine leimartige Substanz gibt, ferner, daß es aus einer Grundsubstanz und der kollagenen Masse besteht. Aber es sei hier ausdrücklich darauf hingewiesen, daß *Kolloide* nur ein *physikalischer* Begriff sind für Lösungen von einer bestimmten Größe ihrer Teilchen, die nicht mehr mit dem Mikroskop, sondern nur mit dem Ultramikroskop sichtbar sind.

Damit sich nun eine Wunde, namentlich eine glatt heilende, schließt, ist nicht nur die Ausfüllung des Defektes mit Granulationsgewebe notwendig, sondern es müssen auch Zustandsänderungen in dem Bindegewebe der Wundränder hinzutreten. Dieses muß aus seinem festen, sehr wasserarmen Zustand in einen fest weichen (Gelform), ja zum Teil in einen flüssigen (Solform) übergeleitet werden, damit Verbindungen mit dem Granulationsgewebe möglich sind. Und bei diesen Vorgängen spielen neben den isolytischen Fermenten sicher Salz- und Jonenwirkungen mit (*von Gaza*). Ungeklärt aber sind die Fragen der Jonenverschiebung in der Gewebsflüssigkeit, die Folgen derselben auf die Kolloide und die Wirkung des autolytischen Ferments auf die Kolloide. Das junge Bindegewebe ist sehr zellreich, es ist turgeszent. Es befindet sich im Zustand der Gelform und wird erst allmählich dadurch, daß sich aus den jungen Bindegewebszellen Fibrillen ausbilden und eine Entquellung stattfindet, härter und fester. Damit und mit der Bildung einer schützenden Hautdecke ist dann der Heilungsvorgang der glatten Wunde beendet.

Ganz anders verhält sich der Prozeß bei *der nicht per primam intentionem heilenden Wunde.* Zunächst sei von der Entzündung abgesehen und eine gewöhnliche per secundam granulationem heilende Wunde ins Auge gefaßt, sei es nun, daß sie oberflächlich ist oder daß sie tief bis in die Muskulatur oder in andere Gewebssysteme hineinreicht. Sie füllt sich immer mit Bindegewebe aus. Eine spezifische Regeneration der einzelnen Gewebszellen kommt nur bei direkter Nahtvereinigung zustande. Hier kommt es nun zu einer Bildung von Granulationsgewebe und zur Wundsekretion. Die Wundsekretion, welche unmittelbar nach der Verletzung noch viel Blutelemente und Fibrinogen enthält, hat, sobald sie rein eitrig geworden ist, keine Fibrinogen mehr, sondern stellt Gewebslymphe mit Globulin, Albumin und anderen Serumbestandteilen und Leukozyten aus dem Blutplasma dar. Ist der Eiter rahmig, d. h. mit viel Leukozyten durchsetzt, so haben wir das Pus bonum vergesellschaftet mit einem kräftigen, gesunden, leicht blutenden, zahlreiche Wundkapillaren enthaltenden Granulationsgewebe.

Von Interesse ist hier die Arbeit *Melchiors* über die *Wundphysiologie*. Das Granulationsgewebe stellt einen Abschluß der Körperoberfläche von der Außenwelt dar, wenn auch nur einen vorläufigen. Es verhindert das Eindringen von Stoffen aus der Umgebung sowohl als auch das Abströmen von Körpersäften. Eigentliche Lymphgefäße fehlen ihm. Darauf führen auch einzelne Forscher das Fehlen von Lymphangitis, Erysipel und Lymphadenitis bei frischen und mittelalten Wunden, besonders Kriegswunden, zurück. *Chemische* Untersuchungen sind von *Gaza* gemacht, welcher fand, daß der Salzgehalt gleich dem der Körperflüssigkeiten ist. *Schade* fand nur bei entzündetem Wundsekret eine Azidose. Gifte und toxische Produkte des Eiweißzerfalls werden von Granulationsgewebe nicht resorbiert, desgleichen kaum korpuskuläre Elemente. Die Resorption von chemischen Substanzen ist verschieden, während Atropin, Pilokarpin, Jodoform nicht durchgelassen werden, werden Natr. salicyl., Jodkali und Karbolsäure resorbiert. Aber bei der letzteren wird das Gewebe allerdings auch lädiert. Sehr auffällig ist, daß Methylenblau resorbiert wird und Methylviolett nicht. Wasser und Adrenalin werden gleichfalls nicht resorbiert.

Hinsichtlich des Bakterienreichtums wechseln die Ansichten. Während *von Gaza* sagt, daß es im Granulationsgewebe von Bakterien wimmelt, die in ihrer Virulenz allerdings stark abgeschwächt sind, fand *Reinbach* nur harmlose Staphylococci albi, aber keinen Aureus und keine Streptokokken. Jedenfalls muß festgehalten werden, daß das intakte Wundgewebe gegen äußere Bakterien einen sicheren Schutz gibt. Vor Verletzungen dieser aus Fibrin und Zellen bestehenden Schicht soll man sich jedenfalls hüten. Denn sie kommen leicht vor, weil das Granulationsgewebe keine Nervenfasern enthält, und dadurch eine Anästhesie bedingt ist.

Melchior und *Rahm* fanden ferner, daß von der granulierenden Wunde zur normalen Haut ein »Aktionsstrom« geht, was allerdings von *Beck* bestritten wird, der diesen Strom für einen Drüsenstrom der Haut hält.

Daß die Heilung der auch ohne Entzündung verlaufenden Wunden von dem allgemeinen Stoffwechsel, d. h. der derzeitigen Konstitution, abhängt, ist eine allgemein bekannte alte Tatsache, die sich sowohl im Kriege als auch besonders während der Hungerperiode in der russischen Revolution wieder bestätigt hat. Von besonderem Interesse sind hier die experimentellen Arbeiten von *Ishido* über die Beziehungen der Avitaminose zur Wundheilung. Die bei den ohne Vitamine ernährten Tieren gesetzten Wunden heilten später und auch dann nur unvollkommen, so daß sie leicht zu sprengen waren, ferner war die Abwehrtätigkeit gegen Infektionserreger herabgesetzt.

Sobald eine *Entzündung* zu der Wunde tritt, treten die bekannten klinischen und pathologisch-anatomischen Veränderungen auf, mit denen sich die physikalische Chemie ebenfalls beschäftigt hat. Der Stoffwechsel wird durch fermentative Spaltungen und oxydativen Abbau vermehrt. Die Zahl der gelösten Teilchen nimmt bedeutend zu, und daher der osmotische Druck, da es bei diesem nicht auf die *Art* der in einer Volumeneinheit gelösten Moleküle, sondern nur auf die Zahl ankommt. Diese *osmotische Hypertonie erreicht* sehr hohe Werte bis zu 10 Atmosphären, während der Normalwert 7,5 Atm. entspricht (*Schade*). Anderseits kommt es zu einer *Wasserstoffionenhypertonie* und zu einer *lokalen Azidose* (*Schade, Eden*). Es handelt sich um Milch-, Oxal-, Butter-, Kohlensäure, welche die Wirkung verdauender Fermente, die aus absterbendem Gewebe, den Leukozyten und den jungen Gewebszellen stammen, erhöhen. Dadurch kommt es einerseits zu einem körnigen Zerfall der Zellen, anderseits zu einer Quellung der Gewebskolloide, namentlich der paraplastischen (d. h. extrazellularen) Bindegewebssubstanz, einer Auflockerung und größeren Durchlässigkeit der Blutgefäßwände und damit zum vermehrten Durchtritt von Blutplasma und einer Exsudatbildung. Die Vorgänge lassen sich zwar am Bindegewebe, nicht aber an dem Zellprotoplasma studieren, weil sie sich entsprechend der Größe des Kolloidbereichs mikroskopischen Wahrnehmungen entziehen. (*Schade*). Praktisch ist aber die Wichtigkeit der *Quellung* und *Entquellung* für die Lebensvorgänge durch folgenden Versuch dargetan. Wenn man Kaulquappen in so dünne Salzsäurelösungen bringt, daß die menschliche Zunge sie nicht mehr spürt, so sterben die Tiere, weil die Zellen der Atemwerkzeuge durch trübe Quellungen geschädigt werden. Wenn man nun aber dünne Tanninlösungen dem Wasser zusetzt, so bleiben sie lebend, weil diese Lösungen *entquellend* wirken.

Wenn wir auch über die Ionenverschiebung in den Gewebeflüssigkeiten nichts wissen, so steht doch fest, daß die Ionen der Salze in spezifischer Weise auf das Bindegewebe *quellend* oder *entquellend* wirken. Neben der Quellung, d. h. dem Wasserbindungsvermögen, finden auch osmotische Prozesse statt, und zwar um so mehr, je zellreicher ein Gewebe ist. Aber es darf wohl als feststehend betrachtet werden, daß die Quellung aller Gewebe und Organe vorwiegend an das bindegewebige Stroma gebunden ist. Hinsichtlich der Quellung sind die experimentellen Untersuchungen von *Gaza* und *Wessels* besonders beachtenswert. Hautstückchen und Sehnengewebe wurden gewogen, indem man verschiedene Salzlösungen, also *Elektrolyte*, auf sie einwirken ließ, welche auch im Blute vorkommen. Und hier zeigte sich nun, daß bei der akuten Entzündung geradezu ein umgekehrtes Verhalten gegenüber der Norm, und zwar hinsichtlich der Kationen (Natrium, Kalzium, Mangan), eintrat. Während im normalen Gewebe der Quellungseinfluß des Natriums den des Kalziums überragt, bewirkt im entzündeten Gewebe das Natrium eine Entquellung, während das Kalzium konstant eine Wasseraufnahme hervorruft. *Damit ist d. E. natürlich nur die Veränderung der Quellungsfähigkeit bewiesen, nicht aber, daß gerade das Kalzium bei der Entzündung in dieser Hinsicht tätig ist.* Denn es darf nicht unbeobachtet bleiben, daß es sich um ausgeschnittene Gewebsstücke bei diesen Versuchen handelt, und daß daher der Stoffwechsel im Lebenden ganz anders vor sich gehen kann. Vielleicht beruht die Quellungsförderung dort auf ganz anderen Kationen, ja sogar Anionen können es sein. Denn beim normalen Haut- und Sehnengewebe zeigt sich, daß z. B. das Anion Cl eine stärkere Quellung als das Anion SO_4 bewirkt.

Auch die Frage des *entzündlichen Ödems* ist von *Schade* und *Gaza* in den Kreis der Betrachtung gezogen worden. *Schade* sieht die Genese desselben in der energetisch überragenden osmotischen Hypertonie. Diese leitet aus dem Blut einen starken Flüssigkeitsstrom zum entzündeten Gewebe. Da anderseits die lokale Azidose infolge der H. Hyperionie die Quellfähigkeit der Bindegewebskolloide stark herabsetzt, so werden die osmotisch angezogenen, aber onkotisch, d. h. hinsichtlich der Quellung freibleibenden Flüssigkeitsmengen nach der Stelle des geringsten Widerstandes geleitet. Es kommt zu einem sehr starken Lymphstrom. Daß die Vorgänge im einzelnen aber sehr kompliziert sind und onkotische und osmotische Prozesse im einzelnen zum Teil antagonistisch wirken, darauf weist *Schade* ausdrücklich hin, aber hier sei nur daran gerührt. *Von Gaza* dagegen mißt der onkotischen Genese des entzündlichen Ödems eine viel größere Rolle zu, indem er nur zum Teil ein lose liegendes, interstitielles Wasser anerkennt, das aber auch immerhin arretiert ist, zum anderen Teil der Quellung und Lösung des Fibrinkollagens eine größere Rolle zuschreibt. Allerdings betont er, daß die Übergänge zwischen beiden nicht scharf, sondern fließend sind. Ich möchte glauben, daß man der *Schadeschen* Auffassung eher beipflichten muß. Allerdings ist der verschiedene Charakter der Entzündungen wohl zu beachten. Nehmen wir z. B. Streptokokkenphlegmonen, so ist es wohl jedem Chirurgen geläufig, daß man bei manchen derselben nach dem Einschneiden tatsächlich ein reichliches Abströmen von Gewebsflüssigkeit bemerken kann, so daß man sich nicht gut vorzustellen imstande ist, daß diese irgendwie fester an das Stroma gebunden ist. Auch bei Amputationen akut infizierter Gliedmaßen fällt die große Menge der von der Amputationsfläche abtropfenden, meistens annähernd klaren Flüssigkeit auf. Ich möchte sogar glauben, daß auch ein nicht unerheblicher Teil des entzündlichen Ödems rein mechanisch durch Blutstauung bedingt ist. Dafür scheint mir der Beweis darin zu liegen, daß durch eine einfache Elevation einer entzündeten Gliedmaße ein Teil des Ödems schwindet und bei ungünstiger Lagerung wieder auftritt. Denn wäre das entzündliche Ödem rein durch osmotische Genese bedingt, dann würde das schnelle An- und Abschwellen nicht gut zu erklären sein. Jedenfalls spricht auch dieses Geschehen dafür, daß neben der onkotischen Bindung von Gewebsflüssigkeit eine nicht unerhebliche Menge freier, ungebundener vorhanden sein muß.

Die Verhältnisse an der offenen Wunde liegen d. E. aber anders als an der unter der Hautbedeckung stattfindenden Entzündung. Zunächst ist hier die Quellung und ihr Endprodukt, die Verflüssigung der Gewebe und Gewebstrümmer, zu unterscheiden, die unter dem Einfluß von Fermenten vor sich geht. Die Flüssigkeit wird zu einem großen Teil nach außen abströmen als Wundsekret, so lange, bis der Defekt mit einem gesunden Granulationsgewebe ausgefüllt ist. Anderseits findet aber in der Gewebsschicht der Demarkationszone gegenüber den Nekrosen eine starke Rundzelleninfiltration im Bindegewebe statt. Dadurch wird das quellfähige bindegewebige Stroma räumlich eingeengt. Der Stoffwechsel zwischen diesen jungen Zellen und dem Bindegewebe ist ein regerer, und die Lösungen sind reicher an Molekeln der chemischen Vorgänge verschiedenster Art. Sie sind konzentrierter, wodurch die osmotische Hypertonie erklärt wird. Und da die Flüssigkeiten der umliegenden Gewebe immer nach der Stelle des stärksten osmotischen Druckes angezogen werden, so findet hier in der Demarkationszone ein besonders starker und wechselnder Flüssigkeitsstrom statt. Dieser tropft nach außen ab, soweit die Barriere der Gewebstrümmer es zuläßt. Sie ist gering bei der glatten, nicht infizierten Schnittwunde. Daher finden wir auch keine entzündliche Schwellung, d. h. Quellung des bindegewebigen Stromas und Volumenvermehrung durch Rundzelleninfiltration. Sie wird groß mit der Zunahme der Zell- und Gewebstrümmer, auch selbst, wenn die immer stattfindende bakterielle Infektion keine schwere ist. Hier finden wir noch nach spätestens 24 Stunden immer eine entzündliche Schwellung der Umgebung, wobei das Merkmal der Hautrötung sehr oft fehlt. Und sie klingt nach einigen Tagen von selbst ab. Wodurch ist sie bedingt? Die Möglichkeit einer bakteriellen Reizung ist nicht auszuschließen. Aber daneben finden sicherlich rein physikalisch-chemische Vorgänge statt, die sie erklären. Die durch den erhöhten osmotischen Druck angelockte Flüssigkeit findet ihren Weg nach außen zum Teil versperrt, und da die Quellung der kollagenen Bindegewebefasern durch die örtliche »Säuerung« beeinträchtigt ist, infiltriert sie dem geringsten Widerstand folgend die Zell- und Bindegewebsfaserinterstitien und bringt dadurch einen Teil der Schwellung und der Volumenzunahme zustande. Da, wo die Säurehypertonie vorherrscht, ist sie locker und nicht gebunden, und erst da, wo die Quellbereitschaft des Bindegewebes chemisch nicht mehr gestört ist, findet die Bindung im Gewebe, die Quellung, statt. Soweit diese lockeren und die in Quellung gebundenen Gewebslösungen reichen, findet sich die Volumvermehrung. Sie üben nun auch einen *mechanischen* Druck auf alle Gewebe und zuletzt auf die Haut aus, so daß diese in Spannung versetzt wird. Damit erscheint das Wesen des kollateralen *Ödems* erklärt. Da sich im Körper alle Stoffwechsel- und Druckstörungen bald ausgleichen, so kehren, wenn nicht neue Wundreize, sei es durch falsche Wundbehandlung, sei es durch bakterielle Infektion, hinzutreten, bald normale Verhältnisse zurück, indem die locker gebundene Flüssigkeit resorbiert wird, und die gequollenen Fasern entquellen, und die in ihnen enthaltenen Molekeln verschiedener Provenienz im Stoffwechsel anders verwandt werden. Ob die lockere Flüssigkeit bei der Resorption auf dem Wege der Quellung oder durch Osmose in das Innere von Zellen eintritt, bleibe dahingestellt. Wahrscheinlich konkurrieren beide Vorgänge.

Ganz besonders interessante Arbeiten über die Entzündung im Sinne der physikalischen Chemie hat *Eden* geliefert. Daß in einem Entzündungsherd oder in einer Wunde der *Blutdruck* erhöht ist, ist natürlich, weil in den Blutkreislauf Hindernisse eingeschaltet sind. Daher auch das häufig gefühlte Klopfen des Blutstroms in den Arterien. Die entzündliche aktive *Hyperämie*, die bis hahin als Nerven- oder Gefäßlähmung betrachtet wurde, sieht *Eden* als durch Nervenreizung entstanden an. Denn er und *Breslauer* konnten zeigen, daß, wenn nach einer Nervenverletzung die *Wallersche* Degeneration bis in die periphere Nervenendigungen stattgefunden hat, dann nach Reizungen eine aktive Hyperämie fehlt. Da das aber *unmittelbar* nach der totalen Nervendurchtrennung, bei welcher der Weg über die zentrale Leitung zwar ebenfalls wegfällt, aber die peripheren Nervenfasern noch nicht degeneriert sind, nicht der Fall ist, so kann es sich nur um einen peripheren Gewebs-Gefäßreflexmechanismus handeln.

Daß auch bei langdauernder eitriger Entzündung die *Schmerzen* in der entzündeten Stelle so lange fortbestehen, hängt nach den anatomischen Untersuchungen von *Girgolaff* damit zusammen, daß die Nervenendapparate gegen die Eiterung am widerstandsfähigsten sind. Die Ursache für die Reizung der sensiblen Nerven führt er auf die Intoxikation mit löslichen Infektionsprodukten zurück und schaltet mechanische Momente vollkommen aus. Diesem kann ich nicht beipflichten, insofern, als es mir nicht bewiesen erscheint, daß es Infektionsprodukte sein müssen. Denn wir kennen eine Reihe von Entzündungen und Erkrankungen, z. B. die gichtischen Gelenkentzündungen, die Spontangangrän der Extremitäten, bei welcher die heftigen Schmerzen ohne Infektion auftreten. Bei ersteren ist es die Reizwirkung der Harnsäure, bei letzterer kennen wir die Ursache nicht. Es können also auch bei den durch eitrige Infektionen bedingten Schmerzen die Ursachen in toxischen Reizungen sensibler Fasern durch Stoffwechselveränderungen beruhen und müssen nicht allein auf Infektionsprodukte zurückgeführt werden.

Eden nimmt ferner Stellung zu der physikalisch-chemischen Wichtigkeit der *Oberflächenspannung* der Zellen. Jede Grenzfläche zwischen zwei Phasen, d. h. heterogenen Flüssigkeiten, ist der Sitz einer Kraft, der Grenzflächenspannung oder Oberflächenspannung. Diese bezeichnet das Bestreben, die Oberfläche möglichst zu verringern. Diejenigen Körper, welche diese Spannung erniedrigen, heißen *kapillaraktiv*, diejenigen, welche sie erhöhen, *inaktiv*. Wir wissen, daß sich an diesen Oberflächen ganz besonders die Ionen ansammeln, es bilden sich hier elektrische Potentiale. Die Verschiebung dieser elektromotorischen Kräfte durch infolge der Entzündung gesetzte Veränderungen der chemischen Lösungen verursacht eine Einwirkung auf die Oberflächenspannung der Leukozyten und Gefäßendothelien, wodurch die ersteren eher an den letzteren haften bleiben. Durch Quellung der Kittleisten zwischen den Endothelien werden diese durchlässiger, und nun schlüpfen die Leukozyten hindurch und wandern. Sie werden im nach dem Entzündungsherd gerichteten Flüssigkeitsstrom weiter bewegt und können in die paraplastischen Bindegewebssubstanzen um so eher eindringen, weil sie infolge des chemischen und elektrisch veränderten Stoffwechsels eine verminderte Oberflächenspannung haben und eher ihre Protoplasmafortsätze ausstrecken können. Auch die Phagozytose ist nach ihm in diesem Sinne aufzufassen. Doch sei hier bemerkt, daß der Streit um den Nutzen und die Notwendigkeit der Phagozytose bei der Entzündung immer noch nicht abgeschlossen ist. Denn erstens ist es sicher, daß es eine Reihe von Entzündungen auch bakterieller Natur gibt, bei welchen sie nicht auftritt. Ferner ist es wohl noch nicht widerrufen, daß Bakterien auch in Phagozyten vorkommen, um in ihnen nicht zu sterben, sondern weiter zu wuchern.

Wundbehandlung.

Jede freiliegende Wunde ist mannigfachen Reizen der Außenwelt ausgesetzt. Das normal von der schützenden Haut bedeckte oberflächliche und tiefe Gewebe befindet sich daher unter unphysiologischen Verhältnissen, die einen abnormen ungesunden Stoffwechsel hervorrufen. Ist der Charakter der Wunde so geartet, daß man eine prima intentio erwarten kann, so ist es unphysiologisch, sie nicht durch Naht zu verschließen. Dadurch wird auch das Regenerat des zerstörten Gewebes geringer an Umfang und wird besser. Unter dieser Überzeugung gewann im Kriege die Neigung, Wunden primär zu schließen, immer mehr Anhänger. Der Grundsatz »Nicht zu schaden« hatte die Chirurgie lange Zeit so ausschließlich beherrscht, daß man den Kreis der primär zu schließenden Wunden selbst zu Zeiten der Antisepsis und Asepsis sehr eng zog. Man schloß eigentlich nur die operativ gesetzten Wunden primär und ließ alle anderen der Vorischt halber offen. Selbst bei den operativen wagte man nicht immer einen vollkommenen Schluß, sondern nähte nur teilweise zu, so bei Mammaamputationen, bei Strumektonien, bei Gehirngeschwulstoperationen. Die Gehirngeschwulstoperationen waren wohl die ersten, bei denen die Erfahrung lehrte, daß man Komplikationen am ersten vermied, wenn man sie ganz schloß. Bei den anderen oben angeführten ist der Streit immer noch nicht entschieden. Die Mehrzahl der Operateure ist wohl zur Zeit noch auf dem Standpunkt, daß ein kurzes Drän für 12 bis 24 Stunden ein praktisch schwer zu entbehrendes Sicherheitsventil ist.

Aber hierbei handelt es sich um aseptische Operationen. Der primäre Verschluß trat später auch bei *infizierten* Wunden in sein Recht. Hier gingen die tuberkulösen Affektionen voran. Denn die Erfahrung hatte gezeigt, daß bei diesen die immer von der Außenwelt eintretende Mischinfektion sicher zu einer Fistel führte, die den operativen Erfolg illusorisch machte. Jedoch handelt es sich hierbei um einen *chronischen* Entzündungsprozeß. Später begann man auch akut infizierte Wunden zu schließen. Gerade das bis dahin am empfindlichsten erachtete Bauchfell zeigte, daß es im geschlossenen Zustand mit den Produkten der Wunde an sich und der Infektion, natürlich bis zu einer gewissen Grenze, am ehesten fertig wird. So wurde der größte Teil der Appendektomien auch bei peritonitischem Exsudat und ein Teil der eitrigen Peritonitiden geschlossen. Zur Zeit tobt noch der Streit, ob und inwieweit die Operationswunden an Gallenblasen und Gallenwegen primär geschlossen werden dürfen. Der Krieg lehrte uns dann, daß man auch Brustfell- und Gelenkwunden sowie sogar einen Teil der nicht glatten Weichteilwunden nach richtiger Vorbereitung schließen könne. Allerdings ist diese Möglichkeit nur innerhalb einer bestimmten Zeitdauer und bei bestimmten Maßnahmen, nämlich der chirurgischen Wundtoilette und der chemischen Antisepsis, gegeben. Auf die letztere wird später in anderem Zusammenhang eingegangen. Die erstere basierte auf den *Friedrichschen* Experimenten, welche erwiesen, daß die Bakterien 6 bis 7 Stunden brauchten, um sich zu vermehren und von der Oberfläche in die Tiefe einzudringen. Wenn man daher innerhalb dieser Zeitspanne die Oberflächenschichten der Wundflächen abtrug, so erzielte man reine Verhältnisse, die die Naht erlaubten.

Noch eine weitere alte Erfahrung ließ der Krieg wieder aufleben. Aus demselben eben erwähnten Bestreben, möglichst vorsichtig zu sein, hatte man sich daran gewöhnt, primär nicht zu verschließende Wunden fast durchweg der sekundären Granulation zu überlassen. Sehr zum Schaden der Verwundeten! Tatsächlich lernte man wieder, daß ein großer Teil nicht zu sehr infizierter Wunden, besonders viele Amputationen, ohne Schaden *sekundär* nach einigen Tagen geschlossen werden können. Auch die Engländer legten auf die »verzögerte Naht« bei Ende des Weltkrieges einen besonderen Wert.

Man ging noch weiter: Bei alter Sequester enthaltenden Knochenhöhle erinnerte man sich daran, daß das Granulationsgewebe eine Schutz- und Heilkraft besitzt, und *Els* und *Klapp* wiesen darauf hin, daß es bei vielen Knochenfisteln falsch sei, breite Aufmeißelungen zu machen und das Granulationsgewebe fortzuschaben, sondern daß man häufig schnelle und glatte Heilung erhalte, wenn man die Fistel nur so weit erweitert, daß man den Sequester entfernen könne, und wenn man das Granulationsgewebe unberührt lasse. Ja, man kam dazu, auch große Höhlenwunden, so das Empyem und die alten osteomyelitischen Knochenhöhlen zu entkeimen und dann durch Naht zu schließen, ein Verfahren, welches namentlich in Amerika vielfach Anhänger fand.

In der Behandlung von verletzten Teilen und Wunden stehen sich zunächst zwei mechanisch beeinflussende Prinzipien diametral gegenüber, die Elevation und die Stauung, und zwei thermische, die Kälte und die Wärme. Beide können zum Ziel führen, aber beide verlangen ärztliche Kenntnis und Erfahrung. Denn Grenzen gibt es hier nicht. Sie sind anwendbar sowohl bei der normalen als der entzündeten Wunde. Jede, auch die nicht entzündete Wunde, führt zu Stauungen, wenn auch nur in den kleinsten Venen, dem Kapillarkreislauf, und in den Lymphspalten, sowie zur Exsudation. Und wenn wir auch oben gesehen haben, daß ein Teil des Exsudates osmotisch oder onkotisch (d. h. durch Quellung) gebunden wird, so ist ein Teil doch mindestens gleich nach dem Entstehen frei. Die Elevation übt hierauf sowie auf die Stasen einen günstigen Einfluß, was besonders bei den Wunden der unteren Extremität, an denen die Zirkulationsverhältnisse an sich ungünstiger sind, immer wieder von neuem beobachtet werden kann. Die *Biersche* Stauung wirkt gerade umgekehrt. Sie nützt die mechanische Stauung aus, die eine vermehrte Ansammlung von venösem Blut im Wundgebiet hervorruft und dadurch den Stoffwechsel und die Exsudatmenge vermehrt. Infolgedessen tritt eine Veränderung der osmotischen und Quellungsverhältnisse ein. Die letzteren führen zweifellos eine schnellere Verflüssigung der Nekrosen herbei, und die ersteren führen durch Änderungen der Konzentrationsverhältnisse eine in vielen Fällen günstigere Verteilung der Salze und der Giftstoffe herbei, die namentlich unmittelbar nach der Stauung bei Beginn ihres Aufhörens eintritt. Durch Abnahme der Staubinde tritt eine plötzliche Änderung der Strömungsverhältnisse und des Konzentrationsgefälles ein, so daß eine schnellere Verteilung der Wundprodukte auf andere Körperabschnitte fällt. Bei infizierten Wunden wird dies häufig durch Fiebererhöhung bewiesen. Welche chemischen Umsetzungen dabei statthaben, ist noch nicht erforscht. Tatsache ist, daß nach Stauungen schmierige Wunden frischrot aussehen und sich nekrotische Fetzen leicht lösen.

Hinsichtlich der *thermischen* Behandlung wissen wir durch *Schade*, daß mit je 10 Grad Erniedrigung die Geschwindigkeit aller Zell- und Gewebsreaktionen, auch der fermentativen, gesetzmäßig auf etwa die Hälfte zurückgeht. Die Anwendung der Eisblase für kurze Zeit nach der Verletzung bekommt dadurch ihren Sinn. Die durch die Verwundung als Reiz hervorgerufene, gegenüber der Norm plötzlich erhöhte Reaktion der Zelle kann dadurch bei Einhaltung einer richtigen Zeitgrenze der Kälteeinwirkung erheblich verlangsamt werden.

Der Vorgang der Kältewirkung wird dadurch kompliziert, daß auch sie wiederum einen Reiz ausübt, der zur Konstriktion der Gefäße führt. Diese vermindert die Blutung aus den durchschnittenen Gefäßen und die Durchlässigkeit der Gefäßwände, so daß die Exsudation geringer wird. Je kleiner die ausgetretene Blutmenge, um so weniger günstiges Nährsubstrat finden die eingebrachten Bakterien, deren Entwicklung an sich ebenfalls durch die Kälte gehemmt wird.

Die nach Wegnahme der Eisblase auftretende reaktive Hyperämie sorgt dann für den erhöhten Stoffwechsel, der zur Anbahnung der Regeneration notwendig ist. Jedenfalls darf Kälte nur für kurze Zeit angewandt werden, wenn sie nicht schädlich wirken soll.

Wärme dagegen erhöht den Stoffwechsel und ist besonders da förderlich, wo es sich um die Reparation großer Zerstörungen handelt. Ich habe zum Schluß des Krieges grundsätzlich große zerfetzte Wunden, bei denen die Zeit für eine Ausschneidung verstrichen war, für eine gewisse Zeit oder intermittierend mit den früher so verpönten warmen

Prießnitzschen Umschlägen behandelt und habe dabei Gutes gesehen. Jedenfalls erscheint der Gedanke überlegenswert, ob man nicht bei großen, komplizierten Wunden, bei welchen man eine richtige Wundumschneidung nicht mehr machen kann, zunächst für einige Stunden Kälte anwenden soll, um die erste Verletzungsreaktion zu vermindern, und dann, wenn diese abgeklungen ist, grundsätzlich Wärme anwenden soll. Und zwar wird die feuchte Wärme im allgemeinen so lange zweckmäßig sein, als man noch mit Nekrosen infolge des Trauma rechnen darf und ihre schnelle Abstoßung wünscht, während die trockene nach Beendigung dieses Vorganges in ihr Recht tritt.

Womit sollen nun diese feuchten Wundverbände gemacht werden? Hierbei wird zunächst von bakteriziden Wirkungen abgesehen. Es ist sicher, daß das Wundgewebe auf alle hypertonischen und hypotonischen Lösungen in osmotischer Hinsicht stark reagiert (*Gaza*). Physiologische Kochsalzlösungen sind daher adäquate Lösungen. Nun hatte *Wright* aber auf den Nutzen hypertonischer Kochsalzlösungen hingewiesen, und deutsche Chirurgen hatten das im Weltkrieg bestätigt. Nach *Wright* sollte dadurch ein vermehrter Lymphstrom aus der Wunde nach der Außenwelt stattfinden. *Von Gaza* hatte schon früher darauf hingewiesen, daß ein osmotischer Effekt für frische Wunden kaum in Frage kommen könne, weil die Osmose an Zellmembranen geknüpft sei, demnach also Granulationsgewebe bereits vorhanden sein müsse, wenn der Effekt auf osmotische Genese zurückgeführt werden sollte. *Von Gaza* hat vor kurzem nachgewiesen, daß es sich hierbei um eine Ionenwirkung, und zwar der Kationen, handelt. Er verwandte 10%-Lösungen von KCl, $NaCl$, Na_2SO_4, $CaCl_2$, $MgCl_2$, $Mg.SO_4$.

Hier zeigte sich ein Unterschied in den verschiedenen Salzlösungen, was gegen einen osmotischen Effekt spricht. Denn bei der Osmose spielt nur die Konzentration von Molekeln eine Rolle, wenn sie chemisch auch verschieden geartet sind. Isomolekulare Lösungen üben denselben osmotischen Druck aus (*van't Hoffsches* Gesetz) bei gleicher Temperatur. Bei Anwendung von $NaCl$ wucherten oder *quollen* die Granulationen 2 bis 4 mm über das Niveau der Haut, bei $CaCl_2$ *entquollen* sie. Das Wundsekret nahm im letzteren Fall stark ab und wurde serös, während es bei ersterem an Mengen zunahm, aber seinen Charakter nicht veränderte. Diese Versuche sind nicht nur von biologischem Interesse, insofern sie uns zeigen, daß bei den Wundwässern die physikalische Chemie eine große Rolle spielt, sondern sie haben auch ein eminent praktisches Interesse, da sich bei Anwendung von $CaCl_2$ nicht nur das Wundsekret günstig verändert, sondern auch die Epithelisierung der granulierenden Wunde schneller vor sich geht. *Von Gaza* leugnet dabei den osmotischen Einfluß nicht ganz; denn er weist mit Recht darauf hin, daß der Nichtelektrolyt Zucker ja allein durch Osmose günstig auf die Wundsekretion wirkt. Aufgefallen ist mir bei diesen Versuchen nur eins, daß die Kationenwirkung von Natrium und Kalzium auf die granulierenden Flächen, also ein entzündetes Gewebe, sich umgekehrt verhält als in den *Gazaschen* Versuchen auf ausgeschnittene entzündete

4*

Hautstücke und gleich verhält den Quellungsvorgängen bei normalen Hautstücken. Die Erklärungen hierfür können verschiedene Richtungen nehmen. Da *von Gaza* betont, daß es sich bei seinen jetzigen Versuchen um gesundes Granulationsgewebe handelt, könnte man annehmen, daß es sich um ein physiologisches Gewebe handelt, das in seinen physikalisch-chemischen Reaktionen der gesunden Haut ähnelt. Diese Erklärung hat aber etwas Gezwungenes, da morphologisch doch ein sehr großer Unterschied besteht. Zweitens ist zu überlegen, daß im Granulationsgewebe die Zelle überwiegt und das Bindegewebe zurücktritt, während *von Gaza* die Quellung in den Hautstückchen fast nur auf die Bindegewebe bezieht. Hier könnte der Gedanke kommen, daß, da wir über die Quellungsvorgänge an den Zellen noch sehr wenig wissen, diese in den neuesten *Gazaschen* Untersuchungen in einem Antagonismus hinsichtlich der Quellung zu dem Bindegewebe stehen. Und dieser Gedanke erscheint nicht verwerflich, da es ja durch die *Schadeschen* Untersuchungen feststeht, daß selbst im Bindegewebe ein Gegensatz zwischen der Grundsubstanz und den kollagenen Fasern sich findet. Schließlich könnte der Schluß erlaubt sein, worauf schon oben hingewiesen ist, daß Versuche an Geweben, die aus dem lebenden Zusammenhang getrennt sind, doch nur relative, nicht bindende Folgerungen gestatten. Dadurch wird aber das Verdienst, daß durch die physikalisch chemische Untersuchungsmethode in diesem Fall auch ein praktisch wichtiges Ergebnis gezeitigt ist, nicht geschmälert.

Hinsichtlich der anderen nicht bakteriziden Wundwässer, wie Essigsaure Tonerde, Blei, darf man sagen, daß sie mehr weniger einen adstringierenden Einfluß haben. Und dieser wirkt in geringer Stärke günstig, weil er *entquellend* wirkt.

Rein physikalischer Natur ist die Wirkung der *offenen* Wundbehandlung, welche nach *Ambroise Paré* schon *Hippokrates* bekannt gewesen sein soll, und welche in vielen Feldzügen seit dem 13. Jahrhundert geübt worden ist. Das Trockenhalten der Wunde war ein Hauptmittel der aseptischen Wundbehandlung, ausgehend von der Erkenntnis, daß Bakterien zu ihrer Entwicklung Feuchtigkeit brauchen. Keine andere Wundbehandlungsmethode läßt tatsächlich die Wundsekretion so schnell versiegen wie diese. Wo die Ärzte den profusen Eiterströmen, namentlich aus den Schußfrakturwunden, machtlos gegenüberstanden und selbst mit 4- bis 8maligen täglichen Verbandwechseln trotz des umfangreichsten Verbandmaterials nicht zum Ziel kamen, wirkte die offene Wundbehandlung in kurzer Zeit Wunder. Infolge des Aufhörens der enormen Eiweißverluste und des Wegfalls der durch die häufigen Verbände erzeugten Schmerzen erholten sich die Kranken sichtlich. Dazu kam nicht selten auch das Sinken des Fiebers. Zu erklären ist der Vorgang d. E. durch das Eintrocknen der freien eitrigen Flüssigkeit, durch eine *Entquellung* der oberflächlichen Gewebe und eine Verstärkung der Oberflächenspannung. Infolgedessen wird weniger Wundflüssigkeit aus den Gefäßwänden austreten. Daß bei dieser Wasserentziehung der interzellularen Gewebe und der Zellen wirkliche Kondensationsprozesse

stattfinden, indem vorher durch Hydrolyse abgebaute entstandene
Produkte der Eiweißstoffe, wie Albumosen, Peptone und Aminosäuren,
wieder zu hochwertigen Eiweißstoffen werden, ist nicht anzunehmen.
Vielleicht kommen durch die Entquellung Salzadsorptionen an die
Zellenmembranen und damit Ionenverschiebungen vor, die ihrerseits
günstig auf den Stoffwechsel wirken. Infolge des dauernden Defizits
an Flüssigkeit werden die Lösungen der Gewebe und Zellen molekular
konzentrierter, und man kann wohl annehmen, daß zum Ausgleich
der an der Oberfläche herrschenden osmotischen Hypertonie auch
Flüssigkeitsabwanderung aus den tieferen Geweben eintritt, die dann
ebenfalls der Eintrocknung unterliegen, bis durch die auftretenden
Borken dieser Prozeß zum Stillstand kommt. Dann kann es sogar wieder
zu Eiterretentionen hinter den Borken kommen. Daher müssen diese
entweder mit der Pinzette entfernt oder durch feuchte Verbände ab-
geweicht werden. Die Kombination von offener trockener und feuchter
Verbandsmethode (*Wieting*) wurde daher von den meisten Chirurgen
als die beste Methode gerühmt.

Aber es sei ausdrücklich betont, daß diese Behandlungsmethode
nach den bisherigen Erfahrungen Erfolge nur dann zeitigt, wenn die
akute Infektion vorüber ist und die durch das Trauma bedingten Nekrosen abgestoßen bzw. verflüssigt sind, und wenn trotzdem eine vermehrte, zu Säfteverlusten führende Sekretion besteht. Ferner darf
sie nur für bestimmte Zeit angewandt werden. Denn sonst schädigt sie
die weitere Wundheilung, weil jedes Zellenwachstum Wasser erfordert.

Aber wie sich überall in der Natur die Gegensätze berühren und Schaden und Nutzen bei Lebensvorgängen nahe beieinander liegen, das sehen
wir daraus, daß, während ein Zuviel des Eiters schädlich für die
Reparation ist, das richtige Maß unter bestimmten Voraussetzungen von nutzbringendem Einfluß sein kann. Die Erkenntnis alter
Ärzte, daß der gelbe, rahmige Eiter ein pus bonum ac laudabile
ist, hat sich *Bier* bei der Ausfüllung von alten osteomyelitischen Knochenhöhlen zunutze gemacht. Er klebte oder nähte diese Wunde zu und erreichte mit dem Eiter als Wundflüssigkeit schnellere Erfolge als mit
allen anderen Wundmitteln. Es scheint, als wenn dieser an Eiweißstoffen reiche, an virulenten Bakterien arme Eiter bei weitem die beste
Nährflüssigkeit für das Granulationsgewebe — allerdings nur in den
starren, an Lymphgefäßen armen Knochenhöhlen — ist. Denn bei
Weichteilwunden dürfte man dieses Verfahren nicht ohne Schaden anwenden können.

Berührt sei hier noch die Frage der *Tamponade*, hinsichtlich deren
sich ein Wandel in letzter Zeit vollzogen hat. Sie sollte die früher so
gefürchteten toten Räume ausfüllen und eine Ableitung der Wundprodukte herbeiführen. Schon seit längerer Zeit hatte man erkannt,
daß ein trockener Tampon diesen Zweck nicht erfüllt. Denn sein Auf-
saugungsvermögen hat nur eine bestimmte, schnell erreichte Grenze.
Sobald sein Maschenwerk sich mit Wundprodukten angefüllt hat, können
die inhaftierten Bakterienleiber und -produkte geradezu schädlich

wirken, weil sie nicht mehr mit dem Stoffwechsel der lebenden Zellen in Verbindung treten. Dazu kommt, daß die oberflächlichsten Schichten mit der Haut verbacken und infolge der hier stattfindenden Eintrocknung und des Hineinwachsens von Granulationen in das Maschenwerk ein direktes Hindernis für den Abfluß bilden, so daß Eiterretentionen statthaben. Daß feuchte Tampons besser diffundieren lassen, hatte schon *Friedrich* mit Recht behauptet, und im Gegensatz zu der *Bergmannschen* Schule gebrauchten viele Chirurgen immer mehr die feuchte Tamponade. *Lexer* und andere legten z. B. bei Panaritium über die Tamponstelle einen Salbenlappen, um das Ankleben zu verhindern. Heute steht man auf dem Standpunkt, daß der Tampon so viel wie möglich zu vermeiden ist, weil er für das Aneinanderlegen der Gewebe und die normale Reparation ein Hindernis bildet. Daher sucht man ihn möglichst zu eliminieren und die Wunde durch Umnähen der Wundränder und kleine Dräns offen zu halten. Die tamponlose Behandlung auch eiternder Wunden ist modern und ist innerhalb bestimmter Grenzen berechtigt. Wenn man aber die Tamponade in jedem Fall verwerfen will, wie es einige tun, so heißt das doch wohl über das Ziel hinausschießen.

Bis jetzt haben wir die Wunde und die Wundbehandlung betrachtet, ohne die Rolle der *Bakterien* besonders zu beleuchten. Diese pflanzlichen Zellen stellen Eiweißkörper dar, die mit Membranen umgeben sind. Ihre Ernährung geschieht also auf demselben Wege wie bei den Gewebszellen durch Osmose; auch onkotische (durch Quellung hervorgerufene) Vorgänge spielen eine Rolle. Doch sind die Quellungsvorgänge der Zellen allgemein noch wenig erforscht. Zu ihrer Ernährung brauchen sie organische Stoffe und mineralische Salze (namentlich Schwefel, Phosphor, Kalium und Kalzium) in hinreichendem Wasser gelöst. Bei genügendem Nährstoffvorrat, aber ungenügendem Wasser hören Wachstum und Vermehrung auf. So haben wir auch die *Erklärung für die Hemmung der Bakterienentwicklung bei der offenen Wundbehandlung.* Sie wirkt nicht nur entquellend, sondern in gewissem Sinne bakterizider als manches Desinfiziens. Namentlich die hämolytischen Streptokokken sind gegen Eintrocknung besonders empfindlich. Nach diesem Gesichtspunkt wären doch vielleicht erneute praktische Versuche von Wert, große infizierte Wunden, auch wenn sie frisch sind, nach chirurgischer Wundtoilette offen zu behandeln. Die Bakterien zeigen elektrische Eigenschaften, indem sie eine negativ *elektrische* Ladung besitzen, was durch makroskopische und mikroskopische Kataphorese (Durchschicken eines elektrischen Stroms durch eine wäßrige Lösung) festgestellt ist (*Bechold*). Sie sind auch schwer umladbar. Die negative Ladung kann nur durch 3wertige positive Ionen beseitigt und in eine positive verwandelt werden. Dadurch kann z. B. die Virulenz der Meningokokken und der Kolibazillen gesteigert, von Milzbrandbazillen vermindert werden (*Shearer*). In dieser Richtung bewegen sich auch die Versuche neuerer italienischer Forscher (*Nicastro*), welche Wunden mit elektrischen Strömen behandeln und günstige Erfolge erzielten. Sie sandten konstante Ströme von 1,05 Ampère durch die Wunde. Dieser Strom hebt die pathogenen Wirkungen der Eiterkeime bei akuten

Erkrankungen auf. Der Einfluß erfolgt besonders rasch in der Nähe der Elektroden bei Zusatz von Kochsalz. Bei Anwendung des Stromes auf Wunden, die nur wenige Stunden zuvor infiziert waren, blieb die Eiterung aus, bei länger bestehender Infektion wurde wenigstens ihre Dauer abgekürzt.

Es sind ferner auch bei den Bakterien die physikalischen Vorgänge der Osmose, der Oberflächenspannung und der Adsorption in Betracht zu ziehen.

Andrerseits üben die Bakterien starke chemische Umsetzungen aus. Sie bilden teils durch Hydratation, teils durch Oxydation aus den Eiweißkörpern Peptone und ähnliche Körper, stickstoffhaltige Basen, organische fette Säuren und aromatische Säuren, ferner Toxalbumine.

Es ist natürlich, daß ein derartiger durch den Körper fremder Zellen herbeigeführter Stoffwechsel von Bedeutung sein muß, und daß derselbe sich um so stärker zeigen muß, wenn die Bakterien in die Zellen eindringen, vorausgesetzt, daß sie lebendig bleiben. Daß tatsächlich aber nicht alle Bakterien in das Zellinnere eindringen, und daß also die Phagozytose nicht ein Abwehrvorgang sein muß, wurde schon oben betont. Chemische Stoffwechselbeziehungen und Permabilität der Zellenmembranen für bestimmte Bakterien spielen eine Rolle dabei.

Diese Störenfriede des Gewebszellebens abzutöten, führte zur *chemischen Antisepsis*. Der Kampf zwischen Antisepsis und Asepsis schien unter der gewichtigen Ägide *von Bergmanns* fast zugunsten der Asepsis entschieden. Zwar blieb man noch bei der chemischen Desinfektion der Hände und des Operationsfeldes nach der *Fürbringerschen* Vorschrift mit Alkohol und Sublimat. Aber doch schien das Dogma unangetastet, daß eine chemische Abtötung von Bakterien in der Wunde unmöglich ist. Nur für die Tuberkulose erhielt man sich das Jodoform. Und doch war dieses Dogma durchlöchert. Denn damals wurden die Hände des Operateurs sehr oft während der Operation in Sublimatlösung gespült. Dadurch wurden immer von neuem erhebliche Mengen eines Desinfiziens in die Wunde gebracht. Und wenn die operativen Erfolge auch in der gummihandschuhlosen Zeit nicht schlechte waren, so wissen wir jetzt durch *Neufeld* den Grund, weil das Sublimat für die Händedesinfektion das weitaus beste Mittel ist, weil es den unschätzbaren Vorteil der stundenlangen Nachwirkung des in der Haut gespeicherten Quecksilbers hat, und daß es bei der Wunddesinfektion nicht auf eine vollkommene Abtötung, sondern auf eine starke Hemmung der Lebensfähigkeit ankommt, damit der Körper mit der Infektion fertig wird. Durch den Weltkrieg mit seinen Millionen von infizierten Wunden lebte die chemische Wundantisepsis wieder auf und wurde unter neuen physikalisch chemischen Gesichtspunkten wissenschaftlich studiert. Die Chemotherapie, worunter hier namentlich die örtliche verstanden sein soll, machte riesige Fortschritte, und der Chirurg darf an ihr heute nicht mehr achtlos vorübergehen.

Die Bakterien tötenden Wundmittel hatten bisher und haben zum Teil noch die Eigenschaften, daß sie in den wirksamen Konzentrationen ebenso wie den Zelleib des Bakteriums auch die Zellen des Gewebes schädigen. Wie wirken nun alle die Mittel? Zunächst muß die Verschiedenheit betont werden. Diese besteht nicht nur in dem verschiedenen Einfluß desselben Mittels auf verschiedene Bazillen, sondern auch auf verschiedene Stämme desselben Bazillus, je nach ihrer Virulenz.

Die bakterizide Wirkung nimmt auch nicht entsprechend höherer Konzentration zu, sondern es scheint sich auch hier das *Arndt-Schulz*sche biologische Gesetz zu bewahrheiten, daß nämlich geringe Reize die Lebenstätigkeit erhöhen, stärkere sie lähmen, ganz starke sie aufheben. Substanzen, die in hohen Konzentrationen das Wachstum hemmen, fördern es in geringen, so z. B. Chlorkalk, Quecksilberchlorid und Jodid, Formaldehyd, Phenol, Lysol, Salizylsäure, Malachitgrün, Gentianaviolett, Methylviolett und andere. Aber es gibt auch Ausnahmen. So tritt eine Förderung des Wachstums nicht ein bei Kaliumchlorid, Kaliumbromid, Jod, Jodkaliumlösung, Borsäure, basischem Aluminiumacetat, Kaliumpermanganat usw. (*Süpfle*). ·

Sodann sind die Untersuchungen von Wichtigkeit, welche zeigen, daß das *Medium*, in welchem das Desinfiziens sich befindet, von großem Einfluß ist. Es ist das ganz natürlich. Denn hier wirken die physikalisch-chemischen Momente vorzugsweise mit. Zunächst ist die Osmose zu betrachten, weil die Zellmembran der Bakterien eine semipermeable, also halb durchlässige Membran ist. Chemisch reines, also destilliertes Wasser diffundiert leicht in das Zellinnere. Chemisch differentes dagegen wirkt verschieden, je nach seiner Zusammensetzung. Die Zellmembran erscheint zunächst für alle Elektrolyte, d. h. Salzlösungen und für die Substanzen, welche nicht lipoidlöslich sind, im gewöhnlichen Sinne undurchlässig. Will also einer dieser Stoffe in das Bakterienentoplasma eindringen, so muß die Plasmahaut geschädigt werden. Und doch ist dieses Verhältnis kein absolutes. Denn praktisch ist die Plasmahaut für bestimmte Stoffe durchlässig, wofür das Eindringen von Farbstofflösungen ein sichtbares Beispiel abgibt. Es muß eben Zustandsveränderungen dieser Membran geben, infolge deren die Permabilität vergrößert wird. und wir wissen, daß alle *lipoidlöslichen* Stoffe sowohl auf die Plasmahaut als auch das Zellinnere wirken. Da die Zellmembran und das Innere kolloide Substanzen sind, so fragt sich ferner, in welcher Weise das Wasser rein kolloidale Wirkungen in bezug auf Quellung und Entquellung ausübt. Beim Bindegewebe wissen wir, daß Natriumlösungen einen quellenden und Kalziumlösungen einen entquellenden Einfluß haben, und zwar infolge ihrer frei werdenden Ionen. Die Quellungsvorgänge der Zellen liegen aber noch im dunkeln. Daß derartige Wirkungen auch auf die Zellen stattfinden, darf man wohl annehmen. *Fleischer* und *Amster* konnten jedenfalls zeigen, daß hinsichtlich das Mediums schon ein Unterschied zwischen destilliertem und Göttinger Leitungswasser besteht. Bereits physiologische Kochsalzlösung wirkt resistenzvermindernd auf die Bakterien bei derselben Art von Desinfektion (Hitze von 52°), und diese Resistenzverminderung steigt mit zunehmendem Kochsalzgehalt. Hierbei wirken nicht *nur* die Salzlösungen mit, sondern auch die Ionen. Auch den verschiedenen

Einfluß verschiedener Wasserarten bei der Desinfektionskraft organischer Farbstoffe konnten sie nachweisen.

Auch das Serum als Medium spielt eine Rolle. Hier zeigte sich, daß, während das Serum in vitro die bakterizide Kraft erhöht, es beim Tierversuch hemmend wirkt (*Schnitzer* und *Rosenberg*). Ferner ist es bei den Desinfektionsmitteln von Wichtigkeit, ob sie wäßrige oder kolloidale Lösungen sind, wobei noch einmal darauf hingewiesen sei, daß es sich bei letzteren nur um einen physikalischen Begriff insofern handelt, als die in Lösung befindlichen Stoffe hinsichtlich ihrer Größe zwischen $0,1\,\mu - 1\,\mu\mu$ schwanken, während die molekularen Dispersionen, d. h. also die echten Lösungen, eine Teilchengröße unter $1\,\mu\mu$ haben. So sind Sublimatlösungen, Alkaloid- und Farbstofflösungen kolloidale Lösungen, Formaldehydlösungen dagegen molekular dispers, ebenso wie die Phenole, die sich in wäßrigen Lösungen, d. h. in *Henryscher* Verteilung befinden.

Wie wirken nun die Desinfektionsmittel auf die Bakterien? Zunächst seien die allgemeinen Grundlinien festgehalten. In erster Linie können sie rein chemisch wirken, indem chemische Bindungen, Zersetzungen, Oxydationen eintreten. Das ist z. B. beim Formaldehyd der Fall. Hier kommt es zu einer chemischen Bindung. Chemisch wirken auch einige Mittel in der Weise, daß sie nicht an sich bakterizid wirken, sondern erst durch Abspaltungen. Dahin gehört das Jodtrichlorid, das sich in Lösung in Jodsäure, Salzsäure und das bakteride Jodmonoxyd spaltet. Ferner die Chloramine, d. h. aromatische Sulfosäuren, deren einer Amidwasserstoff durch Chlor substituiert ist, wodurch die Verbindung sauer wird und Salze bilden kann. Das Chloramin T z. B., welches schon in $0,1\,^0/_0$-Lösung in wenigen Minuten Staphylokokken tötet und weniger durch Serum beeinflußt wird als die *Dakinsche* Hypochloritlösung, zersetzt sich im Wasser unter Entstehung von Natriumhypochlorit und Sulfamid, aber nicht vollständig und augenblicklich, sondern nur bis zu einem gewissen Gleichgewicht. Verschwindet ein Teil des Hypochlorits durch Oxydationsvorgänge im Gewebe, so wird es durch neue Zersetzung des noch unzersetzten Teils ersetzt. Das Natriumhypochlorit wiederum wirkt wahrscheinlich dadurch, daß es sich im Gewebe in Kochsalz und Sauerstoff zersetzt und dieser die Bakterien abtötet. Bei den chemisch differenten Mitteln kommt es immer zu einer Schädigung der Plasmahaut.

Die *Sublimatdesinfektion* wirkt anders. Ihre Art ist noch nicht absolut geklärt. Sie wirkt wahrscheinlich sowohl chemisch als auch physikalisch. Chemisch insofern, als alle Schwermetalle mit Eiweißlösungen sich leicht binden. Es kommt zur Bildung von Quecksilberalbuminaten, und dabei entsteht freie Säure, welche giftig wirkt. Das ist die Ansicht von *Gegenbauer*. Diese wird von *Hahn, Süpfle* und anderen bestritten, welche den Einfluß als die Folge von Adsorption und freien Ionen hinstellen. Für ihre Erklärung spricht folgendes. Die desinfizierende Kraft von metallischen Agenzien ist an den Gehalt freier Metallionen gebunden, nicht an die Menge der Quecksilbermoleküle. Wenn man z. B. gleiche Mengen von Quecksilberchlorid, Quecksilber-

bromid und Quecksilberzyanid bezüglich ihrer bakteriziden Wirkung
vergleicht, so ergibt sich, daß das erstere, das Sublimat, am stärksten
wirkt, obwohl im Zyanid viermal mehr Hg enthalten ist. Das Chlorid
ist eben das am stärksten elektrisch dissoziierte. Welche große Rolle
außerdem die Adsorption spielt, konnten *Süpfle* und andere zeigen.
Sie bewiesen, daß die Wirkung des Sublimats auffälligerweise ein *reversible* sein kann, d. h. daß die Veränderungen an den Bakterien keine
absoluten zu sein brauchen, sondern daß sich unter bestimmten Umständen der alte Zustand wieder herstellen kann. Wenn *Süpfle* Milzbrandsporen 48 Tage lang in $2^0/_0$ (!) -Sublimatlösung ließ und dann
nach Waschung mit Schwefelammonium und Benutzung des sehr
starken Adsorbens, Tierkohle, die Sporen auf Nährboden brachte, so
wachsen sie wieder ungehindert aus. Ja selbst die wenig widerstandsfähigen Staphylokokken wuchsen bei derselben Prozedur trotz 2stündigen Aufenthalts in 1promilliger Sublimatlösung wieder aus. Die
Adsorption hängt eng mit den Gesetzen der Oberflächenspannung zusammen. Jede Flüssigkeit hat die Neigung, sich an ihrer Oberfläche
auf ein Minimum zusammenzuziehen. Durch Zusatz von Stoffen zu
Wasser wird die Oberflächenspannung vermindert. Der Verminderungsgrad hängt von den Stoffen ab, die mit wenigen Ausnahmen die Spannung vermindern, d. h. oberflächenaktiv oder kapillaraktiv sind. Alle
diese Stoffe zeichnen sich durch starke Adsorbierbarkeit aus und haben
infolgedessen hohe biologische Wirkungen. Denn sie behindern die
Atmung und den Stoffwechsel der Zellen. Man kann annehmen, daß
adsorbierte Desinfizienzien die Lebensvorgänge der Bakterien nur bei
langer Einwirkung endgültig stören, also irreversible Zustandsveränderungen machen, daß aber Stoffe, die leichter in das Zellinnere dringen,
leichter irreparable Störungen machen.

Ähnliche und doch andere Verhältnisse liegen bei den *Farbstofflösungen* vor. Diese zeigen uns so recht das biochemische Verhalten
der einzelnen Bakterien. Zunächst nur zur Sichtbarmachung und
Differenzierung von *Weigert* erdacht und von *Koch* und *Ehrlich* weiter
ausgebaut, wurden sie durch die Untersuchungen von *Bresgen, Stilling*
und *Wortmann* als antibakterielle Agenzien eingeführt und damit die
jetzige moderne Ära der Chemotherapie begründet. Sie gehören nachgewiesenermaßen zu den stärksten bakteriziden Mitteln, die wir haben.
Aber auch sie wirken nicht nur auf die Bakterien, sondern auch auf die
Gewebszellen, wenn auch vielleicht weniger chemisch, so doch rein
physikalisch. Von ihnen ist es erwiesen, daß sie befähigt sind, nicht nur
sich an der Bakterienmembran anzulagern, sondern auch in das Zellinnere einzudringen und auf das Entoplasma und den Kern einzuwirken.
Sie sind daher in gewisser Beziehung das *Ideal*. Daß sie so spät erst
praktisch zur Verwendung gekommen sind, liegt daran, daß sie infolge
ihrer Färbung die Beurteilung des Wundaussehens beeinträchtigen und
daß sie die Wäsche und Verbandsstoffe beschmutzen. Ihre Vorteile sind
auch ihre Nachteile. Die leichte Diffundierbarkeit und Adsorbierbarkeit
beschleunigt zwar ihre Aufnahme in das Bakterium, ermöglicht aber

auf der anderen Seite ihre Wegschwemmung durch Gewebsäfte. Sie bilden daher durchschnittlich keine nachhaltig wirkenden Depots antibakterieller Natur. Das sieht man auch praktisch an den Wirkungen der Akridinfarbstoffe, dem Rivanol und dem Trypaflavin. Sie wirken bei bereits angegangenen Infektionen nur, wenn sie dauernd angewandt werden. Bei vorübergehender Einwirkung haben sie nur einen hemmenden Einfluß. Sie ähneln in dieser Beziehung anderen kolloidalen Wundmitteln, so z. B. dem Vuzin, einem Chinaalkaloid, welches, als Tiefenantiseptikum angewandt, zwar eine Wunde für einige Tage frischrot und wie neugeschaffen aussehen läßt, das Wachsen der Bakterien aber nicht definitiv aufhebt. Worauf bei den in erster Linie in Frage kommenden Anilinfarbstoffen die Wirkung beruht, kann man noch nicht sicher sagen. Physikalische und chemische Momente spielen für die Affinität des Bakteriums zum Farbstoff eine Rolle. Basische Farbstoffe sind das Fuchsin, das Methylenblau, Gentianaviolett, Methylviolett, das Malachitgrün, sauer das Eosin, Fluoreszin, neutral das pikrinsaure Rosanilin. Zu beachten ist, daß das Farbenverhalten der Bakterien den basischen Farbstoffen gegenüber im diametralen Gegensatz zu den sauren Farbstoffen steht. Die basischen Farbstoffe färben fast alle Bakterien, die sauren nur wenige. Für die Aufnahme und Ausscheidung organischer Farbstoffe spielt nach den Untersuchungen von *Pohle* die Wasserstoffionenkonzentration an in Betracht kommenden Grenzflächen eine hervorragende Rolle. Obige Prozesse werden durch gleichsinnige Säure- bzw. Alkaligaben per os gefördert. Wenn sich diese sehr interessanten Versuche auch nur auf die Aufnahme durch den Mund- und Darmkanal und die Ausscheidung durch den Harn und Kot beziehen, so entsteht doch meines Erachtens folgende Frage: Da nach *Schade* am Ort der Entzündung eine vermehrte Säurebildung besteht, so wäre zu untersuchen, ob man nicht durch Verabreichnug von Säure per os einen günstigen Einfluß ausüben kann. Bestärkt werde ich in dieser Überlegung durch die Mitteilungen *Falkensteins*, daß Salzsäuregaben bei Gicht eine schnellere Ausscheidung der Harnsäure hervorrufen.

Durch die Untersuchungen *Angerers* scheint es festzustehen, daß die *aktuelle* Reaktion des Bakterieninnern eine alkalische Reaktion im Gegensatz zu den Pflanzenzellen ist, daß p. H.[1]) durchschnittlich um 8,3 liegt und daß diese Reaktion sich unabhängig von der Reaktion des umgebenden Mediums, die eine Breite der p. H von 5,9 umfassen können, ziemlich konstant erhält. Vielleicht hängt hiermit die färberische Affinität zu den basischen Farbstoffen zusammen.

Daß anderseits die Säurekonzentration des *Mediums* für das Wachsen von Bakterien von bestimmendem Einfluß ist, wissen wir ebenfalls. So sterben Pneumokokken bei p. H. zwischen 5,1—6,8 ungefähr proportional der Ionenkonzentration schnell ab (*Lord* und *Nye*). Diph-

---

[1]) p. H. bedeutet den Exponenten der aktiven Wasserstoffionenzahl; p.H. = 7 bedeutet den Neutralpunkt. Die Werte unter 7 bedeuten sauer, die über 7 basisch.

theriebazillen wachsen in einer p. H. Zone von 5,8—8,2 und haben ihr
Optimum bei p. H. 7,2—7,6 (*Dernby*), Staphylococcus pyogenes aureus
hat sein Optimum bei p. H. 6,6—8,5. Streptokokken sind für den
Menschen apathogen bei p. H. 4,3—4,5, sie werden aber pathogen bei
p. H. 5,0—5,5. Nach den Untersuchungen von *Homer Smith* haben
alle grampositiven Bakterien ihr Wachstumsoptimum mit wenigen Ausnahmen bei p. H. über 7, die Gramnegativen darunter. Wie kompliziert
aber diese Verhältnisse in der Natur liegen, das erweisen die Vorgänge
bei der Symbiose von Bakterien. Denn die Streptokokkenstämme der
Mundflora haben nach den Untersuchungen *Arnolds* ein p. H. von 4,3
bis 4,5, sie sind also apathogen. Sie zeigen aber bei Diphtherieinfektion
ein p. H. von 5,0 bis 5,5, werden also pathogen. Diese Faktoren sind
bei den fast immer symbiotischen Prozessen der Wundinfektion zu berücksichtigen. Hinsichtlich der Wirkung der Desinfizienzien nach
der Säure des Nährbodens sind die Untersuchungen *Bonacoccis* von
Bedeutung. Sie zeigten, daß entgegen der Erwartung ein und derselbe
Bakterienstamm von verschiedenen Desinfektionsmitteln nicht stets
bei derselben p. H. am intensivsten im Wachstum beeinträchtigt wird,
sondern daß die Empfindlichkeit je nach den Chemikalien wechselt.
Nur beim Sublimat ist die maximale Wirksamkeit stets in alkalischen
Nährböden vorhanden. Wir entnehmen daraus, daß wir es wohl lernen
werden, das Optimum einer desinfizierenden Lösung für bestimmte
Bakterien, vielleicht auch Bakteriengemische zu finden. Aber der
p. H.-Gehalt der Wunde wird nicht nur von dem Stoffwechsel des Verletzten, sondern auch von der Eigenart der betreffenden Wunde und
der Wundvorgänge abhängen. Ob es gelingen wird, diesem proteus-
artigen Wechsel der biologischen Vorgänge gegenüber ein Optimum zu
finden, ist zum mindesten fraglich.

Und noch eine andere Frage erscheint mir nach theoretischen farb-
technischen Überlegungen der praktischen Untersuchung wert. Eine
Farbstofflösung müßte dann besonders gut wirken, wenn sie die Bakterien endgültig färbt, während sie aus den Gewebszellen wieder entfernt werden könnte, damit diese ihre normalen Zellfunktionen behalten. Hierzu erscheint die *Gram*färbung geeignet. Spülen mit
2 Minuten erwärmter Anilinwasser-Methylviolettlösung oder Anilin-
wasser-Gentianaviolettlösung. 2 Minuten langes Nachspülen der Wunde
mit Jod-Jodkalilösung (Jod. pur. 1,0, Kal. Jod. 2,0, Aqua destill. 300,0),
dann Nachspülen mit hochkonzentrierten Alkohollösungen (50—60%)
bis eine sichtbare Entfärbung auftritt. Auch die *Nicollesche* Modifi-
kation der *Gramschen* Färbung wäre zu überlegen, wobei durch Tierversuche allerdings erst geklärt werden müßte, ob die färbende Flüssigkeit (10 ccm Gentianaviolettlösung und 95% Alkohol in 100 ccm 1%
Karbolwasser) und das entfärbende Agens (Azeton 30, Alkohol ana 70%)
zusammen mit der stärkeren dazwischen geschalteten Jod-Jodkalilösung nicht schädliche Folgen für das Wundgewebe mit sich bringt.
Da fast alle für die Wundinfektion in Frage kommenden Bakterien wie
die Staphylokokken, der Sprektokokkus, der Pneumokokkus, der Mikro-

coccus tetragenus der Diphtherie-, Milzbrand-Tetanus-Aktinomyces sowie der anaerobe Gasbazillus von *Fraenkel* und einige der Bazillen des malignen Ödems grampositiv sind, so könnte diese Methode vom theoretischen Standpunkt allgemeinen Anforderungen hinsichtlich der Wunddesinfektion gerecht werden. Daß Gentianaviolett auf alle grampositiven Bakterien hemmend bzw. tötend einwirkt, ist durch *Churchmann* bewiesen und dabei das für diese Frage Wichtige fest-gestellt worden, daß der lebende Gewebszellkern dabei nicht geschädigt wird, so daß es also eigentlich der Gramentfärbung nicht mehr bedarf. Und doch dürfte d. E. dieselbe notwendig sein; einmal, weil der Farb-stoff für den Zellstoffwechsel schließlich nicht ganz belanglos sein dürfte, sodann, weil es praktische Vorteile hat, daß die Wunde entfärbt wird und eine Färbung der Verbandstoffe und der Wäsche nicht eintritt. *Churchmann* hat auch praktische Versuche an Wunden bereits ange-stellt, indem es ihm gelang, Diphtheriebazillen aus ihnen zu vertreiben. Geschwächt wird die Aktivität des Farbstoffs durch Eiter und Serum. Auf infizierte Wunden gebracht, dringt er nicht mit Sicherheit bis zu den Wunden in die Tiefe. Vorherige Reinigung der Wunden ist daher notwendig. *Churchmann* fand auch, daß das Verhalten des Säure-fuchsins im direkten Gegensatz zu dem der basischen Farbstoffe steht, so daß es z. B. gelingt, mit ihm den Bacillus pyocyancus zu vertreiben, der sich in basischen Stoffen nicht färbt.

Erwähnt sei, daß auch bei der Wirkung des Hydrocupreins (*China-alkaloid*) die Wasserstoffkonzentration eine maßgebliche Rolle spielt. Dasselbe ist auch beim Rivanol bei Serumzusatz der Fall (*Bloch* und *Schiff*).

Ich komme nun zu der *Phenoldesinfektionswirkung*. Die Phenole lösen sich nur zu einem ganz kleinen Teil in Wasser in wirklich moleku-larer Dispersion, der andere Teil ist in emulsoider Form verteilt. Zwi-schen beiden besteht ein gewisses Gleichgewicht. Wenn die molekular dispergierten Teile abnehmen, wird das Gleichgewicht dadurch wieder-hergestellt, daß aus den emulgierten Tröpfchen Kresol in Wasser gelöst wird. Die molekular gelösten Teile treten in die kolloidale Masse der Bakterien als lipoidlösliche Stoffe ein und bewirken nun Fällungen des Eiweißes. Dabei kann die Vermehrungsfähigkeit der Zelle aufgehoben sein, ohne daß es zu einem sichtbaren Niederschlag kommt. Fest steht nach *Putter*, daß das Phenol nicht durch Ionen wirkt, sondern durch das Phenolmolekül. So wirkt das undissoziierte Phenolmolekül viel stärker als das stark dissoziierte Phenolnatrium. Nach *Frei* spielen Ionenwirkungen aber nur bei Kresolseifenlösungen, denen Neutralsalze beigemischt sind. Durch diesen Zusatz kommt es zu einer Erniedrigung der Oberflächenspannung der Kresolseifenlösung; infolge davon kommt es zu einer Adsorption von Neutralsalzionen an der Grenzfläche Bak-terien—Wasser. Und diese Ionenadsorption wirkt nun auf die Struktur der Bakterien, so daß die Permeabilitätsverhältnisse andere werden und Kresolmolekel leichter in den Bakterienleib eintreten können (*Putter*). Praktisch wichtig ist, daß Phenole in wäßriger Lösung besser auf die

Bakterien im Gewebe, in Seifenlösung besser auf die Bakterien in Suspension, z. B. Badewasser, wirken.

Alle diese auf Forschungen aufgebauten Überlegungen würden aber kein praktisches Interesse haben, wenn sie uns nicht in der Wundbehandlung weiterbringen. Ist das geschehen? Diese Frage muß man meines Erachtens mit einem Ja beantworten. Der Weltkrieg hat die unmittelbar vorher fast allgemein nihilistische Anschauung der Chirurgen der chemischen Wundantisepsis gegenüber stark erschüttert. Gewiß bleibt die chirurgische Wundtoilette die Hauptsache, aber die Augen vor den Erfolgen der örtlichen Chemotherapie verschließen, kann doch nur der im Konservativismus allzu sehr Befangene. Vorläufig erschwert das Viel der Mittel noch die Kritik und die Wahl. Und die chemischen Fabriken in ihrem Betätigungsdrang sorgen dafür, daß zu dem Viel ein Mehr hinzukommt. Auch soll man diejenigen Chirurgen nicht schelten, welche sich in ihrem Streben nach vorwärts von einem neuen Mittel einem neuen anderen zuwenden, um es kritisch zu prüfen. Ebensowenig soll man sich dadurch stören lassen, daß die Urteile über die einzelnen Mittel bei den einzelnen Chirurgen stark auseinanderweichen. Sehr kritisch und eingehend berichtet *Laqueur* die verschiedenen Anschauungen über das Vuzin, das Rivanol und das Trypaflavin. Schule und die verschiedene Veranlagung der prüfenden Persönlichkeiten zu möglichst objektiver Kritik spielen dabei eine Rolle. Erst die Urteile vieler hunderter Beobachter werden uns der Wahrheit näher bringen. Der Weg ist weit und sehr verschlungen. Hierbei kreuzen sich die Forschungspfade der Physikochemiker, der Bakteriologen und der Chirurgen, die dauernd miteinander arbeiten müssen. Die Ansätze sind nicht nur vorhanden, sondern ein gut Teil Weges ist namentlich durch den Anstoß des Krieges zurückgelegt. Daß der Weg der Prüfung eines Desinfektionsmittels allein im Reagenzglas, sei es auch unter Zusatz von dem lebenden Organismus entnommenen oder analogen Substanzen, wie Blut, Serum und Eiter, nicht zum Ziel führt, ist jetzt wohl allgemein anerkannt, und man weiß, daß der Tierversuch zur Prüfung unbedingt notwendig ist. Und doch ist auch dieser nicht ausreichend, sondern erlaubt nur einen sehr bedingten Analogieschluß auf den Menschen. Allein man muß die methodischen Tieruntersuchungen von *Hahn, Neufeld, Morgenroth* und vielen anderen dankbar anerkennen, weil sie eine wissenschaftliche Methodik in den bisherigen Probierwirrwarr hineingebracht haben. Gerade ernste Forscher werden nie vergessen, daß die biologischen Vorgänge im Menschen in vielem von denen der Tiere verschieden sind, und daß die physikalische Chemie die ersten tastenden Schritte, aber mit bereits unverkennbarem Erfolg, gemacht hat, um uns die biologischen Vorgänge verständlicher zu machen. Immerhin müssen wir sagen, daß wir hinsichtlich der Bedeutung der Wundvorgänge auch jetzt nach Jahrhunderten der Wundkunde und Wundbehandlung erst an der Schwelle einer Tür stehen, die uns in ein wenig erforschtes Neuland führt.

Hygienische Kriegserfahrungen.

Von

Generaloberarzt Dr. **Heinrich Kayser** (Münster i. Westf.).

Aus dem großen, schon von verschiedenen Seiten behandelten Thema der Kriegsgesundheitspflege sind manche Fragen, besonders der praktischen Feldhygiene, noch strittig geblieben, andere vertragen weitere Beleuchtung.

Ich möchte von einem Teil der Erfahrungen berichten, die ich während der 4 Kriegsjahre *im Westen* bei ein und demselben Generalkommando (zeitweilig »Armeegruppe«), im Bewegungskrieg und danach an 6 verschiedenen Stellen der unbewegten Front (Aisne-Oise, Champagne, Somme, Ancre, südlich von Arras und in Lothringen) gesammelt habe, in schweren Abwehr- und Durchbruchsschlachten sowie langen Stellungskämpfen. Die zeitweise außerordentlichen Forderungen eines militärisch unumgänglichen raschen Truppenwechsels an den Stellungsfronten brachten mich, bei meiner Kommandobehörde, im Laufe der Zeit mit über 60 Divisionen aller deutschen Kontingente in unmittelbare Verbindung und haben mir das Sanitätswesen von 5 Armeen vor Augen geführt.

Allgemeines. In diesem Kriege haben bekanntlich die *Todesfälle durch Krankheiten* bei uns nur *ein Zehntel* der gleichen Verluste durch Waffen betragen, 1870/71 die Hälfte und im Russisch-Japanischen Krieg bei den Japanern etwa ein Viertel. Wo die modernen Lehren der Hygiene und Seuchenkunde nicht wirkten oder nicht wirken konnten wie in älteren Kriegen und auch bei jüngeren kolonialen Unternehmungen, da sind 2—5 mal soviel Soldaten unblutig gestorben, als die Zahl der Waffenopfer betrug.

Der Korpshygieniker. Der letzte Krieg hat zum erstenmal den Hygieniker in einer besonderen Dienststelle beim Armeekorps gesehen. Er ist dem »Korpsarzt beigegeben« und hat ihn bei seiner Sorge für die Erhaltung guter gesundheitlicher Verhältnisse bei der Truppe zu unterstützen; der Korpsarzt kann ihn auch außerhalb seines Unterkunftsortes verwenden. Die Tätigkeit des Korpshygienikers wirkt sich nun in diesem Rahmen je nach Auffassung und der Erfahrung des einzelnen verschieden aus. So gingen z. B. die Ansichten über den zweckmäßigen *Umfang der Laboratoriumsarbeit* auseinander. Meines Erachtens gehört der Hygieniker auf keinen Fall vorzüglich in die Räume einer bakteriologischen Korpsuntersuchungsstelle und nur vorübergehend an den Aktentisch. Die *praktische Gesundheitsfürsorge bei den Truppen* muß seine Domäne sein. *A. Gärtner* (1) bekennt sich auf Grund besonderer Erfahrungen zu der gleichen Auffassung, an gleicher Stelle auch *von Drigalski*. Der Korpshygieniker wird bei der gehörigen Ausübung dieser

Gesundheitsfürsorge allmählich zum unersetzlichen »Verbindungsmann« zwischen dem hohen Stabe und dem Soldaten wie Arzt im Kampf, im Graben und im Quartier.

Im Westen waren die nächstgelegenen für das Korps zuständigen *Laboratorien* unserer beratenden Hygieniker in den ersten drei Jahren 20—30 km und nur vorübergehend etwas weiter von der Kampffront entfernt. Bei diesen Strecken gelang es, mittels »Befehlsempfängern« (Motorrad oder P. K.) und sogar durch die Feldpost (verabredete »Eilbeförderung«) Materialproben für Kulturzwecke binnen weniger Stunden bis höchstens $\frac{1}{2}$ Tag von vorn in die genannten Untersuchungsstätten zu verbringen. Unter solchen Umständen ist es überflüssig, ein größeres Korpslaboratorium zu etablieren. Ich beschränkte mich auf rein mikroskopische Untersuchungen ohne umständlichen Apparat in meinem Unterkunftsort. Nur während der »großen Schlacht in Frankreich« (1918) wurde von uns, wegen allzu großer Entfernung der Etappenuntersuchungsstellen, vorübergehend ein Korpslaboratorium für umfangreichere Untersuchungen, mit einer vom Etappenarzt überwiesenen Laborantin, gehalten.

Es bewährte sich bei unserem Korps, die *Rechte und Pflichten des Hygienikers gegenüber der Truppe* beizeiten festzulegen. »Außer dem Korpsarzt hat auch der Hygieniker jederzeit die Befugnis, sich von der Handhabung des Gesundheitsdienstes bei den Truppen zu überzeugen. Zu Beratungen ist er verpflichtet. Nach Möglichkeit unterrichtet er über die Absicht seiner Besuche vorher die Divisionsärzte« (K. T. B.).

Für größere Aufgaben im Stellungskrieg muß der Hygieniker mit Kraftwagen beweglich gemacht werden. Ich hätte an der Aisne, von der letzten Oktoberwoche 1914 ab, die Bekämpfung einer Typhusepidemie im Graben, bei knapp 20 km Front und 20 km Abschnittstiefe, nicht innerhalb Monatsfrist bis zum Erlöschen der Epidemie durchführen helfen können, ohne den mir zur alleinigen Benutzung gestellten P. K. Der Wagen lief von morgens bis abends: zu Bataillonen, Batterien und Kolonnen, Verbandplätzen sowie Feldlazaretten vorne und dem Laboratorium des beratenden Hygienikers, dem Sanitätsdepot, desgleichen mehreren Seuchenlazaretten hinten, gelegentlich auch beim Liebesgabenlager in der Etappe Halt machend; beladen mit allerhand: über Typhusimpfstoff und Rekordspritzen, Arznei- und Desinfektionsmittel, oft Hunderten von Untersuchungsproben, dabei auch Typhusgalleröhren aus dem Schützengraben, bis zu schnell gebrauchten Stärkungsmitteln, Wollsachen gegen die Kälte und Klosettpapier. Ganz besonders wichtig war der schnelle persönliche Verkehr des Hygienikers zwischen der Truppe und dem Seuchenlazarett zur unerläßlichen Klärung der Epidemiologie der Zugänge.

Man hat gelegentlich geäußert, der Korpshygieniker wäre zweckmäßig im Stellungskrieg »*bodenständig*« gemacht worden. Dieser Ansicht muß ich widersprechen. Der Hygieniker wurzelt in seinem Generalkommando und wirkt durch sein Generalkommando. Ein neuer Stab um ihn, und die vielen Fäden sind zerrissen, durch die er der Truppe

so sehr nützen kann. Wenn, wie ich unten näher vorschlage, die nun
einmal unvermeidlichen Listen, Karten und Skizzen vom Sanitären im
Abschnitt gehörig geführt werden und der Hygieniker, an Hand entsprechender »bodenständiger Akten«, den Ablösenden persönlich in
die Abschnittshygiene einführt, so ist es überflüssig, daß der Korpshygieniker immer an derselben Stelle bleibt, seinen Gesichtskreis, zum
Schaden der Truppe, wenig erweiternd. In einem Abschnitt gewonnene
Erfahrungen sollen durch Wechsel des Arbeitsfeldes auch anderen
Frontstellen zugute kommen.

Bewegungskrieg.

Mit einem völlig seuchenfreien Heer haben wir den Krieg begonnen.
In Deutschland sind unsere sich versammelnden Truppen nirgends
mit Ansteckungsherden in Berührung gekommen, auch nicht mit noto-
rischen »Bazillenträgern« in den Unterkunftsorten; dafür ist im Frieden und kurz nach der Mobilmachung gesorgt worden. Die *ersten Infektionen* stammten aus Belgien und betrafen Typhus; ab Ende August
1914 erkrankten zunächst wenige Leute unseres Korps, Einzel-Tages-
zugänge oder in kleinen Gruppen von 2 bis 5 Mann. Das Studium der
Typhusepidemie im Herbst 1914 zeigte nun, im Gegensatz zu Schul-
anschauungen, daß es im Bewegungskrieg 1914 bei uns *keine* sogenannte
»Selbstreinigung« der Truppe von Infektionskranken gab. Das Korps
zog kämpfend, ohne einen Ruhetag, durch Feindesland: Am 9. August
stand es auf belgischem Boden, streifte Lüttich, focht bei Tirlemont
(18. 8.) und Mons (23. 8.), danach in Frankreich bei Le Cateau (27. 8.)
und Château-Thierry (2. 9.), dann südlich der Marne bei Montmirail
(4. 9.) und drang bis Esternay (6. 9.) nach Süden vor; es kämpfte am
Ourcq nordöstlich von Paris (bis 9. 9.) und schließlich an der Aisne-
Oise (12. 9.). Die Typhuskranken verbargen ihre ersten Beschwerden,
solange es irgend ging; es entsprach nicht dem Geist der Soldaten,
»schlapp zu machen«. Man marschierte also mit, und wenn es nicht
mehr ging, so wurde, mit Genehmigung des Führers, ein Fuhrwerk in
Anspruch genommen. Auf diese Weise haben, wie ich nachher fest-
stellte, einzelne Truppenteile typhuskranke Soldaten ein bis zwei
Wochen lang in Reih und Glied gehabt! Bei den großen Marsch- und
Kampfleistungen unserer Armeen bestand übrigens einige Zeit auch
gar keine Möglichkeit, sichere Überweisungen Kranker zur Etappe
auszuführen. Daß außer einigen wenigen Kontaktinfektionen keine
größere Epidemie von den mitgeschleppten Typhen ausgegangen ist,
spricht für die Feldhygiene der beteiligten Divisionen.

Der Gesundheitszustand des Korps war im übrigen während des Be-
wegungskrieges recht gut, trotz der oft nicht günstigen *Witterung*:
große Hitze im August und oft recht kühle Nächte, letztere besonders
auch im September; der September brachte außerdem stärkere Regen-
güsse und am Ende Kälte.

Im *August 1914* war der *prozentuale Gesamtkrankenzugang* unseres
Armeekorps fast doppelt so groß wie der Monatsdurchschnittszugang

des preußischen Friedensheeres 1907/1912 und betrug $^2/_3$ vom prozentualen Monatsdurchschnittszugang im Feldheer (1. Kriegsjahr) (2). Im *September 1914*, dessen 2. Hälfte den Anfang des Stellungskrieges brachte, betrug er das Vierfache des Friedensmonatsdurchschnittes, und war um die Hälfte größer als der Monatsdurchschnittszugang im Feldheer (1. Kriegsjahr).

Während des ersten Kriegsmonats traten bei unserem Armeekorps die Krankheiten der Bewegungsorgane verhältnismäßig in den Vordergrund, obwohl sie unter dem Durchschnittsmonatszugang des Feldheers (1. Kriegsjahr) blieben. Die prozentualen *äußeren Verletzungen* betrugen im August 1914 gut die Hälfte der des deutschen Feldheeres im gleichen Monat; im September 1914 waren sie, mit $140\,^0/_{00}$, um über die Hälfte höher als beim ganzen Feldheer. Gering sind bei unserem Korps die Zugänge an *Kreislauf- und Atmungsorgan*-Erkrankungen geblieben, trotz der großen Inanspruchnahme dieser Organsysteme, eine Wirkung guter Friedensausbildung und der Marschhygiene. Trotz der erheblichen Sonnenwärme kamen übrigens im August nur $0{,}6\,^0/_{00}$ K *Hitzschlag*-Zugänge vor, und im ganzen September lediglich 1 Fall.

Hygiene. Bei den Leistungen, wie sie die Truppe im Bewegungskrieg 1914, sozusagen im Eiltempo, vollbrachte, darf man natürlich keine allzu hohen Forderungen an die Hygiene stellen. *Getränke*: Wo es irgend ging, haben wir in Belgien und Frankreich, deren ländliche Brunnenhygiene bei weitem nicht auf der Höhe der deutschen steht, das *Wasser* zum Trinken abgekocht, soweit es sich nicht um Wasserleitungen oder ausdrücklich vom Arzt freigegebene Brunnen handelte. Hitzschlaggefahr nötigte leider öfters, auf alle gesundheitlichen Bedenken zu verzichten und selbst unsauberes Wasser unbesehen roh zu trinken. Die ersten Typhusfälle im Korps (s. o.) mögen daher stammen. Ein Infanterieregiment nahm deutsche *Straßensprengwagen zur Wasserversorgung* mit ins Feindesland. Gerade dieser Truppenteil hatte im September 1914 die meisten Typhuszugänge. Der Genuß *roher* Milch ist bei uns von Anfang an verboten gewesen. Was den *Alkohol* anbelangt, so wurden dienstlich im Bewegungskrieg keinerlei spirituöse Getränke ausgegeben. Der Weingenuß, zu dem die Leute gelegentlich in Frankreich kamen, war vom gesundheitlichen Standpunkt aus nicht erwünscht; die Führer schritten auch dagegen ein.

Die *Verpflegung* der Truppe ist gut gewesen, nur wurde das Brot von Anfang September ab manchmal tagelang sehr knapp, da die Feldbäckereien vor lauter Marschieren nicht genügend Zeit zum Backen fanden. Zu frisch verladenes, nachgeführtes Brot verschimmelte sehr schnell. Durch das Einstellen behelfsmäßiger automobiler großer Brotkolonnen wurde man schließlich über diese Schwierigkeiten Herr. Fleisch fand sich anfangs zur Genüge im Lande; das sofortige Vergraben der Schlachtreste durch die Truppen hätte allgemein im Heer pünktlicher gehandhabt werden müssen.

Abfallstoffe. Es dauerte eine gewisse Zeit, bis die Truppen so weit waren, daß in Biwaks und den oft bezogenen Massenquartieren sofort für Feldlatrinen und Müllgruben gesorgt wurde. Was man in den Dörfern vorfand, waren meist von Haus aus keine Musterwohnstätten an Reinlichkeit; verstaubtes Gerümpel unter den Betten, Möbeln und auf den Schränken, Schmutzwäsche zwischen den Matratzen benutzter Betten (!) gelagert usw., Gewohnheiten, die man bei uns nicht kennt. Aborte fehlten vielfach auf dem Lande, oder man hatte, wie auch in den Städten, *Hocksitz*latrinen mit dem üblichen zur Latrinengrube führenden Bodenloch in der schalenförmig ausgehöhlten Stein-Fußplatte, eine Einrichtung, deren richtiger Gebrauch unseren Leuten einfach nicht gelang. Binnen kurzem standen die sich folgenden Benutzer mit den Stiefeln in dem wachsenden Kotberg; wir verboten deshalb schließlich die militärische Verwendung solcher Aborte ganz. Die südwestafrikanischen *Reitsitz-Latrinengräben* (Schian), abseits von Brunnen und Wohnstätte, etwa 30 cm breit, $^1/_2$ m tief, mehrere Meter lang, daneben der frische Erdhaufen und ein Spaten, um jede Entleerung sofort zuzudecken, waren bei Offizier und Mann bald eingebürgert; behelfsmäßiger Schutz vor Sicht, wenn irgend anbringbar! Reicht die Zeit nicht aus, um solche Gräben anzulegen, so genügt das Zuschaufeln jeder Entleerung im freien Felde. Sonst entstehen neben den Marschstraßen ekelerregende, höchst ungesunde Zustände. Die Hygiene ist hier eine Angelegenheit der Truppendisziplin.

Die *Aufräumung des Schlachtfeldes* mußte bei den Verfolgungskämpfen nachkommenden Truppen überlassen werden. Die Führer stellten dazu Kommandos zusammen. Gelegentlich wurden auch Feldgendarmerietrupps mit Zivilarbeiterhilfe eingesetzt. Pferdekadaver lagen oft viel zu lange unbestattet im Gelände, Brutstätten unzähliger Fliegenschwärme.

Stellungskrieg und Durchbruchsschlachten.

Als Mitte September 1914 die *Stellungskämpfe* begannen, harrten des Truppensanitätsdienstes und der Truppenhygiene neuartige Aufgaben und traten Verhältnisse ein, für die es in vieler Hinsicht Vergleichsbeispiele bisher nicht gab. Daß die Schwierigkeiten gemeistert würden, versprachen gleich die ersten Wochen: Als wir dem nachdrängenden Feinde an der Aisne Halt geboten, war die *hygienische Lage* der Truppe *im Kampfgraben* naturgemäß noch schlecht; man begann erst zu buddeln und sich kümmerlichen Schutz vor Nässe und Kälte zu schaffen. Einigen Regimentern dienten tagelang frisch eroberte feindliche Schützengräben als einzige Stützpunkte und Unterkunft; zum Teil hatten vorher Schwarze darin gelegen. Alles war kotbeschmutzt, auch mit dünnen und blutigen Stühlen. Sofort brachen bei uns in größtem Umfang Darmkrankheiten aus. Bis zu 80 % (!) der Leute bekamen ruhrartige Erscheinungen; später folgte Typhus in ebendenselben Regimentern. An das Herausziehen besonders stark befallener Bataillone und selbst Kompagnien war aus militärischen Gründen nicht zu denken. Jedes Gewehr wurde vorn gebraucht. Nun hieß es, die unter Feuer liegenden Gräben zu sanieren, Schonungskost und Bolus alba, der sich sehr be-

8tägige Nährwertberechnungen.

Durchschnittlich wurde pro Kopf und Tag verabreicht:

Truppe	Zeit	Eiweiß	Fett	Kohle-hydrate	Verwertbare Nährwert-einheiten	Bemer-kungen
Norm der K. S. O.		120 bis 150	56 bis 100	500	Mindestens 3000	
Infanterie . . .	1915 im Mittel	111	109	523	3250	Im Stellungs-kampf.
Grenad.-Batl.		115	68	556	2758	Somme-schlacht.
Feldart.-Abt.		111,9	73,7	436,7	2388	Bei einzelnen Regimentern Darmkrank-heiten. Er-nährungszu-stand gut.
Garde - Res.- Regt.	Juli 1916	129,5	128,9	415,5	2844	
Grenad.-Batl.		136	38 (!)	491	2340	
Feldart.-Abt.		143	78	600	3108	
Res.-San.- Komp. . . .		132,5	59,3	489	2653	
	Korps-durchschnitt	124	74	498	2682	
Infant.-Batl. .		165	97	500	2906	Wie oben.
Grenad.-Batl.	August und September 1916	118	60	447	2344	
Infant.-Batl. .		157	73	495	2660	
Feldart.-Abt.		117	36 (!)	506	2180	*) Der Korps-durchschnitt betrifft eine größere Zahl alsdieneben-genannten Truppenteile.
Generalkom-mando. . . .		127	79	521	2591	
	Korps-durchschnitt	*) 121	67	528	2575	
Infant.-Batl. .		139	64	652	3132	Somme-schlacht.
Res.-Infant.- Batl.	September und Oktober 1916	143	63	615	3067	Gesundheits- u. Ernährungs-zustand gut.
Infant.-Batl. .		125	119	557	3097	
	Korps-durchschnitt	136	82	608	3098	
Infant.-Batl. .		135	88	523	3200	Wie oben.
Feldart.-Abt.	Oktober und November 1916	125	82	508	2739	
Res.-Infant.- Batl.		102	155	518	3477	
Ersatz-Res.- Batl.		143	116	472	2956	
	Korps-durchschnitt	126	110	504	3093	

Truppe	Zeit	Eiweiß	Fett	Kohle-hydrate	Verwertbare Nährwert-einheiten	Bemerkungen
Norm der K. S. O.		120 bis 150	56 bis 100	500	Mindestens 3000	
Garde-Füsil.-Batl.	November und Dezember 1916	136	77	588	3012	Stellungs-kämpfe an der Somme. Sonst wie oben.
Garde - Inf. - Batl.		115	*64*	*505*	*2564*	
Infant.-Batl. .		*112*	142	555	3384	
	Korps-durchschnitt	*121*	*94*	*549*	*2987*	
Korpsdurch-schnitt . . .	April 1917	*123*	*64*	*502*	*2850*	Stellungs-kämpfe westl. v. Cambrai. Sonst wie oben.
Infanterie u. Artillerie .	Mai 1917	*97.5*	*60*	*483*	*2662*	
Infanterie u. Artillerie .	Juni 1917	*121*	*68*	*505*	*2875*	
Rund 50 Infant. - Batl. und Feldartill.-Abt. einer Armee.	Nov. und Dez. 1917 Minimum i. Armee	*105*	*38(!)*	*460*	*2410*	Kämpfende Fronttruppen. Guter Ernährungs-zustand.
	Maximum i. Armee	144	111	615	3400	
	Armee-durchschnitt	*125*	*61*	*564*	*2793*	

Minima und Durchschnittszahlen sind im Druck hervorgehoben.

währte, nach vorne zu schaffen, im Großen zu desinfizieren, behelfs-mäßige Darmkrankenstuben zu schaffen, bald auch gegen Typhus schutzzuimpfen usw.! Bis Mitte Oktober waren die ruhrartigen Erkrankungen erloschen, und wenige Wochen darauf auch die anschließende ernste Typhusverseuchung, eine große Leistung unserer Truppenärzte und ihres Personals.

Die *Ernährung* unserer Truppen war im Stellungskrieg gut, wenn auch manche unumgängliche Beschränkungen von den Leuten schwer empfunden wurden: z. B. nach der Herabsetzung der Brotportion von 750 g auf 600 g p. d., vor allem *das Knappwerden der Kartoffeln*, von denen ab Februar 1916 nur noch $\frac{1}{3}$ Portion (500 g) und vom Herbst 1917 ab nicht mehr als 300 g p. d. geliefert wurden. Im Mai und Juni 1918 verschwand diese Erdfrucht vorübergehend ganz aus unseren Küchen. Der Mann vertrug das schlecht, auch wenn die Gesamtkost genügend Kalorien barg. Dörr- und Salzgemüse (vitaminlos!) wurden nicht als Ersatz anerkannt, noch weniger die »Kartoffelflocken«, ein undefinierbares, zwischen den Zähnen knirschendes sandiges Gemengsel, das fast ungenießbar war. Die *Wildgemüse*, besonders Nessel, Melde und Sauerampfer, bewahrten uns damals vor einem unerträglichen Zustand. Auch ein in jener Zeit gewährter Sondermehlzuschuß von 250 g p. d., statt der Kartoffeln, erwies sich als eine gute Kostergänzung (Klöße, Suppen usw.).

Über die großen Richtlinien der Truppenernährung im letzten Kriege und ihre Durchführung trotz der schwierigen Verpflegungslage hat *P. Musehold* (3) eine anschauliche Darstellung geschrieben. Dort ist auch die erhebliche Bedeutung laufender *Nährwertberechnungen* für das Heer hervorgehoben. Ich habe solche mit den Truppenärzten, an Hand periodischer 8 tägiger Stichproben über die Menge der täglich ausgegebenen Verpflegungsmittel, durchgeführt. Die Berechnung habe ich den Ärzten durch Bekanntgabe eines einfachen Musters für ihre Aufstellung und einer Kalorientabelle erleichtert, in welcher sämtliche mit der Feldkost gereichten Nahrungsmittel enthalten waren. *Über die Ernährung der Feldtruppen im Weltkrieg ist wenig zahlenmäßiges Material bekannt*, weshalb ich einige Beispiele mitteile. (Beispiele siehe S. 68.)

Nach den Tabellen vom Jahre 1916 war die Kostzusammensetzung und der Kostwert bei Truppen desselben Korps in weiten Grenzen *ungleich*. Dies liegt weniger an den wechselnden Vorräten der die Truppenteile beliefernden Magazine als an der verschiedenen Geeignetheit der Verpflegungsoffiziere, welche den »Empfang« bei den Magazinen zu beaufsichtigen haben. — *Musehold* (a. a. O. O.) hat nach der Feldverpflegungsvorschrift errechnet, daß dem Mann vom August 1917 ab bis zum Kriegsschluß im Durchschnitt folgende Sätze zugedacht waren:

	Gewöhnliche Portion (für Truppen ohne besondere körperl. Anstrengungen, z. B. in Depots, Geschäftszimmern usw.)	Erhöhte Portion (für Truppen in vorderster Linie)
Eiweiß	84,4 g	97,5 g
Fett	60,9 g	63,8 g
Kohlehydrate	397,0 g	460,0 g
Gesamt-Nährwert der Feldmundportion	2200 reine Kalorien	2550 reine Kalorien

gegenüber einer Feldmundportion von 3200 Reinkalorien am Kriegsbeginn. Nach Anordnung des Feld-Sanitäts-Chefs vom März 1917 sollte die fechtende Truppe nicht unter 2500 verwertbare Nährwerteinheiten pro Kopf und Tag erhalten. Unsere Armeeverpflegungsbehörden haben, wie oben ersehen werden kann, wesentlich mehr als dieses Mindestmaß geliefert.

Die deutsche Feldkost war im allgemeinen zweckmäßig zusammengesetzt. Butter konnte vom Herbst 1917 ab nur noch an 3 Tagen im Monat ausgegeben werden (55 g p. d.), 5mal gab es statt dessen die von den Leuten wenig geschätzte Marmelade (»Heldenfett« genannt), sonst Schmalz oder den sehr beliebten »Schmalzersatz« in Dosen, eine wohlschmeckende Mischung von Talg, feinem Speiseöl, Schmalz und etwas fettem Schweinefleisch, oder hochwertige »Wurstkonserven« in Dosen. Über den Butter- und gelegentlichen Fleischmangel halfen ferner 1917/18 die von unserer Armee den Fronttruppen unverkürzt gelieferten sogenannten »*Be</u>köstigungszulagen*« hinweg, besonders Stückkäse (50 g), oder frische Wurst (100 g), oder 2 Eier, oder geräucherter Schinken und Speck (60 g), oder Dauerwurst (60 g), gelegentlich auch Salzheringe (1 Stück). Auf diese Zulagen hatte der Mann, im Gegensatz zu den »Feldkostportionen« »keinen Anspruch«; Gewährung nur, wenn Nachschub oder Lieferung aus dem Lande (Feldschlächtereien, Etappenkäsereien usw.) möglich war.

Branntwein (30 %), anfangs 0,1 Liter, ab Ende 1915 nur 0,05 Liter p. d., und *Kakao* wurden nur zeitweise und auf ärztliche Verordnung, besonders älteren Leuten und im Winter, abgegeben. Schädigungen durch Spirituosen sind nicht vorgekommen. Ein kleiner Grog, gelegentlich, war dem Manne wohl zu gönnen; es bestand an kalten Tagen auch das Bedürfnis danach.

Nahrungsmittelvergiftungen waren selten. Im Mai 1915 sind wahrscheinlich durch *Brot*, das außen beschmutzt war, bei 3 Regimentern einer Division fieberhafte Darmkatarrhe verursacht worden. Günstiger Verlauf in durchschnittlich einer Woche. 4mal gelang der Nachweis von Paratyphus-B-Bazillen bei den Kranken. Den Truppen wie den Verpflegungsbehörden ist nach diesem Vorkommnis empfohlen worden, der Brotlagerung und dem Brottransport besondere Aufmerksamkeit zu schenken. Durch K. T. B. wurde allgemein das *Absengen oder Abkratzen der Brotkruste* als Vorsichtsmaßregel gegen Infektion angeraten.

In einer ganzen Anzahl von Fällen vergifteten sich Soldaten an verschiedenen Orten, einmal mit tödlichem Ausgang, bei Verwendung eines *mehlartigen Pulvers* zur Speisenbereitung, das man in verlassenen Küchen der Landeseinwohner vorfand. Das »*Mehl*« war *arsenikhaltig* (Rattengift?). Ferner sind einige Vergiftungen beobachtet, die wahrscheinlich auf den Genuß versehentlich als Suppenkraut benutzter *Hundspetersilie*, die koniinhaltig ist, zurückzuführen; Prof. *Kobert* hat das von uns übersandte Material untersucht. Auch gefleckter Schierling wurde damals verdächtigt (Stabsarzt Prof. *Wandel*, Leipzig, Chefarzt eines unserer Feldlazarette).

Die *sanitäre Überwachung der Heeresverpflegungseinrichtungen* zeitigte einige bemerkenswerte Erfahrungen: zunächst über die Häufung von Typhen und von Typhusbazillenträgern bei den *Feldbäckern*. Der T. a. ist, wie ich früher nachgewiesen habe (4), sozusagen eine Berufskrankheit der Bäcker, was von dem gewohnheitsgemäßen Genuß roher Milch in den Backstuben kommt. Wir hatten im November 1914, im Zusammenhang mit 3 atypischen, verspätet erkannten Typhen soeben einmal schutzgeimpfter Bäcker, 11 T. a.-Kontaktfälle bei einer Feldbäckereikolonne; diese sind mittels der Typhusgalleröhre (5) in den ersten Krankheitstagen diagnostiziert worden.

Hygienisch ist von dem ganzen Personal der Feldbäckereien die sogenannte *»Arbeitsschicht im Brotraum«* von der größten Bedeutung. Für diese Leute, die nur mit dem Erbackenen hantieren, müssen bis ins Einzelne gehende sanitäre Vorschriften gegeben werden (Hände-desinfektion, Kleidung, Körperpflege, Latrinenhygiene usw.). Im Brotzelt und anderen Broträumen darf das Erbackene, wenn — wie so häufig — besondere Gerüste fehlen, niemals auf Stellen gelegt werden, welche der Mann vordem mit dem Straßenschuh betreten hat. »Reine« Lagerräume sind, durch auf die Kante gestellte, etwa 20 cm hohe Bretter, von »unreinen« Verkehrswegen im Lager abzutrennen. Die »reinen« Teile dürfen nur mit *dazu bestimmten* sauberen Holz-schuhen oder Drillichschuhen betreten werden; eine genügende Anzahl solcher Schuhe, nebst Sitzgelegenheit zum Wechsel der Fußbekleidung, muß am Eingang »reiner« Räume bereitstehen. Besonders bei Regen-wetter und wenn die Broträume zu ebener Erde liegen, schleppen die Leute mit ihren Schuhen Infektionsmaterial herein.

Auf eine weitere Gefahr für die Reinhaltung des Erbackenen ist hinzuweisen: Unsere Feldbäcker hatten durchweg außerordentlich *schlechte Zähne,* eine Folge der Mehlstaubkaries. Im Jahre 1915 ver-fügten nur 25% der Feldbäcker unseres Korps über je 8 oder mehr brauchbare Zähne oben und unten. Im Jahre 1916 waren von (teil-weise neu hinzugetreten) im ganzen 400 Feldbäckern 18% Träger eines künstlichen Gebisses; nur 14% besaßen gute Zähne. Weniger als die Hälfte der Leute hatte eine Zahnbürste! Da schlechte und ungenügend besorgte Zähne allen Arten von Krankheitskeimen als Siedelungsstätten dienen, sind die bazillenreichen Mundhöhlen, wie wir sie bei den Feldbäckern vorfanden, bezüglich der Hygiene des Erbackenen nicht gleichgültig zu bewerten (Tröpfcheninfektionen). Der Korpsarzt hat deshalb bei Feldbäckern eine planmäßige Zahn-behandlung und Mundpflege sicherzustellen, was bei uns geschah.

Wie für die Feldbäckereien, so erwiesen sich auch für die übrigen Nahrungsmittelbetriebe: Schlächtereien, Magazine, Ausgabestellen, Selterwasserfabriken, Abmelkställe und Molkereien besondere hy-gienische Vorschriften, welche vom Arzt mit den Verwaltungsbehörden gemeinsam aufgestellt wurden, als notwendig.

Wasserversorgung. Eine Hauptsorge der Führer und der Ärzte war an allen Frontabschnitten die Beschaffung ausreichender Mengen guten Trinkwassers für die Truppe. Was die *Dorfbrunnen* in den rück-wärtigen Quartieren und hinter den Stellungen anbelangt, so haben unsere »Ortsärzte« (s. u.), nach den ihnen vom Korpsarzt bekannt-gegebenen »Grundsätzen für die Brunnenbeurteilung«, alle Wasser-entnahmestellen geprüft und in Zweifelsfällen den Hygieniker zuge-zogen. Bodenständige Brunnenkarten und *»Ortsbrunnenlisten«* wurden angelegt, je eine Spalte für: Brunnennummer, Straße und Hausnummer, Art des Brunnens, Tiefe und Wasserstand, Umgebung — Schutz vor

Verunreinigung —, Wasserabfluß, Wasseruntersuchung, Urteil, Datum und Untersucher sowie Bemerkungen über nötige oder erfolgte Reparaturen. Umgehend folgte Anbringung einer Tafel »Trinkwasser« oder »Kein Trinkwasser« nebst der Nummer des Brunnens, der gleichzeitig in die Ortskarte eingezeichnet wurde. In der wasserarmen Champagne und den hochgelegenen Dörfern des Sommebezirkes fanden wir, neben Tiefbrunnen von 30 bis 60 m, *riesige Zisternen*, die sich im Winter, der Hauptregenzeit, füllen; sie waren durchweg hygienisch zu beanstanden, da die Steindeckel, nur in einem L-Falz liegend, vor dem Eindringen äußerer Verunreinigungen nicht schützen. Die ländlichen Kesselbrunnen waren meist schlecht gedeckt, mangelhaft gerandet oder ohne erhöhten Rand. *Ziehbrunneneimer* sind leider immer wieder von Soldaten weggerissen und verschleppt worden; schließlich ergab sich eine Lösung durch das Anschmieden ungewöhnlich großer und unhandlicher Eimer an die Ketten, die dann keine Liebhaber mehr fanden.

Tiefbrunnen. Neu waren uns in Frankreich die fabrikmäßig hergestellten *»Origny«-Patent*-Tiefbrunnen; einmal in Form von Doppeleimerbrunnen mit Radantrieb, montiert auf Brunnenkesseln, die eine Eisenhaube völlig verschloß. Während durch Raddrehungen ein gefüllter Eimer gehoben wird, der oben mittels Bodenventils sein Wasser selbsttätig abgibt, senkt sich der zweite Eimer zum Grundwasserspiegel, welches Spiel sich nach Wechsel der Drehrichtung wiederholt. Über guten Schächten sind diese Brunnen hygienisch einwandfrei, doch erwies sich ihr Mechanismus (trotz leichtfaßlicher Bedienungsvorschrift, die wir anschlagen ließen) für militärischen Massenbetrieb zu empfindlich. Anders der von *Caruelle* konstruierte Radtiefbrunnen, gleichfalls aus der Fabrik von Origny, aus dem das geförderte Wasser fortlaufend fließt. Gefördert wird es durch Kautschukstöpsel, die, in kleinen Abständen an einer endlosen Kette befestigt, in einer Röhre nach Art eines Paternosterwerkes laufen. Wir benutzten sie gern. — Im März 1918 fanden wir westlich von St. Quentin auf bisher besonders von Engländern besetztem Gebiet, hauptsächlich an den großen Marschstraßen, neuartige Tiefbrunnen. Eine durch Benzolmotor schnell bewegte *endlose Drahtspirale* fördert hier das Naß zutage. Wir haben die fast noch warmen Motore sofort für uns in Betrieb gesetzt.

Um einige Zahlen zu nennen, so erwiesen sich von 1360 Brunnen in 46 Champagnedörfern bei unserem Einrücken 850 als gut, 510 als schlecht; das Verhältnis von Orignybrunnen zu Zieh- und zu Pumpbrunnen war wie 1 : 6 : 6. An der Somme kamen im November 1916 auf 53 Orte 1850 Brunnen, 620 brauchbare und 1230 schlechte. Reparaturwürdige Brunnen wurden hergerichtet.

Wo wir längere Zeit blieben, sind in gute Kessel von Zieh- und anderen Brunnen *deutsche Pumpen* (zum Teil mit Radantrieb, auch elektromotorischem) eingebaut worden. So entstanden in wenigen Monaten an der Somme 406 Tiefpumpbrunnen in Dörfern und an den Marschstraßen; eine Anzahl war als *Wasserwagenfüllstellen* ausgebaut mit Hochbehältern für die wasserholenden Truppen aus den Kampfgräben und Bereitschaftslagern.

Alle Brunnenarbeiten leistete unsere *»Abteilung für Wasserversorgung«*.
Im Mai 1915 trat als Leiter dieser neugegründeten Abteilung auf Vor-
schlag des Korpsarztes ein Tiefbauingenieur (Ltnt. d. L. Baurat *Holt-
husen*, Hamburg) zum Generalkommando, dessen aufopfernde Leistungen das Korps nicht vergessen wird. In dauernder Zusammenarbeit
mit dem Korpshygieniker und den Divisionsärzten sind ungezählte
Brunnen sowie mehrere Wasserleitungen, bis in die Kampflinien hinein,
entstanden. Wir stellten pro Division und für das rückwärtige Korpsgebiet je einen »Wasserbautrupp« zusammen, immer 11 Mann; dabei
5 erfahrene Maschinenschlosser, 4 Maurer und 2 Zimmerleute, aus
den Munitionskolonnen und Trains stammend. Der Munifizenz der
Freien und Hansestadt Hamburg verdankten wir bald als »Liebesgabe«

Wasserversorgung der Kampfgräben.

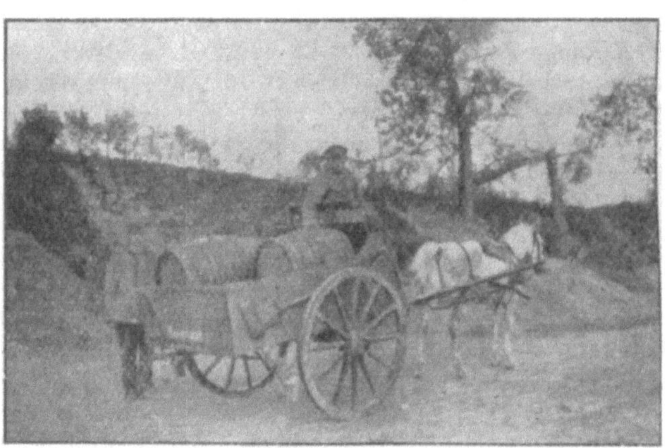

Abb. 1.
Wasserkarren der Infanterie bei den vorderen Stellungen.
(Aisne-Oise 1915.)

einige Bohrgeräte. Nach knapp 3 Monaten waren 400 Brunnen teils
instandgesetzt, teils neu gebaut, dabei 130 mit Pumpen versehene
frühere Ziehbrunnen. Zum Bau einer 5200 m langen Wasserleitung
für die Stellungen unseres rechten Flügels traten 75 Mann an, Armie-
rungssoldaten und Militärkrankenwärter; Bodenbewegung 10 000 cbm,
Bauzeit 8 Wochen.

*Für das Gebiet zwischen den rückwärtigen Stellungen und dem Kampf-
graben* hatte jeder Divisionsarzt unter Beteiligung der Truppenärzte
eine *»Feldbrunnenliste«*, nach dem Muster der Ortsbrunnenlisten (s. o.),
zu fertigen. Einzeichnung jedes *»Feldbrunnens«* in die Abschnitts-
brunnenkarte; die Truppen gaben diesen für sie besonders wichtigen
Wasserentnahmestellen, außer Nummern, auch immer einen Namen,
was sich als zweckmäßig erwies. Wegweiser zum Wasser wurden im
Gelände aufgestellt. Jeder Feldbrunnen ist einem bestimmten Truppen-

teil zur ärztlichen und militärischen Überwachung sowie Instandhaltung zugeteilt worden. Besonders tiefe Feldbrunnen mußten in der
Champagne, in Kreide und in Tonboden, geschaffen werden; der
tiefste war 9,5 m geschachtet und 104,8 m gebohrt! Innerhalb 4 Monaten wurden 37 Tiefbrunnen fertiggestellt, ein großer Teil schußsicher
eingebaut. Unsere *Champagne-Korpswasserleitung*, für Stellungen und

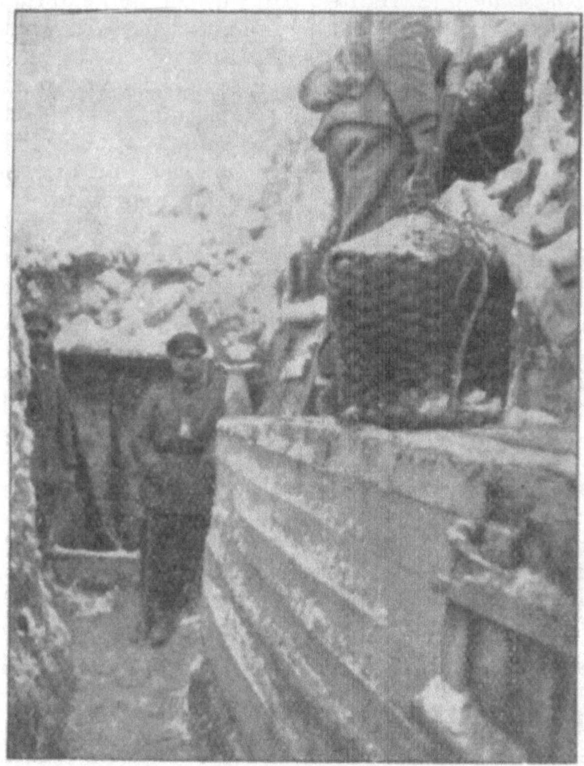

Abb. 2.
Graben der Aisne-Oise-Stellung.
(Moulin sous Touvent 1914/15.)
Vorne Truppen-Wasserflasche. Der Unterstandseingang im Hintergrund ist gegen die Kälte
und zum Gasschutz mit Tüchern verhängt.

die Truppen der Bereitschaftslager nördlich von Somme-Py, (gespeist
von 1 Quelle und 1 Tiefbrunnen), wurde ab November 1915 mit Mannesmann-Muffenrohren, 50 mm lichte Weite, gebaut und in 1 m Tiefe
verlegt. 2 Duplexpumpen von Weiß & Monske (Halle a. S.) leisteten
150 Atm. Druck (Hubhöhe). Nach 8 Wochen lieferten bereits 12 500 m
Rohrleitung Wasser, 4 Wochen später 21 km. Die im April 1916
fertige Leitung von *30 km Länge*, mit 2 Hochbehältern à 64 cbm, zum

Teil in Stein gehauen und betongedeckt, versorgte 26 000 Mann und 13 000 Pferde durch 64 Zapfstellen. Im Mai 1916 = 381 cbm Durchschnittstagesverbrauch, *478 cbm höchster Tages - Wasserverbrauch*. Leistungsfähigkeit in 23 Stunden Betrieb: 650 cbm, d. h. für den Mann 10 Liter, für das Pferd 30 Liter pro Tag. Das fast keimfreie Wasser enthielt, wie fast alle unsere Champagnebrunnen, nur sehr geringe bis geringe Spuren Cl. Den Pferden wurde deshalb Viehsalz verfüttert.

In der *Sommeschlacht* (2. Hälfte 1916) wurden die Feldbrunnenbauten wochenlang durch Artilleriebeschuß empfindlich gestört; wir setzten hier pro Division 4 bis 5 kleine Wasserbautrupps à 6 Mann ein. Es gelang schließlich, jedem Bataillon vorn seinen schußsicheren Brunnen zu verschaffen; daneben war immer ein Wassertank von 1 cbm Gehalt angelegt. — In der Gegend von Cambrai haben wir über 30 km lange *Zuckersaftleitungen*, welche die großen Sucreries mit den umliegenden Dörfern verbinden, als Truppenwasserleitung ausgebaut.

Für die Wasserversorgung von *Truppen vorderster Stellungen, die ohne Brunnen sind*, haben sich im Graben Milchkannen, Korbflaschen von 10 bis 20 Liter und später die sogenannten »Feldschläuche« bewährt. Wassernachschub nachts mit leichten Fässerkarren. In manchen Schlachten (z. B. an der Ancre) kam es, durch stillschweigendes Übereinkommen, zur Einhaltung der sogenannten »Sanitätspause«, etwa von 8 bis 10 Uhr vormittags. Wasserträger, Essenholer und Krankenträger von Freund und Feind gingen in dieser Stunde unbeschossen zu den besetzten Granatlöchern und frischen Kampfgräben, um Liebeswerke zu verrichten. Als Erkennungszeichen für die Ferne diente in diesen Fällen das Weglassen des Stahlhelms.

Wasser von zweifelhafter Beschaffenheit wurde auch im Stellungskrieg in erster Linie abgekocht. Zur Notdesinfektion verwendeten die Truppen, nach einer vom Korpsarzt verteilten Gebrauchsanweisung, *Chlorkalk*. Gute Vorschläge zu dieser Frage hat *G. Thiem* (6) gemacht. Mitnahme des Chlorkalks für kleine Wassermengen in den bekannten Stuhlversandgefäßen, deren Blechlöffelchen zugleich als Behelfsmaßgefäß für den Chlorkalk dienen.

Trinkwasserbereiter haben wir gerne angewandt. Sie standen teilweise bis dicht hinter dem Kampfgraben (Aisne-Oise und Champagneschlacht), auch in Bereitschaftslagern und bei eingesetzten Sanitätsformationen. Beschädigung durch Artilleriebeschuß ist mehrfach vorgekommen. Während der Sommeschlacht waren die vordersten Apparate 8 bis 9 km vom Feind entfernt an einem Kanal in Tätigkeit und haben der Truppe sehr genützt. Bei jedem Trinkwasserbereiter war mindestens 1 *großer*, mit Zapfhahn versehener *Reinwasserbehälter*, zur Aufnahme von Vorrat für ankommende Wasserwagen aufgestellt. Führung eines periodisch dem Korpsarzt vorzulegenden *Tagebuches* durch den Maschinisten unter Leitung des den Apparat dienstlich überwachenden Arztes hat sich bewährt: Angaben über Nummer, Personal, Aufstellungsort, Witterungsschutz, tägliche Leistung, belieferte Truppen, Sterilisierung der Reinwasserbehälter, Wattefiltererneuerung durch den

Arzt, Wassertemperatur und nötige Reparaturen. — Regelmäßige chemische Untersuchungen im Jahre 1915 zeigten Abnahme der Härte und der organischen Substanz im sterilen Reinwasser gegenüber dem Rohwasser. Manche Apparate arbeiteten wochenlang durchschnittlich 13 Stunden täglich; Ergebnis 4500 bis 5000 Liter Reinwasser p. d. Mit zunehmender Kesselsteinbildung (dem Hauptfeind der Apparate) sinkt die Stundenleistung. Stark beschäftigte Trinkwasserbereiter verkalkten durch bestimmte Wasser nach 6 bis 8 Wochen derartig, daß sie durch andere ersetzt werden mußten. In anderen Gegenden bemerkte man fast nichts von Steinbildung. Die *Armaturen* bewährten sich, aber nur so lange, wie sie aus gutem Messing verfertigt waren; »Kriegsmetall« war unbrauchbar dafür. Märsche, auch auf weniger guten Wegen, vertrugen die Apparate, ohne Schaden zu nehmen.

Mineralwasserausgabe an die kämpfende Truppe war vorgesehen, wo anderes Wasser nicht heranzubringen war. Das Korps hat hiervon besonders im Verlauf der Sommeschlacht Gebrauch gemacht. Aber abgesehen davon bestand in der warmen Jahreszeit für den Schützengraben und die Kameradschaftsheime ein lebhaftes Bedürfnis nach solchen Getränken. Im Frühjahr 1915 entstand denn auch, 8 km hinter der Front, unsere erste Divisions-*Selterwasserfabrik* unter der Ägide des Divisionsarztes *(Niehoff)*; Tagesleistung 20 000 Flaschen. Der praktische und finanzielle Erfolg war groß! Letzterer ermöglichte sogar die Einrichtung nicht etatsmäßiger hygienischer Betriebe, wie einer Dampfwaschanstalt für die Truppen. Bald folgten andere Divisionen. Eine *Korps-Eisfabrik*, von Wasserkraft betrieben, gesellte sich dazu; sie hat auch die Lazarette als dankbare Abnehmer gehabt.

Ungezieferbekämpfung bei der Truppe. Die unvermeidbar mangelhafte Wohnungs- und Bekleidungshygiene des Mannes im Schützengraben und die zeitweilige Behinderung der Körperpflege ließen Plagen aufkommen, die man im Friedensheere nicht kannte. Eine relativ geringe Rolle spielte dabei die *Krätzemilbe.* Bei unserm Korps wurden vom Jahre 1915 bis 1917 die Monatskrätzezugänge zahlenmäßig nachgewiesen, was sonst im Heer nicht üblich war. Ende 1914 hatten wir bei der Infanterie einen Krätzebestand von rund $7^0/_{00}$.

Krätzezugänge in $^0/_{00}$ K, auszugsweise.

Krätzezugänge in $^0/_{00}$ K auszugsweise:				Jahreszugang:
1915: März 6.2	Juni 0.8	September 1,1	Dezember 3,2	1915 = $33,5^0/_{00}$ K
1916: » 2,0	» 0.9	» 4.0[1]	» 1.5	1916 = $21,0^0/_{00}$ »
1917: » 3,2	» 0.4	» 0.2	» 0.3	1917 = $13.3^0/_{00}$ »

Mit dem Aufkommen der Truppenbäder verschwand die Krätze fast ganz und stieg nur bei langdauernden schweren Stellungskämpfen etwas an. Ende 1917 sind von 60 Räude-Pferdepflegern 35 Mann an *menschlicher Räude* erkrankt, die durch Schwefelbehandlung schnell zu heilen

---

[1] Sommeschlacht.

war. Nachdem besondere Leibwäsche und Drillichzeug als Arbeitsgarnituren für diese Pfleger eingeführt waren, und täglich nach dem Dienst gebadet wurde, kamen solche Übertragungen auf den Menschen nicht mehr vor.

Die *Kleiderlaus* kam bei einer unserer Divisionen, welche im September 1914 tagelang in bisher feindlichen Gräben hausen mußte, *schon im Oktober auf*, bei der Nachbardivision erst im November. Die Truppenärzte gelangten zu der Auffassung, daß die früher im Heer völlig unbekannten Kleiderläuse aus den Quartieren in Frankreich stammten. Die zur Abwehr entstandenen Sanierungsanstalten (s. u.) haben sich bekanntlich voll bewährt. Nur in Wochen schwerer Durchbruchs- und Abwehrschlachten stieg die Verlausung an, ohne daß es aber auch hier zu einer erheblichen Plage kam, besonders nachdem für solche Fälle die *Notentlausung* mit *Naphthalinpuder* (Puchheim) eingeführt worden war (etwa 50 g abends von der Halsöffnung aus zwischen Hemd und Hals einstreuen; in den Kleidern schlafen; am vierten und achten Tag des Einstreuens wiederholen). Auch das *heiße Ausbügeln* der Sachen schätzten wir als Notbehelf sehr; in den Champagnekämpfen verteilten wir Bügeleisen an die Kompanien.

Die zunächst von Sanitätsformationen und den Truppen selbst gebauten Entlausungsanstalten arbeiteten im ersten Kriegsjahr nur mit Dampf, dann zum Teil mit Heißluft. Die Möglichkeit, im Dampf gleichzeitig *entseuchen* zu können und die sicherere Wirkung desselben auf Läuse, einschließlich Nissen, veranlaßte die Ärzte auch später noch öfters, der Einrichtung von Dampfdesinfektionskammern den Vorzug zu geben. Der Korpshygieniker überwachte den zweckmäßigen Bau und Betrieb der Anstalten. Winkelthermometer sowie Maximal- und Klingelthermometer wurden beschafft und verteilt, später auch die vom Feldsanitätschef empfohlenen guten Naphthalometer für Heißluftkammern; der Inhalt dieser Röhrchen schmolz, wenn 80° C eine Viertelstunde lang eingewirkt hatten. Ferner nahm der Hygieniker biologische Prüfungen mit Nissen entlauster Sachen vor.

Ende 1915 an der Champagnefront eingesetzt, fanden wir im Operationsgebiet fast nichts von Sanierungsanstalten vor. Um in der erforderlich schnellen Weise zum Ziel zu kommen, wurde hier als Neuerung eine, dann sehr bewährte, Korps-»*Bauabteilung für sanitäre Anlagen*« geschaffen; Führer: ein Offizier, Maschinenbauingenieur. Dieser stellte gemeinsam mit dem Hygieniker Einheitspläne für große, mittlere und kleine Entlausungsanstalten auf, deren Tagesleistung (in 10 Stunden) zwischen 200 und 1000 oder mehr Sanierungen schwankte; technische Beratung, Material- und Werkzeugbeschaffung durch die »Bauabteilung«, Gestellung der »Bautrupps« (in der Regel 1 Unteroffizier und 8 Mann: Maurer, Zimmerleute, Maschinenschlosser und Installateure) durch die Divisionen und Korpstruppen. Die Anstalten wuchsen nun nur so aus dem Boden, oft Brauereien oder kleinen Fabriken angelehnt. Ende Mai 1916 konnten an 14 Orten im Abschnitt, nördlich Linie St. Souplet—Tahure, täglich bequem 5400 Mann entlaust werden.

Ende des Jahres 1916 lernten wir hier bei einer verstärkten Infanterie-
brigade (Oberstabsarzt Prof. *Stürtz*) eine empfehlenswerte *zusammen-
legbare* transportable *Heißluftkammer* kennen, die aus 5 starken Holz-
wänden besteht, von denen die vordere als Tür dient. Die Wände

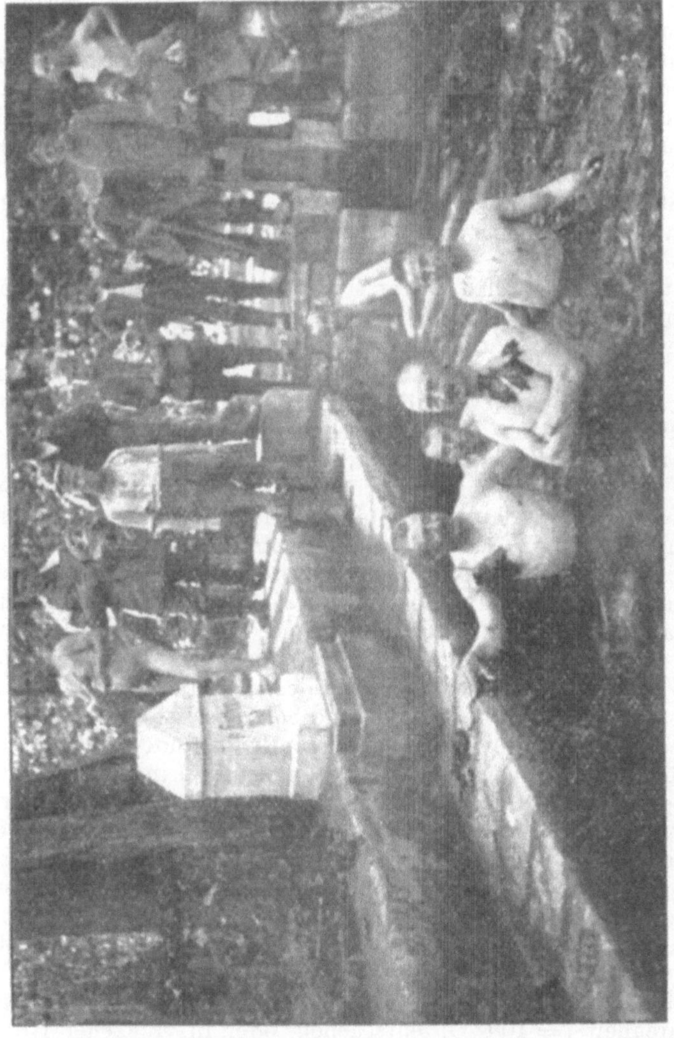

Abb. 3. Planschbad eines Infanterie-Regiments (Aisne-Oise-Abschnitt) im vordersten Divisionsgebiet. 1915.

werden gegenseitig verschraubt. Zum Gebrauch kommt der unten
offene 2 m hohe, 1,50 m breite, 2,50 m lange Kasten über einen 40 cm
breiten, 70 cm langen Feuerungsgraben, den eine 5 bis 6 mm dicke,
Eisenplatte, nebst einer Sandschicht von einigen Zentimetern Höhe
bedeckt; Tagesleistung: 250 Entlausungen.

Zur Sanierung der Unterstände und Quartiere verwendeten die Desinfektionstrupps der Bataillone 5%-Kresolwasser mit nachfolgendem Kalkanstrich.

Badeanstalten. Außer den Sanierungsbädern schufen wir allmählich für jeden Unterkunftsort und jedes Truppenlager 1 Brausebad, nach Möglichkeit auch 1 bis 2 Wannenbäder. Im Sommer bestand, trotz aller militärischen Verbote, die Gefahr der Benutzung *unhygienischer Schwimmgelegenheiten* in Kanälen sowie unreinen Teichen usw., mit dem unvermeidbaren infektionsvermittelnden Wasserschlucken. Diese Gefahr wurde durch die truppenärztlich überwachte Anlage von »*Planschbädern*« im Freien beseitigt. Sie entstanden nach dem Musterbad einer unserer Stellungsdivisionen, an vielen Orten bis an das Kampfgebiet heran, waren bei Offizier und Mann schnell beliebt und haben sich durchaus bewährt.

Nicht unerwähnt dürfen die erst im Osten und dann auch bei uns erprobten *Brauseeimer* bleiben. Sie fassen 20 Liter, tragen am Boden eine Brause mit Hahn und werden zum Gebrauch in Mannshöhe aufgehängt. Mit 5 Eimern kann man, wenn 2 Mann auf eine Brause kommen, täglich 400 bis 600 Bäder geben. Dazu ein Dampfdesinfektionswagen, und eine kleine Entlausungsanstalt ist fertig.

Die *Dampfdesinfektionswagen* waren berufen, im Felde eine größere Rolle zu spielen, als man wohl früher vermutet hatte. Diese Wagen waren später immer dann zur Stelle, wenn es gerade an Sanierungsanstalten gebrach: in Abwehr- und Durchbruchsschlachten sowie beim Beginn des Stellungskampfes nach schwerem Ringen. Große Märsche auf unebenen Wegen darf man allerdings den Apparaten nicht zumuten; die gemauerten Teile der Feuerung und manche Asbestdichtungen bedürfen danach nicht selten der Instandsetzung. *Einsatz der vordersten Wagen:* 1914/15 drei, später mindestens 7 km hinter dem Kampfgraben, so z. B. in der Champagne- und Sommeschlacht, während deren ersten Wochen sie erfolgreich halfen, aufkommende quälende Läuseekzeme bei den Truppen zum Verschwinden zu bringen. Das Führen eines *Tagebuches*, wie bei den Trinkwasserbereitern (s. o.), unterstützt die Kontrolle, nützt den Apparaten und eifert das Personal an, dessen Leistungen so zur Kenntnis des Korpsarztes usw. kommen. — Bei Roye fielen im Jahre 1918 *englische* Entlausungs- und Desinfektionswagen (The Fresh Disinfektor. 4 Central Buildings. Patent No. 26181. 1904) in unsere Hand. Wir haben sie durchgeprüft und mit deutscher Betriebsvorschrift für unser Personal versehen. Durch verschiedene Dampfhebelstellung konnte man entweder in strömendem Wasserdampf von 212° Fahrenheit (= 100° C) entseuchen oder in trockener Hitze von 70 bis 90° C entlausen. Die Apparate waren wesentlich schwerer beweglich als unsere 4räderigen.

Entlausungs- und Badezüge auf Vollbahngleisen ergänzten unser Rüstzeug gegen die Ungezieferplagen vorteilhaft. Ein solcher Zug wirkte Jahr und Tag lang in einem verlassenen Eisenbahntunnel der

Champagne, 3 km von der vorderen Stellung entfernt. Einen *»Korps-Badezug«* für Überlandfahrten, dessen Rückgrat ein überwiesener Dampf-Desinfektionsgüterwagen und 1 Badewagen war, stellten wir im dritten Kriegsjahr zusammen. Wagenfolge: 1. Heizkesselwagen oder Lokomotive, 2. Entlausungswagsn (2 Hälften à 18,5 cbm arbeiteten abwechselnd), 3. Auskleidewagen für 45 Mann (heizbarer Güterwagen). 4. Badewagen mit 25 Brausen, daneben Ankleideraum für 10 Mann, 5. Ankleidewagen I für 40-Mann, 6. Ankleidewagen II für 40 Mann und Räume für Bademeister, Zugpersonal sowie Inventar (Personenwagen mit Einbauten), 7. Wasserwagen I (9 cbm fassend), alter Tender, 8. Wassertransportwagen II (mit 15 cbm Vorrat in einer großen Tonne), 9. Bremswagen. Die Wagen Nr. 2 bis 6 haben wir für den Winterbetrieb als *Durchgangswagen* (D-Zug-artig) miteinander verbunden. Nötig zum Arbeiten waren nur 200 m Abstellgleise. *Leistung:* 800 Entlausungen p. d. mit Bad oder 1300 Bäder. Der Korps-Badezug kam an verschiedenen Frontstellen zur Anwendung und wurde auch Nachbarkorps geliehen. Die Truppen haben ihn sehr gerne benutzt.

Wäschebesorgung. Die sanitäre Bedeutung einer geordneten und hygienischen Wäschebesorgung ist allgemein anerkannt und zuletzt besonders von *Flügge* hervorgehoben worden. Welche Summe von Krankheitskeimen. z. B. gesunder »Bazillenträger«, wird allein durch das Brühen des Unterzeuges vernichtet, Keime, die unbelichtet in der Trockenheit wochenlang lebensfähig bleiben können. Unsere Soldaten gaben vielfach ihre Schmutzwäsche *Landeseinwohnerinnen* im rückwärtigen Korpsgebiet zur Besorgung. Diese. als »Blanchisséuses autcrisées» zugelassen, mußten die von uns in der Landessprache aufgestellten Waschvorschriften befolgen, was sie bei der guten Bezahlung gerne taten. Die Ortskommandanturen verhalfen ihnen, soweit es nötig war, zu den erforderlichen Geräten und Kohlen. Später errichteten einzelne Divisionen *Dampfwaschanstalten* mit Doppeltrommel- und Schleudermaschinen, Kulissentrockenraum und Flickstuben; die Maschinen stammten aus Deutschland. Leistung i. D. 15 000 Stück Wäsche pro Woche.

Ehe ich mich nunmehr zur Schützengrabenhygiene wende, ist noch ein Wort über das Beerdigungswesen und die *Aufräumung des Schlachtfeldes* nötig. Das Verbot, innerhalb von Ortschaften und gar in Vorgärten von Häusern Gräber anzulegen, wozu die Soldaten neigten. mußte schon früh in Erinnerung gebracht werden. Die liebevoll gepflegten Soldatenfriedhöfe wurden oft dem Ortsfriedhof der Bevölkerung angeschlossen; auch in Wäldern bei den Stellungen sind solche gerne angelegt worden. Leider mußten im »Niemandsland«, vor den Gräben oft unbeerdigte Leichen liegenbleiben, von denen bis auf 60 und 70 m Entfernung eine im Sommer kaum erträgliche *Geruchsbelästigung* ausging. Besprengen mit 5%-Kreosotöl oder 5 bis 10%-Holzteeremulsion beseitigte den quälenden Gestank für 1 bis 3 Tage. Leider trugen die hierfür benutzten Handspritzen aber höchstens 15 m

weit. Das große Bedürfnis nach Geruchsbeseitigung wird grell dadurch beleuchtet, daß in der Sommeschlacht wiederholt *Nachtpatrouillen
nur zu dem Zweck ins Vorgelände drangen, um Leichen mit Holzteer zu
begießen.*

Die Häufigkeit von Exhumierungen machten ärztliche *»Vorschriften
für das Ausgraben von Leichen«* nötig.

Vorschriften für das Ausgraben von Leichen im Bereich des .... A.-Korps.

»Die exhumierenden Mannschaften müssen ärztlich daraufhin nach-
gesehen sein, daß sie keine Wunden oder Schrunden an den Händen
haben. Sie sind mit Drillichüberzeug zu versehen, das vor Beginn der
Ausgrabungen über die Uniform angezogen wird. Ferner erhält jeder
einen Kleidersack zum Transport des Drillichzeuges.

Zunächst wird der Leichnam freigelegt und so viel Raum um denselben geschaffen, daß die Exhumierenden auf der einen Seite der Leiche
stehen können und auf der anderen Seite ein Leichentuch zur Aufnahme
des Toten ausgebreitet werden kann. Die ausgegrabene Erde wird,
sobald sich Leichengeruch bemerkbar macht, mit 5% Kresolwasser oder
5% seifiger Lösung von Kreosotöl benetzt. Mit dieser Flüssigkeit soll
zur Geruchsverdeckung auch die Leiche befeuchtet werden. Nach
beendigter Freilegung wird die Leiche vermittels breiter Holzschaufeln
langsam auf das neben sie gelegte Tuch gerollt. Letzteres soll etwa
Bettuchgröße haben, damit die Leiche an den Zipfeln des Tuches gehoben und getragen werden kann.

Es folgt das Hochheben, Wegtragen und Einsargen des Toten. Die
ausgegrabene Erde wird sofort wieder in das geleerte Grab geschaufelt
und der Grabhügel zum Schluß mit Kresolwasser scharf begossen.

Danach haben die an der Ausgrabung Beteiligten unter Leitung des
Sanitätsunteroffiziers alle benutzten Werkzeuge zu desinfizieren.
Dann wird das Drillichzeug ausgezogen und in den dafür bestimmten
Sack gebracht. Das Äußere der Schuhe wird mit Kresolwasser ab-
gewischt. Zuletzt werden die Hände desinfiziert.

Die Desinfektion der benutzten Drillichanzüge im Kleidersack erfolgt
nach der Rückkehr des Kommandos nach näherer Weisung des Sanitätsoffiziers.«

Schützengrabenhygiene.

Das Korps hat Schützengräben aller Arten gebuddelt und bewohnt, an
steinigen Galerien und sandigen trockenen Bergeshängen, auf Lehm-
und Tonhügeln und im gefürchteten Sumpfgelände, wie dem der Oise.
Hier pumpte im ersten Kriegsjahr ein Bataillon Hanseaten mit 10 in
aller Eile aus umliegenden Dörfern beschafften Jauchepumpen wochenlang Tag und Nacht die Gräben leer, sonst wären die kümmerlichen
Unterstände ersoffen. — Man mag sich einen Begriff von der enormen
physischen Leistung der Truppen und der verwirrenden Menge auszu-
bauender sowie zu pflegender Erdwerke machen, bei der Überlegung,

daß unser Korps z. B. in einem vom Feinde oft und heftig berannten Abschnitt von etwa 12 km Front, innerhalb 4 Monaten 3 Stellungen hintereinander bauend, *über 300 km Graben* zu schaffen hatte, dabei versenkte Annäherungswege von bis zu 7 km Länge. In einem anderen Frontabschnitt hatten wir das Glück, über *riesige unterirdische Höhlen* als Teile der Stellung zu verfügen. Sie sind in den Bergen Nordfrankreichs nicht selten und meist verlassene uralte Steinbrüche, auch Katakomben. Es gab Höhlen, in denen die Bereitschaftslager mehrerer Regimenter hätten untergebracht werden können und die wir dem Bedürfnis nach belegten; Beleuchtung durch die Starkstromabteilung des Korps.

Die *einheitliche Durchführung der Grabenhygiene* verlangte bestimmte Anweisungen und straffe Leitung. Bei der weiteren Entwicklung des Stellungskrieges entstand so, besonders infolge Abschnittswechsels und häufiger Truppenablösungen, das Bedürfnis, im Korpsbereich bewährte hygienische Befehle *(Witte, Doebbelin, H. Kayser, Gräßner, Niehoff, Gritzka, Fülleborn)* zu sammeln und, organisch gegliedert, Ende 1915 als Dienstvorschrift herauszugeben: die »Gesichtspunkte für den Sanitätsdienst im Stellungskrieg« des .... A.-Korps »G. S. St.«.

Für Gräben und Unterstände gilt daraus:

»1. *Graben und Unterstand.* Größte Reinlichkeit! — Behelfsmäßige Maschendraht-Bettstellen sind Holzpritschen vorzuziehen. Möglichst jeder Mann seinen Strohsack! Lager unmittelbar auf dem Boden ist zu vermeiden.

Nässeschutz. Sickerschächte für Regenwasser in allen Gräben nötig.

2. *Latrinenbau.* Für jeden Zug 2 Latrinen erforderlich. Boden des Latrinenplatzes muß tiefer als Schützengrabensohle liegen. Seichte Feldlatrinen haben sich für Stellungen und Truppenlager nicht bewährt. 2 bis 3 m tiefe Latrinengruben, bis auf etwa 25 cm breiten Spalt abgedeckt; in der warmen Jahreszeit mit dem in einem Feldlazarett des Korps erprobten, durch den Fuß zu bedienenden Klappdeckel nach *Löhning* [1]) versehen, da Fliegen Krankheitskeime aus Latrinen verschleppen. Benutzung der Latrinen in *»Hock-Reit-Stellung«*, das heißt ein Fuß rechts und ein Fuß links vom Spalt. — Es können auch *Sitzlatrinen mit Klappdeckeln* über den fliegensicher abgedeckten Gruben aufgestellt werden, oder *Kramer-Reitsitzkasten.* — Wenn ansteckende Krankheiten herrschen, bei jeder Latrine Spiritusflasche zur Händedesinfektion aufhängen, am besten Flaschen mit Patentverschluß ohne den Gummiring, oder Korken mit Längsrinne als Tropfvorrichtung. Nach jeder Latrinenbenutzung Spiritus auf die Hände träufeln und verreiben. — Bei jeder Latrine eine Pißrinne.

3. *Urinierstände.* Zwischen je 2 Feldlatrinen 1 Urinierstand. Uringrube am Boden, etwa $3/_4$ m tief, Bodengefälle dahin; davor ein (nicht bis zum Boden reichendes) Schutzbrett gegen das Hineintreten in der

---

[1]) Muster ist bei den Divisionsärzten niedergelegt.

Dunkelheit. (*Fülleborn*, siehe Skizze.) — Oder eine dicht gedeckte Uringrube. In dieselbe führt eine weite Tonröhre, die etwa 60 cm nach oben ragt und in welche der Mann seinen Harn entleert; oder ein Stück Ofenrohr, in das eine kurze Pißrinne mündet.

Strenges Verbot, Bedürfnisse außerhalb von Latrinen oder Urinierständen zu verrichten.

4. *Abfallstoffe.* Bei jeder Latrine eine fliegensicher gedeckte, 2 bis 3 m tiefe Müllgrube; bei jedem Unterstand einen Müllsammelplatz anlegen, Erdnische in der Schützengrabenwand; möglichst für jeden Zug 1 fliegensicher gedeckte Hauptmüllgrube, vor Sicht gedeckt, hinter der Stellung.

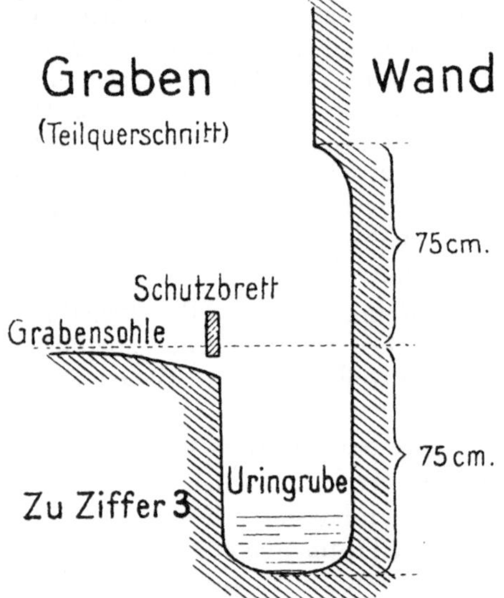

5. *Täglicher Gesundheitsdienst in den Stellungen.* Täglich zweimal Desinfizieren der Latrinen-, Urin- und Müllgruben durch Aufschütten von Kalkmilch, da auch Abgänge von Gesunden Krankheitskeime enthalten können (»Bazillenträger«). Dies besorgt der aus dem Desinfektionstrupp kommandierte »Krankenträger vom Gesundheitsdienst« (1 Mann pro Kompanie oder Batterie). — Wo dies irgend durchführbar ist, *soll jeder Mann seine Entleerung einschließlich Papier sofort mit Erde bedecken,* um sie den Fliegen zu entziehen, welche die Krankheitsstoffe in die Umgebung, auf Nahrungsmittel usw. verschleppen. Gegen Fliegen Abort-Saprol oder Rohkresol, $^1/_2$ kg auf 1 cbm Fäkalien, alle paar Tage etwas nachgießen. Saprol oder Rohkresol ist besonders für Latrinen bestimmt, die im Grundwasser angelegt werden müssen, da es obenauf schwimmt. — Täglich Entfernen des Mülls aus den Müllsammelstellen im Schützengraben und Unterständen durch die Truppe. Dieser Unrat wird zu geeigneter Zeit in die Hauptmüllgrube des Zuges (hinter der Stellung) gebracht und mit Kalkmilch oder Chlorkalkmilch begossen. Der Krankenträger vom Gesundheitsdienst überzeugt sich mehrmals täglich von der Reinhaltung aller Unterstände und Latrinen der Kompanie und wird bei diesem Dienst vom Bataillonsarzt überwacht. Im übrigen leitet der Bataillonsarzt den Gesundheitsdienst nach Abschnitt E der K. S. O.«

Um auf die *lager-* sowie *ortshygienischen* Spezialbefehle einzugehen, fehlt hier der Raum.

Die beschriebenen *Bestrebungen der Truppengesundheitspflege wurden wirksam durch verschiedene Wohlfahrtseinrichtungen unterstützt:* Alkoholfreie Soldatenheime mit Lese-, Spiel- und Schreibräumen (die »Hindenburgklausen« in fast jedem Ort ab 1915), unterhaltende und belehrende Vorträge daselbst. Lichtspieltheater bis in die vordersten Bereitschaftslager der Divisionen, musikalische Darbietungen und nicht zuletzt die zum Teil sehr guten Fronttheater aus der Heimat. die, in der Etappe »bodenständig«, Gelegenheitsbesuche im Operationsgebiet machten. Erholungsbedürftigen Soldaten diente das Korps-Genesungsheim, für 120 bis 150 Mann und 20 Offiziere berechnet. Wenn die Kampfverhältnisse es irgend gestatteten, wurde für ein solches Genesungsheim im vorderen Etappengebiet oder hinteren Korpsbereich an geeigneter Stelle ein Feldlazarett eigens eingesetzt.

Der *Gesundheitszustand* des Korps ist von 1914 bis zum Kriegsende gut gewesen. Die prozentualen unblutigen Krankenzugänge (Gesamtzugang minus Zugang der Krankheitsgruppe XII, äußere Verletzungen) erhoben sich um etwa $1/2$ über die entsprechenden Zahlen im preußischen Friedensheer 1907/1912 und waren geringer als der Heeresdurchschnitt im Kriege.

Leider verbietet mir der Raummangel, auch noch über unsere besonderen Erfahrungen auf dem Gebiete der *Infektionskrankheiten Schutzimpfung* und der *Veneriebekämpfung*, zu berichten. Ich komme darauf in einer eigenen Mitteilung zurück.

Unsere ärztliche Fürsorge galt auch den *Kriegsgefangenen.* Ihre Unterbringung war, wie ich von der Besichtigung ungezählter Lager im Operationsgebiet und als stellv. beratender Hygieniker einer Armee. auch im Etappenraum weiß. sauber, die Raumverhältnisse stets ausgezeichend. Luft und Licht desgleichen. Schutzimpfungen empfingen die Kriegsgefangenen wie unsere Truppen. Für Entlausungsgelegenheit und das Badebedürfnis war überall gesorgt. Eigene Gefangenenlazarette, im Etappengebiet gelegen, nahmen Schwererkrankte auf. Die Ernährung war gut. Aus vielfachen 8tägigen *Nährwertberechnungen,* die wir, wie für unsere Soldaten, in Gefangenenküchen machten, entnehme ich. daß z. B. im Jahre 1916 die Russen 2100 bis 2645 verwertbare Kalorien pro Kopf und Tag erhielten, *Eiweiß:* 85—100 g, *Fett* 50—67 g, *Kohlehydr.* 353—570 g. Als 1917, infolge der Feindblockade, die Nahrungsmittel knapp wurden, ist die Kalorienzahl, unter steter Mitwirkung der Ärzte, immer nach Möglichkeit hochgehalten worden; ab November 1917 ergab die Kriegsgefangenenkost für »Normalarbeiter« 2080—2100 Kalorien und für Schwerarbeiter 2600, gewiß eine ausreichende Fürsorge, zumal wenn man damit vergleicht, daß eine feindliche Zeitung am 27. 2. 1918, als die Kriegsgefangenenrationen »auf das ärztlich anerkannte Mindestmaß herabgesetzt wurden«, Portionssätze für Deutsche veröffentlicht hat, aus denen ich 1351 verwertbare Nährwerteinheiten pro Kopf und Tag errechne!

Zum Schluß muß noch dessen gedacht werden, was für die Gesundheit der *Zivilbevölkerung des besetzten Gebietes* von uns geschehen ist. Schon im Anfang des Jahres 1915 beantragte unser Korpsarzt die Vermittlung der Lieferung von Lebensmitteln für darbende Landeseinwohner des Operationsgebietes aus dem neutralen Ausland. Später ist bekanntlich dieser Lebensmittelbezug großzügig, unter Sicherung aller Interessen der Zivilbevölkerung, von deutscher Seite ausgebaut worden. Den bürgerlichen Apotheken wurden ihre zur Neige gehenden Vorräte, nachdem darum gebeten worden war, ergänzt.

Die Venerie im Lande ist mit sichtlichem Erfolg bekämpft worden. Sanitätsoffiziere hielten unentgeltliche Sprechstunden für die Franzosen ab; auch häusliche Krankenbehandlung fand vielfach statt. Unsere Lazarette nahmen in besonderen Fällen französische Zivilisten, auch Frauen und Kinder, zu Operationen usw. auf, wenn Gemeindekrankenhäuser nicht vorhanden waren.

Der mit den Familien in rückwärtigen Orten zusammengeströmten, vagabundierenden und einer Verwahrlosung entgegengehenden Landesjugend aus den verlassenen Dörfern vorne verhalfen wir, gleichfalls unter ärztlicher Ägide (Noyon 1915), wieder zu einer geregelten Schulunterweisung. Deutsche Ortsärzte ließen das mangelnde Unterrichtsmaterial aus den unter Feuer liegenden halbzerschossenen Dorfschulen nahe den Stellungen sammeln und lieferten es Gemeinden im rückwärtigen Operationsgebiet ab. Räume für neue Schulklassen wurden von militärischer Seite frei gemacht.

Solche Beispiele ritterlicher sozialer Fürsorge für die Landeseinwohner ließen sich noch mehr aufzählen. *Und alles das geschah im Kriege*, als dicht dabei die Heere kämpften, *geschah in Feindesland.*

Abgeschlossen in München, beim besetzten Ruhrgebiet, im Juni 1923.

1) *Gärtner, A.*, in O. v. Schjerning, Handbuch der ärztlichen Erfahrungen im Weltkrieg 1914/18 Bd. VII; W. Hoffmann, »Hygiene«, Teil II, 1922, Joh. Ambr. Barth, Leipzig. — 2) Errechnet aus Angaben *Schwienings* in W. Hoffmann, »Die deutschen Ärzte im Weltkrieg«, 1920, E.S.Mittler & Sohn. — 3) *Musehold, P.*, Die Ernährung des Feldheeres, 1922, in O. v. Schjernings »Handbuch« a. a. O. O. 1. — 4) *Kayser, Heinrich*, Über die Art der Typhusausbreitung in einer Stadt, Münch. Med. Wochenschr. 1909, Nr. 21 u. 22. — 5) *Derselbe*, Erhöhte Leistungsfähigkeit des Gallenanreicherungsverfahrens, Münch. Med. Wochenschr. 1918, Nr. 51. — 6) *Thiem, G.*, Keimfreies Wasser fürs Heer, 1916, Verl. Internat. Zeitschr. f. Wasservers., Leipzig.

Allgemeine und örtliche Erfrierungen im Kriege, auf Grund der Erfahrungen des Weltkrieges.

Von

Stabsarzt Dr. **Osterland** (Königsberg).

A. *Allgemeine Erfrierungen.*

Vorkommen. Im Weltkriege hat die allgemeine Erfrierung keine so große Verbreitung gehabt wie in früheren Winterkriegen. Wir wissen von dem massenhaften Sterben napoleonischer Soldaten 1812, die der Kälte und ihren mächtigen Bundesgenossen, dem Hunger und Fleckfieber zum Opfer fielen. Aus dem Krimkriege ist über gehäuften Erfrierungstod berichtet worden, ebenso durch *Pirogoff* (64) aus dem russisch-türkischen Kriege. Große Bedeutung hat die Erfrierung im mandschurischen Kriege gehabt. Auch in den Balkankriegen wurde ihr gehäuftes Auftreten beobachtet.|

Aus dem Weltkriege sind Mitteilungen über allgemeine Erfrierungen nicht gemacht worden. Aber es ist nicht daran zu zweifeln, daß sie auf den einzelnen Abschnitten der Ostfront in beachtenswerter Häufigkeit, hin und wieder auch im Westen, vorgekommen sind. Über mehr als 40 Fälle liegen mir verbürgte Berichte auf Grund einer Rundfrage im Wehrkreis I vor. Es ist anzunehmen, daß dies die Zahl der Erfrierungen nur eines kleinen Abschnittes der großen Fronten in den langen, von Kämpfen ausgefüllten Kriegswintern, die Gesamtzahl jedoch eine wesentlich höhere gewesen ist, die von der Gesamtzahl der Verwundetenerfrierungen, über die kein Truppenrapport berichtet hat, um das Vielfache übertroffen wird.

Pathogenese und Symptome. Bei dem hohen Stande der Zivilisation und ihrer Verkehrsmittel sind die ehedem auch im gewöhnlichen Leben häufigen Erfrierungen bei uns selten geworden. Tierversuche und Laboratoriumsarbeit haben den Mangel an moderner klinischer Beobachtung der pathologischen Vorgänge bei der Entwärmung ersetzen müssen.

Abkühlung durch die Haut, Erwärmung der Atemluft und der zugeführten kalten Speisen und Getränke bewirken, rein physikalisch betrachtet, Wärmeentziehung, deren weitaus überwiegender Anteil von der Abgabe der Körperoberfläche gebildet wird. Diese wird durch Kälte, Nässe oder Wind, durch Wärmeleitung oder Strahlung, einschließlich Verdunstung, bewirkt. Durch Wärmestrahlung in trockener Luft wird die Wärmeisolierschicht, von welcher das behaarte Tier, der bekleidete Mensch, umgeben ist, erst bei größerem Unterschied der Außenwärme vermindert oder beseitigt. Infolge Wärmeleitung nasser luftleerer Kleidung, in feuchter Luft oder durch einen selbst dichtestes Woll-

gewebe durchdringenden Wind, wird sie auch bei geringen Wärme-
unterschieden schon von der Körperoberfläche entfernt.

Unsere Kenntnis der physiologischen Vorgänge in der Kälte erschließt
uns das Verständnis für die Störungen, die bei Verlust der physiologischen Wärme eintreten. Vermittels der gegen Kälte sehr viel besser
als gegen Hitze ausgebildeten Wärmeregulierung paßt sich der homoio-
therme Warmblüterorganismus den abkühlenden Medien in gesetz-
mäßiger Weise an. Sie ist durch Beherrschung aller chemischen Vorgänge im Körper eine vorzugsweise in den Bahnen des durch Kälte ge-
reizten Sympathikus vermittelte Grundfunktion des Zentralnervensystems. Durch Verengung der Hautgefäße und reflektorisch vermehrte Durchblutung und Wärmebildung in den inneren Organen wird
die Wärmeabgabe durch die Haut vermindert und von innen her ausgeglichen. Die Zunahme der Wärmebildung vollzieht sich vor allem
auf dem Wege der motorischen Nervenbahnen in den Muskeln, in denen
auf den Kältereiz hin eine Steigerung des reflektorischen Tonus, eine
gleichzeitige Herabsetzung ihrer Erregbarkeit, daher eine erhöhte
Widerstandskraft erzeugt wird (50). Bei Zunahme der Abkühlung und
des begleitenden Kältegefühls werden unwillkürliche Frostschauer in
Form von Zittern und allgemeinen Muskelkrampfungen ausgelöst, die
ihrerseits eine Steigerung der inneren Gewebsatmung, nach der Stärke
des Kältegefühls abgestuft, erzeugen und die Wärmebildung mehren.
Das Beispiel der kalten Dusche, die eine meßbare Erhöhung der Körperwärme als Folge der stürmischen Muskelzusammenziehungen vorübergehend hervorruft, ist bekannt. — Wichtiger als dieser Reflexvorgang
ist die willkürliche Muskeltätigkeit, die ihn zu begleiten pflegt, um so
wirksamer, je frischer der Muskel und je ökonomischer daher seine
Arbeit ist.

Aber auch alle inneren Teile, von der einfachsten Zelle bis zum mäch-
tigsten Organ, beteiligen sich, belebt durch die mächtige Blutüberfüllung, an der Erhaltung des Wärmegleichgewichtes, indem sie ihre
Funktionen, den Gesamtstoffwechsel und damit die Verbrennungswärme steigern. Das Herz treibt mit kräftigen Zusammenziehungen
das im Innern erwärmte Blut in größerer Menge unter erhöhtem Gefäß-
druck an die gefährdete Oberfläche. Der zur vermehrten Verbrennung
notwendige Sauerstoff wird von den Lungen in vertiefter und beschleunigter Atemtätigkeit zugeführt. Die Leber antwortet mit stärkerer
Glykogenausschüttung und Blutzuckerbildung. Hinsichtlich der Nieren-
tätigkeit unter dem Einflusse der durch die Körperoberfläche eindrin-
genden Auskühlung scheinen einheitliche Beobachtungen nicht vorzu-
liegen. Neben Hyperämie wurde auch primäre Ischämie im Experiment
beobachtet (*Wertheimer* [30]).

Auch die innere Sekretion, dürfen wir annehmen, nimmt an der
kräftigen, vom Gehirn vermittelten Steigerung aller Lebenstätigkeit teil.

Eine zeitlang hält sich der Organismus mit der vermehrten Umsetzung
im Innern aufrecht, wobei zuerst die N-freien, später auch die N-haltigen
Reservekörper aufgebraucht werden (73). In dem Augenblick, wo die

physiologische Grenze der Körperwärme infolge Unzulänglichkeit des Wärmeersatzes überschritten ist, tritt Abnahme des Stoffwechsels an die Stelle der Steigerung, Lähmung der inneren Organe an Stelle von Erregung. Die Herztätigkeit läßt nach, bleibt indessen für den Kreislauf im Körperinnern noch ausreichend stark. Blutleere, Lähmung und Erstarrung treten zuerst an den dem Herzen am entferntesten liegenden Teilen auf. Statt Blutdrucksteigerung wird eine bis zum Tode fortschreitende Senkung (53) bemerkbar. Die Atmung paßt sich dem verringerten Sauerstoffverbrauch an, wird oberflächlich, weniger frequent und befördert dabei die Unterwärmung durch Auskühlung der Luftwege. Der Gesamtstoffwechsel, dessen Verbrennungswärme die Aufrechterhaltung der physiologischen Körperwärme nur noch am Verbrennungsort im Innern ermöglicht hatte, erlahmt schließlich aus Mangel an der erforderlichen Wärme. — Tierversuche (zit. nach *R. Müller* [60]): *Ciucca* tauchte Meerschweinchen längere Zeit in Wasser von 12 Grad so lange, daß die Darmwärme bis unter 24 Grad sank. Erst nach 6 bis 7 Stunden Erwärmung war die richtige Körperwärme wieder erreicht. *Jenßen* und *Hoover* fanden Kältetod bei Ratten, Kaninchen und Meerschweinchen erst nach Abkühlung auf 9 Grad.

Winterstein kühlte Meerschweinchen bis auf 6 bis 11 Grad, Kaninchen bis auf 8 bis 15 Grad Darmwärme ab, bis keine Lebensäußerung mehr erkennbar war und das Herz anscheinend stillstand. Die scheinbar toten Tiere blieben dann noch einige Minuten bis $2^1/_2$ Stunden in Zimmerwärme. Durch künstliche Atmung und warme Ringerlösung kamen Herz, Atmung und Reflexe bei den meisten Tieren wieder in Gang. Derartiger Kältescheintod, ähnlich dem Winterschlaf der Poikilothermen oder dem unerklärten Scheintod lebendig begrabener Fakire, dürfte beim Menschen recht selten zu beobachten sein. Der einzige, der über Scheintod Erfrorener und sogar über tagelange Dauer desselben berichtet hat, ist *Sticker* (84). Auch scheinen nicht tötliche Abkühlungen von 10 Grad und mehr nicht eben häufig zu sein, doch wurde Unterwärme bis zu 20 Grad und dennoch Wiederherstellung beobachtet (82).

Die von Kälteintensität und Widerstandskraft abhängige Entwicklungsdauer der Erfrierung dürfte von Fall zu Fall verschieden sein. Der blitzartige Eintritt von Unterwärme wird von *R. Müller* (60) bestritten, von anderen behauptet und auf eine, auch von *Winterstein* für den tierexperimentellen Scheintod angenommene, direkte Reizwirkung der Kälte auf Herz und Atemzentrum erklärt, der gegenüber der langsame Erfrierungstod auch als Erstickungstod aufgefaßt worden ist (82).

Als erstes Anzeichen allgemeiner Erfrierung wird mit Regelmäßigkeit das Erlahmen des Zentralnervensystems, wie Ermüdung, Schwindel, Gähnen, Schwinden des Bewußtseins, Schwund der Reflexe usw. und schließlich Schlaf, der in schmerzlosen Tod übergeht, angegeben. Zuweilen gehen dem Tode noch starke Schmerzen voraus (82). *Quinke* und *Glaser* (60) fanden Bewußtsein noch bei 26,7 Grad Darmwärme erhalten. Mir wurde von Gewährsmännern die Unmöglichkeit Halberstarrter, laut zu sprechen, angegeben. — Die Atmung kann nach *Sonnen-burg* (82) auf 8 Grad — auch *Cheyne Stokescher* Atemtypus wurde beobachtet — der Puls bis auf 40 und weniger heruntergehen und den-noch Genesung möglich sein.

Tritt der Tod nicht gleich als unmittelbare Folge der Unterwärme ein, so erfolgt er oft noch mehr oder minder plötzlich, nachdem der Erfrorene schon auf höhere Wärmegrade wieder gebracht worden ist. Eine befriedigende Erklärung dieser Beobachtung schien die Annahme, daß in solchen Fällen die Wärmezufuhr zu schnell erfolgt und hierdurch ebensolche Schädigungen des Zellebens verursacht worden waren, wie bei den örtlichen Erfrierungen, zu bieten. Dem stand indessen die Er-fahrung des Tierversuchs (z. B. *Laptschinski* [60]), daß mehr Tiere und viel schneller nach Erfrierung im heißen Bade gerettet werden konnten, wie bei langsamer Erwärmung, gegenüber. Nach *Sonnenburg-Tschmarke* soll die Erfrierungsdauer diesen Unterschied der Beobachtungen be-dingen. Sie betonen, daß die Tiere unmittelbar nach der Erfrierung gerettet werden konnten, während erfrorene Menschen sich meist viele Stunden lang im erstarrten Zustande befunden hatten. Nach *R. Müller* (60) läßt sich der Unterschied aus den Größenunterschieden von Mensch und kleinen Versuchstieren erklären. Eine andere Beleuchtung er-fährt der plötzliche Tod bei beschleunigter Aufwärmung des erstarrten Körpers durch die Vorstellung der Blutleere von Herz und Hirn in-folge des überstarken Blutzudrangs zu den Hautgefäßen, durch die Annahme des »Verblutungstodes in die Haut« (10). Hierbei wäre zu beachten, daß nicht nur die rein mechanisch gedachten Zirkulations-störungen, sondern mehr vielleicht noch die durch Nachlaß des nervös bedingten Herz- und Gefäßtonus hervorgerufenen Kreislaufschwankun-gen angeschuldigt werden können.

Nach dem Aufwachen aus der Erstarrung fehlt anscheinend nie ein Stadium der Hirnreizung (82), wie Kopfschmerz, dauernde Schwäche, Erregungszustände und Delirien. Hier wäre auch die von *Larrey* (82) hinterlassene Beobachtung von Kata- und Epilepsie zu nennen. Es liegt nahe, die bei Lawinenverschütteten beobachteten Erregungs-zustände mehr als Folge der Erstarrung als einer hypothetischen Schreckwirkung aufzufassen.

Von *Sonnenburg* werden auch länger dauernde Veränderungen des Geschmackssinns und der Sprache genannt.

Weiterhin dürfen wir annehmen, daß der gesamte Organismus durch Überladung des Blutes mit Giftstoffen eine Schädigung erfahren hat, die eine anhaltendere Herabstimmung von Körper und Geist hervor-zurufen imstande ist, wie man in ähnlicher Weise die Fliegerkrankheit auf Kälteeinwirkung im Höhenklima zurückgeführt hat.

Daß auch die immunochemischen Schutzkräfte des Organismus durch die Unterkühlung eine Schädigung erfahren, wissen wir seit dem bekannten, viel bestätigten Versuche *Pasteurs*, der Hühner nach Ab-kühlung mit Milzbrand infizieren konnte, während sie sich nicht ab-gekühlt als immun erwiesen.

Die längere Dauer der völligen Wiedererwärmung nach hochgradigem Wärmeverlust, über die von *Sticker*, wie erwähnt, berichtet wird, wird von anderen bestätigt. So berichtet *W. Oster* (60), daß bei einem Geretteten in 10 Stunden die Darmwärme von 24 auf 33 Grad stieg. In einem der mir zugegangenen Berichte wird von mehrstündigen, schließlich erfolgreichen Bemühungen gesprochen. Für die Wiederherstellungsdauer normaler Wärme dürften neben dem Grade der Unterwärme und der Intensität der Wärmezufuhr, sowie auch der vorausgegangenen Entwicklungsdauer, breite individuelle Schwankungen maßgebend sein.

Die Prognose ist in jedem Falle hochgradiger Abkühlung als eine ernste zu bezeichnen. Es kommt hinzu, daß auch das Nachstadium noch immer durch eine Erkältungskrankheit, z. B. Lungenentzündung, gefährlich werden kann.

Die Diagnose dürfte in den meisten Fällen keine Schwierigkeiten bieten. Höchstens könnte es auf dem Schlachtfelde zweifelhaft werden, ob die Kälteerstarrung primär oder sekundär, infolge starken Blutverlustes oder torpider Gasvergiftung, eingetreten ist.

Die Leichenöffnung ergibt keine bezeichnenden Veränderungen. *V. Dieburg* (15) hebt die Blutüberfüllung der inneren Organe hervor. Die hellrote Blutfarbe, irrtümlich auf vermehrte O_2-Zehrung zurückgeführt, ist nach *Wachholz* (89) lediglich eine Veränderung des Blutfarbstoffes in der Kälte. Auch den Blutungen in die Magenschleimhaut, *Wischnewski*schen Flecken, die nach *Krjukoff* (43) ein wertvolles Erkennungszeichen sein sollten, kann nach *Dyrenfurth* (19) eine Bedeutung für den Tod nicht zuerkannt werden.

Ätiologie. Äußere und innere Hilfsursachen pflegen im allgemeinen durch ihr Hinzutreten die Erfrierung zu ermöglichen. Unterkühlung und Erstarrung können nicht zustande kommen, solange der Körper genügend bekleidet ist, genügend Nährwerte zugeführt erhält und sie zu verwerten imstande ist, solange er ferner eine ausreichende Bewegungsmöglichkeit besitzt, deren sich jeder Frierende in reichlichem Maße bedient, wenn er sie nicht aus äußeren oder inneren Gründen verloren hat. Dank ihrem besonderen Kälteschutz erfreuten sich Polarforscher ungestörten Wohlbefindens selbst bei einer Kälte bis zu 45 Grad. So war auch der vollkräftige Soldat des Weltkrieges mit der ihm zugedachten warmen Unterkleidung, mit Mantel, mehreren Decken und mit Pelzen, wenn besonderer Schutz nötig wurde, selbst in wenig ausgebauter Stellung gegen Erfrierungstod geschützt. Indem rechtzeitige Vorsorge der Heeresverwaltung und Liebestätigkeit der Heimat sich miteinander verbanden, wurde eine gute Ausstattung mit Wintersachen selbst dort, wo zu Beginn des ersten Kriegswinters, insbesondere bei jungen Formationen, ein Mangel daran vorhanden war, ermöglicht. Ausnahmsweise mochte aus dem Bestreben der Truppe, sich ihre Beweglichkeit zu erhalten, die Ausgabe der Winterausstattung nicht frühzeitig genug erfolgt sein. Auch gab es in den wechselreichen Kämpfen Verhältnisse, die es unmöglich machten, insbesondere bei plötzlich einsetzendem

Froste, mitten im Kampf oder nach der Schlacht der abgekämpften
Mannschaft den genügenden Schutz zu beschaffen.

In einer Januarnacht 1917 wurde bei Nanesti am Sereth, das nachmittags bei
strömendem Regen gestürmt worden war, die M. G. K. I. R. 148 in der Stellung
von heftigem Schneesturm und starker Kälte überrascht. Am nächsten Morgen
wurden 3 Leute unverwundet, in einer Deckung eingeschneit, leblos erstarrt
aufgefunden.

Am 30. 11. 1917 wurde von einem Teil des I. R. 192 während der Tankschlacht
bei Cambrai ein Angriff ohne Gepäck ausgeführt. Der Trupp sollte nach Erledi-
gung seiner Aufgabe sogleich zurückkehren. Der Vorstoß mißglückte. Ein Teil
der Leute blieb ohne Mantel und Decken im Trichterfelde zurück. Am 2. Dezember
fand man 3 Mann ohne Wunden, nach der Annahme des Truppenarztes erfroren, auf.

Durch mangelnde Gewöhnung wird, ebenso wie die Erkältung, auch
die Erfrierung, aber diese mehr noch durch mangelnde praktische Erfahrung im Kälteschutz begünstigt. Die soeben aus der Heimat ange-
kommenen Ersatztruppen litten mehr unter der Kälte, als die in langen
Kälteperioden abgehärteten, mit der Technik des Kälteschutzes ver-
trauten Frontkämpfer. Erkennung der Gefahr und Erfahrung in ihrer
Abwehr befähigten den Führer zu einer wirksameren Vorbeugung.

Ermüdung und Erschöpfung sind die im Kriege häufigsten Ursachen
der Allgemeinerfrierung. Erschöpfung durch körperliche und physische
Überanstrengung ist eine Selbstverständlichkeit, zu deren Bestehen der
Soldat erzogen wird. Mehr als in früheren Kriegen ist sie im Weltkriege,
dem Erschöpfungskrieg $\kappa\alpha\tau'\ \dot{\epsilon}\xi o\chi\dot{\eta}\nu$, von der Kriegstaktik in Rechnung
gesetzt, hat sie in Einzelkämpfen über Sieg und Niederlage entschieden,
hat vor allen der deutsche Soldat in beispielloser Ausdauer das Äußerste
hergeben müssen. Nun wissen wir, daß, im biochemischen Sinne
Weichardts gesprochen, die Ermüdungsstoffe den allgemeinen Gewebs-
tonus herabsetzen und daher wärmesenkend wirken. Der ermüdete
Muskel entwickelt dabei weniger Wärme.

Anstrengender Marsch in geschlossener Kolonne mochte als eine
Hauptleistung des Winterkämpfers in früheren Zeiten eine besondere
Erfrierungsgefahr geboten haben. Aus dem Weltkriege liegt mir nur
ein Bericht vor, nach welchem 5 Mann einer soeben aus der Heimat
eingetroffenen Reserve-Sanitäts-Kompagnie auf dem Marsch zurück-
blieben, später halb erfroren aufgefunden und gerettet wurden.

Ausschaltung der Muskelbewegungen bildet eine starke Einschränkung der Wärmebildung, Schlaf im Freien daher eine unberechenbare
Erfrierungsgefahr.

Einige abgelöste Mannschaften in einer Karpathenstellung Winter 1916/17
schlafen am Lagerfeuer. Zur Ablösung gerufen, erheben sich alle bis auf einen,
der auf Anruf nicht hört. Er ist erfroren.

Welch großen Einfluß die Hirntätigkeit auf die Wärmeerhaltung ausübt, beweist die Unterwärme von Schlafkranken im heißen Tropenklima.

In gleicher Weise wie Ermüdung und Erschöpfung wirken Krankheiten, insbesondere Seuchen, bei denen Unterwärme bis zu 34 Grad oft
zum schweren Krankheitsbilde gehört.

Die Frage der individuellen Disposition hat für Feldverhältnisse mehr
theoretische als praktische Bedeutung; denn gefährdet war vorzugs-

weise eine Auslese von Männern an der Front. Je größer die Masse des einem mit warmem Wasser gefüllten Behälter vergleichbaren menschlichen Körpers, je kleiner die Oberfläche im Verhältnis zu ihr, je kräftiger die Konstitution, d. i. das Vermögen, neue Wärme zu erzeugen, desto länger bleibt die Körperwärme erhalten. Das tägliche Leben zeigt ja hin und wieder erstaunliche Beispiele, in denen selbst langdauerndes Baden in Eiswasser ertragen wird.

Ein dicker Unterhautfettmantel bedeutet eine schlechtleitende Schicht, welche die Wärmeleitung von den Muskeln zur Hautoberfläche einschränkt. Vögel, Robben und Wale besitzen durch ihn bekanntlich besondere Wärmeschranken.

Von allergrößter Wichtigkeit sind vorausgegangene Blutverluste. Wohl ist der Körper imstande, dem Herzen den Verlust an Pumpmaterial durch Abgabe von Gewebsflüssigkeit und Beförderung größerer Blutmengen in der Zeiteinheit quantitativ auszugleichen, doch bleibt die Gesamtverbrennungskraft des Blutes dabei gemindert. Die Unterwärme bei großen Blutverlusten ist daher verständlich. Bei schweren Verletzungen wirken zudem Schock und Kollaps, sowie die Unmöglichkeit der Beschaffung des nötigen äußeren Schutzes entscheidend mit. So mögen sich die Kolonnen frosterstarrter Leichen auf den Schneefeldern östlicher Schlachten mit den vielfach grotesken Erstarrungshaltungen, z. B. der erhobenen Arme, zu nicht geringem Teil erklären. Man muß annehmen, daß im Weltkriege, während der großen Winterkämpfe ein gewaltig großer Teil von Schwerverwundeten, soweit sie nicht bald nach der Verletzung geborgen wurden, oder — seltener — einen langen Transport in der Kälte zu bestehen hatten, mehr der Kälte als der Verwundung zum Opfer gefallen sind. Auch leichter Verletzte sind gefährdet, wenn sie nicht in der Lage sind, sich selbst zu helfen.

Beim russischen Durchbruchsversuch an der Aa, Januar 1916, erhält ein von einem Zuge besetztes Blockhaus einen Volltreffer. 7 dabei leichter Verwundete kriechen aus dem Trümmerhaufen und erfrieren, während Hilfe wegen Gefechts nicht möglich ist.

Februar 1915 wurden 1 Leutnant und 5 Mann des I. R. 131 in einem Verwundetennest hinter einem Abhang des Augustower Waldes erfroren aufgefunden, der Offizier anscheinend während seiner Bemühungen, den Abhang zu erklettern, erstarrt.

Behandlung. Erster Grundsatz der Behandlung ist langsame Wiedererwärmung unter Vermeidung weiterer Abkühlung. So schnell wie möglich ist mit dem Versuch zu beginnen, dem Körper den an seiner Oberfläche zum Stillstand gekommenen Blutumlauf anzuregen. Der erfrorene und erstarrte Körper ist eilig zu entkleiden und in einem Raum von so niedriger Temperatur, daß der Schnee höchstens schmilzt, im Felde wird oft jeder windgeschützte Ort recht sein müssen, vollständig in Schnee einzupacken oder bei Mangel an Schnee in nasse Tücher zu legen und zu reiben, bis die Starre beseitigt ist. In Krankenhäusern wird man vorteilhafter mit kühlen (etwa 15 Grad) langsam erwärmten Bädern die Wiederbelebung versuchen und an dem Maß der erreichten

Körperwärme die weiter nötige Erwärmung des Bades errechnen können.
Nach Lösung der Starre wird der noch nicht wieder voll Belebte in
ein ungewärmtes Bett gebracht. Bei schwacher Atmung würde künstliche Atmung zu versuchen sein. Insbesondere würde der im Gaskampf-
felde leicht erreichbare Pulmotor die Beatmung selbst bei Gliederstarre
ermöglichen. Selbst bei Scheintod wäre mit der Herstellung eines Not-
kreislaufs durch Beatmung die Selbsttätigkeit des Kreislaufs wachzu-
rufen. Bei schlechter Herztätigkeit würden Herzmittel, insbesondere
das meist bis in die Haargefäße hinein wirksame Adrenalin, zu
empfehlen sein.

Die Behandlung ist in jedem einzelnen Falle dem Arzte zu überant-
worten. Er hat auch bei gehäuften Zugängen die notwendige Behandlung mit allen Kräften durchzusetzen.

Sobald Schlucken möglich ist, wird man mit warmen Getränken die
Wiederkehr des Lebens beschleunigen. Auch wird sich dann wärme-
spendender Alkohol zur Belebung der gesamten Lebensenergie und
gleichzeitig schnellstem Ausgleich des Stoffwechseldefizits empfehlen.

Bei drohender Herz- und Gehirnblutleere wären die zu ihrer Bekämpfung eingeführten Maßnahmen, wie Blutleerwicklung und Hochlagerung
der Beine, heiße Kochsalzeingießungen u. dgl. angebracht.

Vorbeugung. Das häufigere Vorkommen der Erfrierungen im Welt-
kriege macht auch in Zukunft ihre Vorbeugung zu einer wichtigen
Aufgabe der Truppenhygiene. Führer und Arzt haben auf rechtzeitige
Beschaffung und Verwendung des Kälteschutzes hinzuwirken. Regel-
mäßige Wettervorhersagen der Wetterstationen geben der Leitung die
Möglichkeit, ihre Pläne auf Wetterkatastrophen einzustellen.

Eine zweckmäßige Kleidung erhöht die Kältetoleranz und gab im
Felde oft allein möglichen Schutz gegen die Kälte.

Dabei ist zu beachten, daß von den Winterkämpfern die gleiche
Kleidung sowohl bei scharfem Frost, wie bei mildem Wetter getragen
werden mußte. Das Hinzufügen von Decken zur Ausrüstung war daher
sehr zu begrüßen. — Wollkleidung verlangsamt und vermindert auch
bei strenger Kälte am besten den Luftzutritt zur Haut, ohne ihn auf-
zuheben. Sie ist auch in dünner Schicht schon wärmend und daher
vorzuziehen, da das Tragen dicker Unterkleider unbequem ist, besonders, wenn der Schnitt der Uniform nicht darauf eingerichtet ist. — So
ungünstig die zu eng geschnittene Kleidung wegen der Bewegungs-
behinderung ist, so darf auch die passende Weite nicht überschritten
und damit größeren Mengen kalter Luft der Zutritt zur Haut ermöglicht werden. Die Notwendigkeit eines besonderen Schutzes einzelner
Körpergegenden, z. B. der Brust durch Lungenwärmer, insbesondere
auch des Leibes, auf den schon der Schnitt des Uniformrocks Rücksicht
nimmt, durch Leibbinden, der Gelenke durch Puls- und Kniewärmer,
wird nach den Bedürfnissen des einzelnen zu beurteilen sein.

Die Ausgabe der Wintersachen hat rechtzeitig zu erfolgen. Dabei
ist aber einer Verweichlichung durch allzu frühes Anlegen entgegen
zu wirken. Besonders schwer fällt bekanntlich das Wiederablegen des
besonderen Zuschusses an Kleidung am Ende einer Kälteperiode. Ab-

härtung in der Übergangsjahreszeit wird besser durch das Tragen einer luftdurchlässigen, eben ausreichenden Kleidung als durch kalte Waschungen erreicht, mit denen im Felde oft Mißbrauch getrieben wurde.

Durch Zulagen zur Verpflegung ist ebenso sehr dem Hunger, wie der Erhöhung des inneren Schutzes gegen Abkühlung, Rechnung zu tragen. – Warme Mahlzeiten aus der Feldküche haben sich auch hier bewährt, indem sie Behaglichkeitsgefühl und Leistungsfähigkeit vermehrten. Heiße Getränke werden von jedem Frierenden begehrt. — Gegen die Verabreichung von Alkohol in mäßigen Rationen zur Winterszeit konnten ernsthafte Einwände nicht erhoben werden. Nach *Rubner* und *Tigerstedt* wird durch Alkohol, infolge der vermehrten Umsetzung im Innern, der nach Erweiterung der Hautgefäße vermehrte Wärmeverlust aufgewogen. Dieser wichtigen ernährungsphysiologischen Bedeutung des Alkohols in der Kälte stehen weite Kreise jedoch ablehnend gegenüber. Im deutschen Heere geschah die Zuteilung in Form eines leichten Branntweines zum Tee, der sich bei den Leuten, die Wochen hindurch in Gräben bei Kälte und Nässe aushalten mußten, als sehr nützlich erwies. Auch dort, wo regelmäßiger und mehr, wie bei den K. u. K. und den französischen Armeen ausgegeben wurde, hat sich Nachteiliges nicht ergeben (17). Übermäßiger Alkoholgenuß, wie er in einzelnen Fällen bei Zuteilung des Alkohols an ganze Truppenteile möglich war, ist in jeder Form schädlich, wegen seiner einschläfernden und die Gefahr verschleiernden Wirkung in den Zeiten der Erfrierungsgefahr besonders gefährlich. Der Erfrierungstod im gewöhnlichen Leben betraf zu einem hohen Prozentsatz Betrunkene.

Weitere vorbeugende Maßnahmen haben der Truppe im Biwak und in der Stellung zu gelten. Hier wird sich die Kunst- und Sachverständigkeit einer guten Führung, außerhalb wie innerhalb des Kampfgeländes, im besonderen Maße erweisen, indem sie sich der Mittel bedient, die jeweils bei dem Wechsel der Verhältnisse als die zweckmäßigsten erkannt werden.

Die alte Vorschrift, auf dem Marsch ohne Mantel zu marschieren, ist bewährt und beliebt. Ebenso nützlich war die Vorschrift der Felddienstordnung, daß die vordersten Abteilungen geschlossener Kolonnen, die auf verschneiten Wegen die Bahn treten, und ebenso die, welche bei scharfer Luftbewegung auf der Windseite marschieren, von Zeit zu Zeit abgelöst werden. Die Vorschrift erübrigt sich, wenn, wie jetzt gewöhnlich, in losester Marschfühlung und im Gänsemarsch marschiert wird.

Ermüdenden ist mit allen Reizen die seelische Spannkraft zu erhalten. Den Ermüdeten ist ebenso wie den Nichtabgehärteten Gepäckerleichterung zu gewähren. Zurückbleiben von Nachzüglern ist zu verhindern; denn die Gemeinschaft wird sich immer besser der Kälte erwehren können, als der Einzelne.

Ein Artilleriebeobachter, der sich trotz Verwarnung allein ins Quartier begab, erfror auf dem Wege dorthin. — Auf der Ludwigshöhe in den Karpathen erfror Januar 1917 1 Mann, der sich zur Nachtzeit bei Schneesturm auf den Weg begeben hatte, 50 m von der Abgangsstelle entfernt.

Ein Verbot, Einzelne in Marsch zu setzen, hatte sich in den Karpathen als notwendig erwiesen.

Außerordentlich hat sich die Vorschrift bewährt, die Wege durch Stecken mit Strohwisch kenntlich zu machen. — Beim Übergang zur Ruhe sind besondere Vorkehrungen zu treffen. Auf die Gefährlichkeit des Schlafes im Freien kann nicht genug hingewiesen werden. Bei Biwak ist durch Aufwerfen von Wällen, Aufbau von Schneemauern und Zeltbahnen die Windseite zu schützen. Anlehnung an einen Wald ist zu bevorzugen. — Im Schutze einer ausgebauten Stellung dürfte, soweit meine Erkundigungen ein Urteil erlauben, der Erfrierungstod überhaupt nicht vorgekommen sein. Der Ausbau der Stellung dort, wo die Truppe in der Winterkälte sich zu behaupten hat, ist nur unter Voraussetzung der rechtzeitigen Beschaffung des Materials ausführbar. Unangenehme Warnung durch frühzeitigen Kälteeinfall sollte hierbei nicht erst zur Beschleunigung treiben dürfen. Wohnliche Unterstände, in zweiter Linie ein System von Blockhäusern (näheres darüber bei *Praußnitz* [69], *Messerschmidt* [55a]) ermöglichten das Ausharren in unwirtlichen Gegenden und im Gebirge, wo die Kälte am schwersten zu bestehen war.

Die abgekämpfte Truppe, ohne Verpflegung im feindlichen Feuer, bedarf ganz besonderer Aufmerksamkeit und energischer Maßnahmen der Führung. Ein häufiger Wechsel der Besatzung, insbesondere der Horchposten, muß jedem Führer eine geläufige Maßnahme sein.

Ganz besonders ist auf den Verwundetenschutz gegen Erfrierungen hinzuweisen. Die rechtzeitige Bergung der Verwundeten nach der Schlacht, das Absuchen des Schlachtfeldes durch Krankenträgerpatrouillen, unter Benutzung von Sanitätshunden, ist mit beschleunigtem Abtransport, womöglich in heizbaren Krankenwagen, zu verbinden.

Auf den verschneiten Karpathenmarschstraßen erwies sich für den Leichtverwundetenabmarsch die Einrichtung von Relais mit Fernsprecher in Abständen von 2 km als nützlich. Sie erlaubten das Eintreffen von angemeldeten marschfähigen Verwundeten zu kontrollieren. Bei Ausbleiben eines Trupps wurde sogleich ein Hilfskommando von der benachrichtigten Sanitätsformation ausgesandt (55b).

B. Örtliche Erfrierungen.

Vorkommen. Ungleich häufiger als die allgemeinen und von desto größerem Einflusse auf die Gefechtskraft der Armeen sind im Weltkriege die örtlichen Erfrierungen gewesen. In der großen Mehrheit waren es Fußerfrierungen, welche vorwiegend auf dem östlichen, aber auch auf dem westlichen Kriegsschauplatze, zeitweise einen großen Umfang annahmen, an einzelnen ungünstigen und von Kämpfen bewegten Abschnitten schätzungsweise wohl die Hälfte der kampffähigen Mannschaft betroffen haben mag. Daß nicht nur bei mehr oder minder strenger Kälte, sondern fast noch häufiger infolge der Bodennässe, Fußerfrierungen im Kriege zustandekommen nicht allein, wie früher (84) zur Zeit der Schneeschmelze, sondern, was zuerst aus dem Balkankriege berichtet worden ist, im nassen Kampfgelände, im Wasser der Schützengräben (Schützengrabenübel bei den Franzosen genannt), im Schlamme der Anmarschstraßen, im unwegsamen Trichterfelde, hat der Weltkrieg im allergrößten Ausmaß bestätigt. So sah man massenweises Auftreten sowohl bei hoher Kälte wie bei Tauwetter, in der Winterschlacht 1915 in Masuren, in Kälte und Sumpf 1916/17 vor Verdun, ferner auf allen Hochgebirgsabschnitten, wie besonders aus Berichten unserer Verbündeten hervorgeht, sowie bei strengstem Frost im Januar 1916 an der Nordostfront.

Pathogenese. Etwas anderes ist die Abkühlung des Körpers, welche alle physiologischen Vorgänge zum Erlahmen bringt, etwas anderes die manifeste pathologisch-anatomische Veränderung, welche das Körpergewebe als Folge erheblich größerer Auskühlung erleidet. Durch Einwirkung von Kältemischungen erzielte man im Tierversuch Gewebsschädigungen, die mit den am Menschen beobachteten Erfrierungsbildern nach Art und Grad übereinstimmten.

Seit den Ergebnissen der *Rischplerschen* Untersuchungen (71) muß man annehmen, daß alle Gewebskomplexe an der durch die Kälte bewirkten Schädigung infolge Zellprotoplasmaveränderung beteiligt sind und zugrunde gehen, sofern nur die Kälte genügend intensiv und lange eingewirkt hat. Biologische Blutveränderungen, die man um so eher anschuldigte, seitdem man wußte, daß Blut durch Eisbildung seinen Farbstoff verliert, primäre anatomische Gefäßveränderungen, wie die von *Kriege* (42) und *Hodara* (34) angenommene Thrombose und hyaline Gefäßwandentartung, konnten seitdem nicht mehr als die alleinigen Vermittler der Kälteschäden anerkannt bleiben.

Nun erstreckten sich diese Untersuchungen auf Versuchstiere, denen Körperteile durch Einwirkung höherer Kälte zum Gefrieren, das erst bei 4 Grad Kälte eintritt, gebracht worden waren, bei denen schädliche osmotische Vorgänge während des Auftauens (76) zu der rein thermischen Wirkung hinzukamen. Sie gaben keine Aufklärung über die Gewebsveränderungen bei geringerer Kälte und niederen Wärmegraden, die wir namentlich bei den Fußerfrierungen im Kriege beobachtet haben. Hier mußte von vornherein neben der reinen oder direkten Kältewirkung eine indirekte, die Absperrung des Blutzuflusses, für die irreversible Gewebsschädigung verantwortlich gemacht werden. *Marchand* (53) hat die Bedeutung der ischämischen Erfrierungen des gewöhnlichen Lebens wohl als erster schärfer hervorgehoben und betont, daß in unsern Klimaten die Erfrierungen in überwiegendem Maße nicht bei den niederen Temperaturen von Eismischungen als Folge von Eisbildung erfolgen. Bei den Fußerfrierungen des Krieges ist der Anteil der Ischämie eine noch viel weitreichendere gewesen. Bei ihnen hat die unmittelbare Kälte oder Auskühlungswirkung an dem Zustandekommen der Schäden einen um so geringfügigeren oder auch gar keinen Anteil gehabt.

Schade (76) hat die direkte Kältegewebswirkung in ausgedehntem Maße auf Veränderungen des Kolloidzustandes zu beziehen und ver-

mittels der Elastrometrie zu messen versucht, daneben aber auch andere
Veränderungen, z. B. in der Löslichkeit der nichtkolloiden Stoffe, Ver-
schiebungen des chemischen Gleichgewichts, Herabsetzung der chemischen Reaktionszeiten angenommen.

Die Änderungen der peripheren Blutverteilung, als Vorbedingung
der Ernährungsschäden, unter dem Einflusse der Kälte, sind demgegenüber wissenschaftlich mehr erfaßbar und begründet. Der anfänglichen
kurzdauernden arteriovenösen Anämie mit beschleunigter Kapillar-
strömung folgt die Hyperämie mit verlangsamter Strömungsgeschwin-
digkeit bis zur Stasis, wobei die Kapillaren stärker gefüllt sind. Die
Kältehyperämie erfolgt in gleicher Weise (72), wie diejenige nach Abnahme der Blutleerbinde, die man als eine aktive, vom Nerven unab-
hängige Eigentätigkeit der Kapillaren aufzufassen gewohnt ist. Man
kann nicht umhin, dieser viel umstrittenen Reaktion eine nützliche
Wirkung namentlich auch hinsichtlich Verhütung von Frostschäden
zuzuschreiben, da sie selbst bei verlangsamter Strömungsgeschwindig-
keit mehr frisches Blut in der Zeiteinheit an die Oberfläche treten läßt,
der Abkühlung entgegenwirkt, daneben auch die Ausheilung oberfläch-
licher Schäden befördert. Diese Bedeutung der Hyperämie erkennt
man z. B. in außerordentlich sinnfälliger Weise an den Grenzen frischer
scharf abgesetzter Röntgenerytheme. Regelmäßig konnte ich beobachten, daß innerhalb der Grenzen des Erythems die Kältestase sehr viel
später auftritt als auf der benachbarten, gegen Strahlen gut abgedeckten
Haut. Gleich wirksam als Schutz gegen Kälte- und Nässeschäden ist
die Hyperämie für die Kriegserfrierungen von besonderer Bedeutung.
Je besser die Hautreaktion, desto langsamer überwindet der Verengungs-
reiz bei zunehmender Abkühlung den vom Gefäßtonus und Füllungs-
zustand abhängigen Widerstand der Gefäße, um so größer ist auch die
Gegenwirkung gegen äußeren Druck, um so langsamer entwickelt sich
bei weiterer Einwirkung der Kälte Blutleere und Stase, gefolgt von der
Schädigung der Gewebselemente.

Die ersten nach dem Auftauen gefrorenen Gewebes sich bildenden
Reaktions- und Entzündungserscheinungen, Vakuolenbildung, Änderung der Kernfärbbarkeit, Ödeme treten nach *Rischpler* schon innerhalb 20 Minuten, Randstellung der Leukozyten, Schädigung der glatten
Gefäßwandmuskulatur u. dgl. nach etwa 3 Stunden, Regenerations-
erscheinungen schon nach 6 Stunden auf. Für die Mischformen von
Kälte- und Nässeschäden sind diese Zeitangaben ohne Belang. Denn
bei ihnen kann man nicht sagen, wann die Zirkulation zum Stillstand
gekommen ist, darum auch nicht den zeitlichen Eintritt sichtbarer
Schädigung berechnen.

Ätiologie. Wollte man die Zahl der Frostschäden mit den Wetter-
komponenten, Kälte, Nässe, Wind, auf einer Wetterkurve in Zusammenhang bringen, wie es *Schade* (76) in bezug auf Erkältungskrankheiten
durchgeführt hat, müßte dazu ebenso, wie bei diesen eine Kurve aller
größeren Kämpfe, welche die vorbeugenden Maßnahmen der Truppe
verhinderten oder illusorisch machten, ergänzend hinzutreten, sonst

würde der wichtigste Faktor auf der Kurve fehlen. Die Erkrankungsziffern dürften daher auch dauernd, wie eingangs erwähnt ist, gewechselt haben. Sie waren zudem von den Erfahrungen der Truppe im Kälteschutz — Herbst 1914 besonders fühlbar (27) — abhängig. Man mochte später, im Laufe der Wintermonate und Jahre, gelernt haben. die Erfrierung zu bekämpfen (38a), ein Vorteil, der jedoch durch höhere Anforderungen an die Truppe wettgemacht werden konnte.

Der Kälteschaden befällt fast ausschließlich örtlich disponierte Körperteile. Es sind die dem Herzen am weitesten entfernt liegenden Teile, die von den Ausläufern der Gefäßprovinzen versorgt werden. Frostschädigungen finden wir daher in erster Linie an den Zehen, Fingerspitzen, Ohrmuscheln und Nase.

Die örtliche Disposition ist in hohem Maße von der Gewöhnung der Haut abhängig, nicht allein vermittels der Schutzfunktion im Sinne der Hyperämie, sondern auch infolge Verdickung der obersten Hautschichten nach wiederholter Schädigung. Hände, die das Arbeiten im Freien gewohnt sind, versagen auch bei höherer Kälte unbekleidet nicht den Dienst. während nichtgewöhnte schon nach kurzer Entblößung erfrieren. Die Gewöhnung der Füße kann unter dauerndem Kälteschutzkleid nur in geringfügigem Maße erfolgen.

Größere Verletzungen, insbesondere Verwundungen, mögen sie frisch oder vernarbt sein, bedingen auch außer den Gefäßstammverletzungen eine Schwächung der peripheren Durchblutung und erhöhen damit die örtliche Erfrierungsgefahr. Über vermehrte Neigung Verwundeter berichtet *Plaschkes* (65). Er konnte bei ihnen auch schnellere und anhaltendere Vereisung mit Chloräthyl nachweisen. Ebenso findet man schnellere Chloräthylstase bei allen äußeren Störungen des vasomotorischen Gleichgewichts, so nach früheren Erfrierungen, die eine Dauerstörung hinterlassen haben. ferner an festaufliegenden, daher schlecht ernährten Narben, an denen man leicht einmal Frostschäden erscheinen sieht. An sensibel gelähmten Gliedmaßen geht die Neigung zu Erfrierungen mit der Neigung zu trophischen Störungen Hand in Hand, für die das Ausbleiben der aktiven Hyperämie, das von *Breslauer* (6) schon innerhalb 8 Tagen beobachtet wurde, zur Erklärung herangezogen werden kann.

Wie für die Allgemeinerfrierung spielt auch hier die Disposition des ganzen Körpers eine gewisse Rolle. Denn je besser seine reaktive Wärmeproduktion, desto geringer ist die verhältnismäßige Auskühlung seiner gipfelnden Teile. Eine besondere Bedeutung erhalten aber doch wieder neben zentralen Kreislaufstörungen alle vasomotorischen Neurosen, die mit Vorliebe an den äußersten Teilen der Gliedmaßen sich auswirken, wo der Blutdruck infolge Länge der Strombahn und ihrer Verzweigungen schon stark vermindert ist. Hier wären die Gefäßkrämpfe der Sympathikotoniker, Vergiftungen mit Stoffen, die das sympathische und autonome System beeinflussen, so die im Felde häufig beobachteten Thyreotoxikosen (41), zu nennen. Übermäßiger Tabaksgenuß mochte im Orient einen besonderen Einfluß gehabt haben (8,49) —

Die vasomotorisch-neurotische Konstitution hat eine um so größere
Bedeutung gehabt, je mehr sie sich hinter der durchschnittlich kräftigen
Konstitution des Frontkämpfers verborgen hat. —

Wenn jedoch in einer Nacht 10 000 Erfrierungen an einem rumä-
nischen Frontabschnitt auftraten (36), oder eine Kompagnie vor Verdun,
eine andere während des Abwehrkampfes an der Aa, 20 Mann und
mehr mit Frostschäden täglich zurückschicken mußte, hat man nicht
lange nach Disposition und Konstitution, nach der Abhängigkeit ka-
pillarer Blutverteilung von individuellen Variationen und Empfind-
lichkeitsschwankungen zu fragen. Hier sind aus dem wahllosen Wirken
übermächtiger äußerer Einflüsse, denen gegenüber es keinen Schutz
gab, die verheerenden Schäden erwachsen.

Des verhängnisvollen Einflusses körperlicher Erschöpfung durch
Überanstrengung und Krankheiten wäre hier, insbesondere schon im
Hinblick auf die Herabsetzung des Gefäßtonus, zuerst zu gedenken.

Mangel an Bewegungsmöglichkeit, starres Verhalten in einer Stellung, sei es willkürlich oder gezwungen, bedeuten für die infolgedessen
schlechter durchbluteten und durchwärmten Körperteile eine wesentliche Ursache auch der örtlichen Erfrierungen. Die marschierende
Truppe ist Fußerfrierungen höchstens bei längerer Rast ausgesetzt.
Unter den Augen des Feindes, beim Hocken in Erdlöchern, was schon
allein durch Kompression oder Knickung der größeren Gefäße (*Friedrich*
[27], *Hughes* [38a]) eine Abschwächung der Zirkulation bedeutet, auf
Horchposten, ist fast jede Bewegung unmöglich. Selbst ein Vertreten
der Füße, um durch Bewegung die Durchblutung zu fördern und sie
zeitweise vom Fußsohlendruck zu befreien, ist beim Stehen und Kleben
im Sumpf nicht ausführbar.

Für die Finger kann das bewegungslose Halten der Hände beim
Anschlag, insbesondere wenn die Finger mit den Eisenteilen in Berührung kommen (56), oder beim Zügelhalten, schädlich werden.

Alle diese Hilfsursachen gewinnen an Bedeutung, wenn die Beklei-
dung unzureichend ist oder den Blutkreislauf des Körpers behindert.
Äußerer Druck ist wohl der gefährlichste Helfershelfer der Kälte in der
übergroßen Mehrzahl der Erfrierungen an den unteren Gliedmaßen.
Die gewaltigen Zahlen der Fußerfrierungen werden schon daraus verständlich, daß es keine einheitliche Fußbekleidung geben dürfte, die
allen Anforderungen des Krieges gerecht werden kann. Abgesehen von
größtmöglicher Marschleistung verlangen wir von ihr, daß sie hinreichen-
den Kälteschutz bietet, sowie eine Kompression des Fußes und Behinderung des Blutzuflusses ausschließt. — Die Bewährung des deutschen
Infanteriestiefels wird allseitig betont. Er schützte, wenn auch nicht
so vollkommen, wie der längere, weichschäftige, oben durch Riemen
angezogene, russische Stiefel, dessen Zweckmäßigkeit seine Einführung
bei uns empfahl, vor Einnässung von oben und dürfte schon deswegen
als Marschstiefel zur Winterszeit dem Schnürschuh mit Gamasche vorzuziehen sein. Er verlor, wie jeder Schuh, nach häufigem Einnässen
seine Porösität, wurde hart und schrumpfte. Die Tatsache, daß es ein

uneingeschränkt wasserdichtes Leder nicht gibt, gewinnt dem Leder bekanntlich den großen Vorteil, die gasförmigen Transpirationen durchzulassen und den Fuß trocken zu halten, während bei völlig gegen Wasser und Ausdünstungen dichter Fußbekleidung, zumal bei Schweißfuß, bald eine Durchnässung eintritt. Die Verwendung von Gummistiefeln, als der einzigen zuverlässigen Fußbekleidung, welche auf gegnerischer Seite getragen worden ist, kann sich deshalb nur bei häufigem Wechsel der Strümpfe bewähren, dürfte dann allerdings gegen Durchnässung und die durch sie bedingte Erfrierungsgefahr bestmöglichen Schutz bilden. — Bei dem von *Dreyer* (16a) angegebenen weiten, weichen Stiefel, der sich durch Riemen und Schnallen verengen läßt, ist ein besonders auch im Spann zu enger Stiefel ausgeschlossen und die Schwierigkeit des Aus- und Anziehens beseitigt, die beim gewöhnlichen Infanteriestiefel, wenn das Leder gefroren war, so groß sein konnte, daß der Soldat den Stiefel gar nicht erst auszog, sondern lieber darin übernachtete. Gerade das Schlafen in Stiefeln, wie es ja auch aus früheren Winterkriegen bekannt ist, hat nach meinen Erfahrungen während der Winterschlacht in Masuren häufiger zur Erfrierung Anlaß gegeben. — Das Tragen mehrfacher Wollschichten in weiten Stiefeln war eine gute Sicherung der Wärmeisolierung des Fußes, solange sie trocken blieben. Oft mußte aber der Wechsel wochenlang unterbleiben. Strümpfe und Fußlappen zogen sich, feucht geworden, über dem Fuß zusammen, wurden hart und bewirkten zugleich mit dem Stiefel die verderbliche Blutabsperrung (17, 27). Blässe der Haut und tiefe Eindrücke waren die nach Befreiung der Füße sichtbaren Folgen. Die bald einsetzende Rötung der Haut verriet indessen, daß ein ernsterer Schaden noch nicht entstanden war.

Wo ein Schnürstiefel als Marschstiefel benutzt wird, fügt man, um die Vorteile des Schaftstiefels möglichst zu vereinen, meist eine Gamasche hinzu; so allgemein bei der K. u. K. Armee und unseren westlichen Gegnern. Die Ansicht über ihre Zweckmäßigkeit war bekanntlich von jeher geteilt. Sie galten bei uns schon jahrzehntelang als abgetan (44). Nationaler Geschmack schien bei ihr maßgebender zu sein als hygienische Empfehlung. Denn lediglich hygienisch betrachtet, dürften Gamaschen aller Art erheblich mehr gegen als für sich haben, da sie drückend dem Unterschenkel aufliegen und unter ihnen die Luftzirkulation weit mehr als in Schäften verhindert wird. Bei den Wickelgamaschen kommt hinzu, daß sie nach Durchfeuchtung einlaufen und schnürende Wärmeleiter werden können. Die Schädlichkeit der Wickelgamaschen wurde im Kriege vielfach noch erhöht, wenn zu ihrer Befestigung Hanfschnüre oder Riemen gebraucht wurden. Gegen die Wickelgamaschen sprachen die Berichte vieler Balkankriegsärzte über die Schädlichkeit der auf dem Balkan landesüblichen Beineinwicklung, bei den Bulgaren z. B. eine Filzeinwicklung bis zum Knie und an den Füßen die fast nur aus Ledersohle bestehenden Opanken (47a). Aus alledem ergab sich, daß immer wieder, oft auch mit Übertreibung, die Wickelgamaschen für die Entstehung von Erfrierungen verantwortlich gemacht wurden. Die Möglichkeit konzentrischer Druckwirkung durch sie kann nicht bestritten werden. Es ist jedoch nicht zu vergessen, daß ebenso schädlich, wie der Druck der Wickelgamaschen, alles andere sein kann, was neben dem Schuh den Blutumlauf der unteren Gliedmaßen hinderlich ist, z. B. Strumpfbänder, ein zu festes Zuschnüren der Bindevorrichtung an der Reithose, ein unzweckmäßiges Zusammenlegen der Unter- und Oberhose im Stiefelschaft bei Fußmannschaften, mangelnde Kleiderweite, eine Reithose ohne eingearbeitetes Knie u. dgl. m.

Alle Kleidung, die den Unterschenkel abschnürt, bewirkt durch venöse Stauung und Vergrößerung des Querschnitts, die bei unnachgiebigem Druck nicht statthaben kann, eine Minderung des Blutumlaufs, soweit sie nicht durch direkte Beeinflussung der arteriellen Zufuhr wirksam wird, so daß also die Ischämie dann von kapillärer Stase eingeleitet wird. Am gestauten Glied tritt die reaktive Hyperämie nicht ein, wie ein *Bierscher* Versuch (2) dargetan hat, so daß auch dieser wichtige Schutz der geschnürten Gliedmaße fehlt. Endlich kann bei eingetretener Stase, wenn der Abfluß der Exsudatmassen die Voraussetzung der Wiedererholung noch lebensfähiger Teile ist, Druck auf die Abflußbahnen, Stauung und damit Gewebsschädigung vermehren.

Wenn bei überraschendem Wetterwechsel Nässe in Kälte, die das Stiefelleder zusammenzog, umschlug. oder einer Truppe, die durchnäßte Fußbekleidung am Leibe trocknete, wirkten Stiefel und Wollkleidung zusammen und steigerten den äußeren Druck, während gleichzeitig Verdunstungskälte noch mehr Wärme entzog. *Riehl* (70) erzählt, daß die meisten Soldaten, die mit erfrorenen Füßen eingeliefert wurden, zuerst durch Sümpfe wateten und darauf die Nacht hindurch im Freien lagen. Ähnlich berichten auch die vielseitigen Beobachter im eingeschlossenen Przemysl, *Volk* und *Stiefler* (88), die 47 schwere bis schwerste Erfrierungen bei der Besatzung sahen, die teilweise bei Atmosphärenwärme von 4 bis 9 Grad entstanden waren. Auch die von *Jürgens* (36) erwähnte Riesenziffer von Frosterkrankungen einer Nacht erklärt sich aus Überraschung der im Regen kämpfenden Truppen durch einfallende Kälte.

Die Tagesschwankungen der Wetterwärme im Hochgebirge wurden besonders schwer empfunden. Wenn eine Grabenbesatzung hier tagsüber im Schmelzwasser der Gräben stand und beim Eintritt strenger Kälte in der Nacht unabgelöst auszuharren hatte, konnte ein Zweifel an der Ursache von Massenerfrierungen nicht entstehen.

Ein gehäuftes Auftreten gerade auch schwerster Formen von Erfrierungen, eine oft tage- und wochenlang nach der Unterkühlung an den unteren Gliedmaßen symmetrisch auftretende Gangrän, wurde besonders in den Balkankriegen beobachtet (11, 16b, 56, 91). Eine breite Diskussion galt bekanntlich der Frage, inwieweit die Gangrän lediglich auf Auskühlung und äußeren Druck, der durch die unzweckmäßige Unterschenkelfußbekleidung besonders begünstigt wurde, zurückzuführen, oder aber ein Zusammenhang mit Seuchen, der von der

Mehrzahl der Berichterstatter abgelehnt wurde, anzunehmen war. Für die spät auftretenden Fälle wurden Störungen der Gefäßfunktion, die spastische Form vor der atonischen, daneben aber auch anatomische Gefäßveränderungen verantwortlich gemacht.

Daß durch wiederholte Kälte- und Nässewirkung Gefäßschädigungen im Sinne der Endarteriitis, einer Intimawucherung mit Verengung des Gefäßlumens und Wucherung des Endothels, entstehen, wurde von *Erb* (20), *Winiwarter* (92) angenommen, von *Hochhaus* (33), *Zöge v. Manteuffel* (52), *Rudnitzki* (74), *Uschinski* (87) übereinstimmend in Tierversuchen festgestellt.

Im Weltkriege hat die schwere, oft hochhinaufreichende symmetrische Gangrän keine größere Verbreitung gehabt. In erster Linie dürfte hierbei die Überlegenheit der Fußbekleidung und die bessere Verpflegung, welche eine Unterernährung nicht aufkommen ließ, sich geltend gemacht haben. Insbesondere konnte der Anteil der Seuchen bei ihrer geringen Verbreitung nicht erheblich sein. Einige wenige Fälle von Cholera- und Typhus-Gangrän der Unterschenkel, bei denen Kälte und äußerer Druck angenommen werden konnten, werden erwähnt (31, 41). Aber auch, ohne daß eine Kälteschädigung nachweisbar war, wurde schwere Gangrän bei Cholera, Fleckfieber und Typhus nicht gerade selten beobachtet.

Krankheitsbild. Frostschäden können sich, auch ohne daß ausgesprochene Kältestarre der Körperteile vorausgeht, entwickeln. Frosterstarrte Teile sollen nach altem Glauben leicht abbrechen. Aus dem Weltkriege, wie überhaupt in der Literatur (54), sind konkrete Angaben hierüber nicht gemacht worden. Für die Erfrierungen der Ohren und schmalen Nase dürfte die physikalische Erscheinung wohl noch am glaubwürdigsten sein. Die Versuche *Melchiors* (54), der an gefrorenen Fingern selbst bei stärkster Gewaltanwendung keinen Bruch hervorrufen konnte, sollten mit allen übertriebenen Vorstellungen hierüber aufräumen.

Man hat bei örtlichen Erfrierungen, ebenso wie bei Verbrennungen, eine Einteilung nach 3 Graden vorgenommen. Man darf ihr jedoch keinen hohen Wert beimessen, da man, im Gegensatz zur Verbrennung, oft nicht weiß, wie tief die Schädigung reicht und über den Eintritt von Gewebsschäden erst spät entscheiden kann. Aus didaktischen Gründen mag jedoch ein Festhalten an der eingebürgerten 3-gradigen Abstufung empfehlenswert sein.

Bleibende Röte der Haut zeigt uns, daß aus der funktionellen Anpassung der Hautkapillaren sich ein krankhafter Zustand, zugleich eine Schädigung der obersten Hautschichten, entwickelt hat. Sie bildet den ersten Grad der Erfrierung.

Zu ihm gehören auch die Frostbeulen, die insbesondere nach wiederholter Einwirkung von Kälte und Nässe, namentlich bei blutarmen Individuen, auftreten, von *Unna* (86) als Angioneurosen, nach heutiger allgemeiner Ansicht als Frostmikronekrosen mit reaktiver Entzündung aufgefaßt. Die Erkennung der Frostschäden 1. Grades, verbunden

mit mehr oder weniger Schmerzhaftigkeit, ist nicht immer dem untersuchenden Arzte gegeben. Im Kriege gingen sie oft (23) unter den verschiedensten Diagnosen: Phlegmone, Erysipel, Plattfuß, Rheumatis-
mus usw. — Größere Schwierigkeiten könnte im Felde wohl einmal
die Unterscheidung von Verbrennungen mit Dichlormethylsulfid (Gelb-
kreuz), konzentrierten Chlordämpfen oder Dimethylsulfat bereiten,
wenn nicht die Lokalisierung der Veränderungen die Verwechslung
ausschlösse. —

Der Inhalt der Frostblasen beim 2. Grade der Erfrierungen ist oft
verhältnismäßig gering, weshalb man sie auch trockene Blasen genannt
hat (21). Je nach Umfang der Hautschädigung oder Infektion ist der
Inhalt klar oder trüb. — Nach Ablösung der Blasen heilen die wunden
Stellen meist schnell und narbenlos. Schlecht heilende, jeder Therapie
trotzende Geschwüre sind selten (82). Wohl zu unterscheiden sind die
mehr mißfarbenen Blasen mit wäßrig-blutigem Inhalt bei Gangrän.

Als 3. Grad der Erfrierung betrachtet man den Gewebsbrand. Unter
den Übergangserscheinungen von Schwellung, Zyanose, Gefühllosigkeit
und Kälte des Körperteils vollzieht sich die Differenzierung von Ge-
sundem und Totem, bis der Übergang bei Austrocknung in mumifi-
zierende Nekrose, bei Fäulnis und Infektion in Gangrän vollzogen ist.

Die Zeichen drohenden Gewebstodes gewinnen bei der Unsicherheit
seines früheren Erkennens besondere Bedeutung. Sind nur die oberflächlichsten Schichten geschädigt, so wird nach *Bundschuh* (7) Druck
auf das erfrorene Glied noch gefühlt, Nadelstiche und Einschnitte nicht
als Schmerz, sondern als Druck empfunden. Nach *Billroth* (3) stirbt ein
Körperteil ab, wenn 24 Stunden nach dem Auftauen das Empfindungs-
vermögen noch nicht wiedergekehrt ist. *Friedrich* (27) warnt vor Überschätzung der Prognosenanhaltspunkte. Blaue Verfärbung, aufgehobene
Schmerzempfindlichkeit, selbst Blutung beim Anritzen der Haut, sind
bei ihm nicht beweisend. — Besonders schwer ist die Feststellung der
Grenzlinie von lebendem und totem Gewebe natürlich dort, wo sie sich
unter Schwellung und Entzündung verschleiert.

Der Sitz der Erfrierungen sind, entsprechend der Entstehung, gerade
bei den Fußerfrierungen nicht regelmäßig die anatomisch vorbestimmten
Teile. Die Aufzählung der einzelnen Fußnekrosen ergibt daher eine
etwas bunte Reihe. Großzeh, Kleinzeh, sämtliche Zehenenden — auch
die Nägel kommen leicht zur Ablösung —, ferner Vor- und Mittelfuß
werden zuerst und am häufigsten betroffen. Vorfuß und Mittelfuß,
Füße bis zum Sprunggelenk schließen sich in anatomischer Reihenfolge
an. Aber auch Fersennekrosen, sandalenförmige Nekrose der ganzen
Fußsohle, werden, als für Stiefeldruck bezeichnend, beschrieben. Oft
entwickeln sich, anscheinend regellos, an höher gelegenen Stellen des
Fußes Nekrosen. Löst sich die brandige Schicht, so wird eine oberflächliche, später eiternde Geschwürsfläche sichtbar. Diese inselförmigen
(82) Nekrosen sind für örtlichen Druck besonders kennzeichnend.

In 50% fand *Zuckerkandl* (95) beide Füße betroffen. Die Finger
werden von der Spitze bis etwa zur Mitte des Grundgliedes, weiter hinauf

so gut wie nie betroffen (1). Der Daumen bleibt oft frei. Manchmal sollen die Seitenflächen der Finger, dort, wo sie aneinander liegen, nicht mit erfrieren. Die Hände sind gegenüber den Füßen, abgesehen von Stiefeldruck und Bodennässe, aus mancherlei Gründen geschützter. Lebhafteres Kältegefühl macht z. B. auf die sichtbare Gefahr aufmerksam und veranlaßt, die Finger zu reiben, sie in Taschen aufzuwärmen; auch wurden Handwärmer im Kriege gern getragen.

Das Überwiegen der Fußerfrierungen im Kriege spiegelt sich in den Vergleichszahlen der Fuß- und Fingererfrierungen zu Friedenszeiten wieder. In der bekannten *Fremmertschen* Statistik (26) kommen auf 3 Fußerfrierungen eine Fingererfrierung. *Wittek* (94) beziffert in einer Weltkriegsstatistik den Anteil der Finger- auf $2\,^0/_0$, der Fußfingererfrierungen auf $5\,^0/_0$. Auch *Zuckerkandl* (95) fand ähnliche Zahlen.

Viel seltener sind Gewebsverluste an den gipfelnden Teilen des Kopfes. Höchstens findet man teilweise Nekrosen der Ohrmuschel, häufiger hingegen diffuse, oft langsam zurückgehende Schwellungen mit Blasenbildung, Abschuppung oder Ekzem. Störungen der peripheren Hämodynamik und Empfindlichkeit gegen Kälte nach vorausgegangenen Erfrierungen werden an den Ohren mit einer gewissen Regelmäßigkeit beobachtet. Über schwere Erfrierungen der Nase ist nirgends berichtet worden. Nasenröte als Frostdauerschaden ist ja bekannt. Nach *Lassar* (48) haben die meisten roten Nasen einmal eine Erfrierung durchgemacht. Auch an den Backenvorsprüngen wurden hin und wieder leichte Schäden beobachtet. Sie entstanden zuweilen als Folge des Waschens in der Kälte ohne genügende Abtrocknung. Durch ein entsprechendes Verbot wurden sie, wie mir berichtet wird, hintangehalten.

Hier sei auch die von *Schäffer* (77) beschriebene Melanodermie als Kältefolge angeführt. Daß in einigen wenigen Fällen (*Freytag, Herrenschwandt*, zitiert im Handbuch d. ärztl. Erf. im Weltkrieg Bd. V, S. 184) auch vorübergehende Hornhauttrübungen von Augenärzten beobachtet worden sind, sei der Vollständigkeit halber erwähnt.

Als Seltenheit sind Erfrierungen aller Grade der Eichel und des Hodensacks zu erwähnen, die zumeist infolge schlechten Schlusses der Hose, namentlich bei Fahrern, im Kriege beobachtet worden sind, sowie Nekrosen an Gesäß und Schulterblättern, ähnlich den Wundliegenekrosen bei Verwundeten, die längere Zeit auf dem Schlachtfelde gelegen hatten, zuweilen im Schlamm festgefroren. *Pranter* (68) berichtet über derartige Kältedrucknekrosen eines Kopfschußverletzten mit Empfindungsstörungen, die bei der Entstehung wohl entscheidend mitgewirkt hatten.

Die allgemeinen Krankheitserscheinungen sind selbst bei schweren lokalen Erfrierungen gering oder fehlen ganz, solange die Infektion ausbleibt. In einem Teil der Fälle wird Resorptionsfieber beobachtet. Gefährliche Komplikationen entstehen bei phlegmonösen Entzündungen in der Umgebung. Fortschreitende Entzündung und Septikämien können dann Veranlassung zur Frühabsetzung geben.

Die Mortalität auch schwerer Gliedmaßenerfrierungen ist im Weltkriege eine geringe gewesen.

Bei jeder offenen Erfrierung besteht die Gefahr der Infektion mit dem Starrkrampferreger (4, 14, 23, 28, 51, 95), der in dem abgestorbenen oder in seinem immunisatorischen Fähigkeiten geschädigten Gewebe einen willkommenen Nährboden findet. Man kannte den Erfrierungs-tetanus und schrieb ihm früher eine besondere Mortalität zu (82). Die Schutzimpfung der Frostwundenträger wurde beim deutschen Heere bereits im ersten Kriegswinter angeordnet und erfolgreich durchgeführt.

Eine besondere Rücksicht erfordern die Störungen des nervösen Verhaltens des von der Kälte geschädigten Körperteils.

Mit jeder Abkühlung der Haut verbindet sich, proportional dem Abstande vom physiologischen Nullpunkte der Empfindungen (*Hering* [50]), abhängig auch von der Zahl der Kältepunkte, der Kälteschmerz. Reichlicher Blutumlauf beseitigt ihn wieder, während Aufhebung desselben für sich allein schon ihn hervorzurufen imstande ist. Bei zunehmender Kälte entwickeln sich Parästhesien, Abstumpfung des Gefühls und schließlich völlige Unempfindlichkeit, das Ziel der Chloräthylanwendung.

Länger als Froströte können die Gefühlsstörungen anhalten. Über frische Fälle von starken Schmerzen, namentlich an den Schienbeinen. ist häufiger geschrieben worden (24, 30, 80). Sie fanden sich bei Leuten. die aus nassen Gräben kamen, bei denen die Gefühlsstörungen so hoch. wie das Wasser der Gräben, hinaufreichten.

Schüller (81) hielt Gamaschendruck für besonders wirksam bei der Auslösung akuter neuritischer Erscheinungen. *Coquet* (13) fand als Folge von Stiefel- und Gamaschendruck bei Kälte symmetrische, genau abgegrenzte Unterempfindlichkeit, fälschlich als rheumatisch oder hysterisch aufgefaßt. *Volk* und *Stiefler* (88) sahen Sensibilitätsstörungen, die weit über den Sitz der eigentlichen Erfrierungen hinausragten. *Schneyer* (79) stellte bei 75 $^0/_0$ aller Erfrierungen Anästhesie fest, die *Fleißig* (23) für ein wichtiges diagnostisches Symptom vorausgegangener Erfrierung erklärte.

Eine weitgreifende Übersicht über nervöse Erfrierungsspätfolgen hat *Conforti* (12) gegeben. Sie bestehen nach ihm einmal in den Erscheinungen der Neuritis, in Herabsetzung und Verlangsamung der Wärmeempfindung, Steigerung der Reflexe, Hypotonie, Kontraktur und Lähmung; dann vor allem in vasomotorischen (Zyanose, Ödem, Dermographie, Hypothermie, abnormem Verhalten gegen Temperaturen) und endlich sekretorischen, wie Hyperhidrosis, Knochenatrophie. — Über Kältelähmung größerer Nerven ist nur ganz vereinzelt (56, 66), aus dem Weltkriege überhaupt nicht berichtet worden. Wie bei der Querschnittsvereisung von Nervenstämmen nach *Trendelenburg* (63), bestehen hierbei für die Wiederherstellung infolge Ausbleibens von Reizvorgängen und Narbenbildung die günstigsten Aussichten.

Die Knochenatrophie als Spätfolge der Erfrierung hat durch systematische Röntgenuntersuchungen unklarer Fußbeschwerden eine wertvolle Aufklärung erfahren. *Weidenfeld* und *Poulay* (67, 90) sahen alle Grade von Entkalkung des Fußskeletts. *Winternitz* (93) fand hauptsächlich die Mittelfußköpfchen betroffen. Als Belastungsschmerz derartig veränderter Knochen dürfte die von *Labor* (38 b) als symptomatisch beschriebene Schmerzhaftigkeit bei seitlichem Zusammendrücken des Mittelfußes zu erklären sein. Genauere Mitteilungen über Sitz, zeitlichen Eintritt (nach 2—3 Wochen) und Dauer ($\frac{1}{2}$ Jahr und länger), von Knochenveränderungen im Röntgenbilde, die sie bei $80^0{}_0$ aller Erfrierungen fanden, machen *Hitschmann* und *Wachtel* (32). Es scheint, daß die Erfrierungsatrophie mit der *Sudekschen* reflektorischen Atrophie, welche nach *Kienboeck* auch bei nicht entzündlichen Affektionen, bei Kontusionen, Distorsionen oder einfachen Weichteilverletzungen auftreten kann, identisch ist. Als Gegenstück zu den Erfrierungsatrophien fand *Dubs* (18) in 7 Fällen von Verbrennungen 1. und 2. Grades ganz ähnliche Knochenveränderungen.

Behandlung. Die Behandlung der frischen Erfrierungen kann in Rücksicht auf die Ätiologie keine unbedingte einheitliche sein. An dem Grundsatz langsamer Wiedererwärmung erstarrter Teile ist um so mehr festzuhalten, je mehr sich das Bild der reinen »Congelatio e frigore« nähert, während dort, wo die Ischämie im Vordergrunde steht, die baldige Beseitigung der Ernährungsstörungen wichtiger als die Rücksicht auf etwaigen Schaden allzu rascher Erwärmung ist.

Eine ausreichende` Erklärung der Schädlichkeit des zu schnell bewirkten Auftauens kälteerstarrter Teile ist bis jetzt noch nicht vorhanden. Mit einer Protoplasmaschädigung muß bei den hochgradigen Gewebsunterkühlungen in erster Linie gerechnet werden. Insbesondere gilt dies für die Erstarrung mit Eisbildung, bei der eine vermehrte osmotische Giftwirkung des beim Auftauen sich bildenden reinen Wassers sich hinzugesellt. Auch dürften die Gefäßendothelien, soweit durch Kälte geschädigt, dem mächtigen Druckgefälle, das bei der Wiederkehr der Durchblutung einsetzt, keinen genügenden Widerstand bieten. Von diesen Gedanken ausgehend, fanden beispielsweise *Krogh* und *Harrop* (45) bei rascher starker Erweiterung nach Reizung selbst gesunder Kapillaren der Froschzunge Stase- und Plasmaaustritt, die bei langsamer Erweiterung fehlten. Was eine gesunde Kapillarwand aushält, sehen wir beim Eindringen von Blut nach Abnahme der Blutleerbinde, wobei die Kapillaren sich maximal — bis aufs 50fache — erweitern und verlängern, sich werfen und drehen (29), aber dicht bleiben. Nur *Catiano* (1882) fand blutige Suffusionen nach plötzlicher Temperaturerhöhung der vorher längere Zeit in Kältemischung getauchten Gliedmaßen.

Der Vergleich mit Gefrierfleisch, das angeblich Veränderungen bei schnellem Auftauen erleidet, was von *Konrich* (40) bestritten wird, geht von ganz anderen Voraussetzungen aus und ist daher zu verwerfen.

Ebenso unglücklich erwies sich, abgesehen von der Inkommensurabilität, der Vergleich mit einer Erscheinung des Pflanzenreiches (35), daß nämlich nach kalten Herbstnächten in der Morgensonne schnell auftauende Pflanzen absterben, während die im Schatten langsam erwärmten am Leben bleiben. Die Erscheinung erklärt sich allein schon daraus, daß die gefrorenen Wurzeln nicht imstande sind, die aufgetauten und schnell in der Sonne austrocknenden Pflanzen mit Wasser zu versorgen (59).

Die Behandlung der frischen Erstarrung soll schon von dem Erkrankten oder seinen Kameraden begonnen werden. Unteroffiziere und Mannschaften, vor allem das Sanitätsunterpersonal, sind im Einklang mit den Bestimmungen der Krankenträgerordnung und des Unterrichtsbuches für Sanitätsmannschaften darüber unterrichtet zu halten. Im Felde ist ür die erste Hilfe bei Fußerfrierungen jeder Ort geeignet, an dem der Stiefel ausgezogen werden kann.

Kräftiges Reiben des entblößten Körperteiles mit Schnee oder Tüchern ist das einfachste und wirksamste Mittel, den gewebschädigenden Gefäßkrampf zu beseitigen. Auch kräftige Streichmassagen, herzwärts, auch höher hinauf. und vom Herzen fort, werden zugleich mit Bewegungen der Gliedmaßen empfohlen. Andere schlagen die erfrorenen Glieder in Tücher, die in Eiswasser getaucht sind. Auf Grund seiner Erfahrungen an einer großen Anzahl von Erfrierungen empfiehlt *Bundschuh* zuerst ein Fuß- oder Handbad, dem Eis oder Schnee zugefügt wird. Bleibt das Glied kalt, so läßt er erst jetzt Massage üben. Diese Behandlung könnte natürlich auch im warmen Zimmer vorgenommen werden.

Übermäßige Schmerzen und Brennen nach Wiederkehr des Lebens wäre, wie es auch für die Allgemeinerfrierung empfohlen wird, durch Kühlen mit kaltem Wasser oder kalten Aufschlägen zu lindern.

Bei der Behandlung bleibender Röte und besonders der Frostbeulen stehen uns bekanntlich eine überreiche Zahl von Mitteln zur Verfügung. Sie erfüllen meist prompt ihre Aufgabe, sofern die schädigende Ursache fortfällt. Insbesondere sei auf die von *Ritter* (72) vorgeschlagene Heißluftbehandlung aufmerksam gemacht, über die vielfach günstig berichtet worden ist.

Bei Erfrierungen 2. Grades ist, wie bei Verbrennungen, sorgfältige Entfernung der Blasen vorzunehmen. Die entstehenden Wunden sind mit aseptischen oder antiseptischen Verbänden zu schützen.

Bei drohendem Gewebsbrand, wenn statt der erhofften Rötung Zyanose und exsudative Schwellung eintreten, Kälte und Empfindungslosigkeit fortbestehen, ist Beförderung der Regeneration von den gesund gebliebenen Teilen aus mit allen Zirkulationsreizen möglichst anzustreben. Dazu ist auf Rückbildung der bedrohlichen Stauung hinzuwirken. Durch Hochlagerung oder vertikales Aufhängen, verbunden mit Einschnitten in Haut und Faszie, analog dem *Nößkeschen* Verfahren zur Rettung bedrohter Teile, von *Koehler* (39) 1912 für Erfrierung vorgeschlagen, ist der Fortfall des Innendrucks zu erstreben.

Eine ausgedehnte Schnittmethodik zur Entlastung der tieferen Gewebsschichten wird von *Bundschuh* (7b) angegeben. Durch Kombination mit rhythmischer Stauung und Saugen, »bis die Wunden bluten«, läßt sich nach seiner Ansicht die Nekrose vermeiden.

Anderweitige Erfahrungen mit seiner vielversprechenden Behandlungsart liegen nicht vor.

Die Behandlung der sekundären Stauung kann in der beschriebenen Weise nur in den Lazaretten erfolgen und ist in erster Linie Aufgabe des Chirurgen. Alle schweren Fälle, bei denen der Brand ausgedehnter Gliedmaßenabschnitte droht, sind daher möglichst frühzeitig der Lazarettbehandlung zuzuführen. Ein längeres Liegenlassen derselben auf Verbandplätzen usw. ist zu vermeiden.

Für die weniger schweren Fälle hat sich die Einrichtung von Leichtkrankenabteilungen oder Ortskrankenstuben, in denen innerhalb weniger Tage und Wochen meist völlige Heilung eintrat, im Kriege bewährt.

Ist der Gewebsbrand bereits offenkundig geworden, ändert sich die Behandlung. So aktiv man vorher gewesen, so abwartend verhält man sich jetzt. Zwei chirurgische Gesichtspunkte werden maßgebend: 1. die Demarkation möglichst günstig zu gestalten und zu beschleunigen. 2. die Infektion zu verhüten, den feuchten Brand in einen trockenen zu verwandeln, was durch die empfohlene Behandlung der Übergangserscheinungen aufs beste vorbereitet wird und bei den Kriegserfrierungen meist leicht erreicht worden ist. Die Behandlung besteht jetzt in Ruhigstellung, die man vordem absichtlich zur Erzielung besserer Durchblutung vermied, in Hochlagerung und Anwendung von trockner Wärme. Daneben werden Verbände mit Alkohol oder Formalin, aseptischen oder antiseptischen Salben oder Puder, mit Tierblutkohle oder Zucker u. dgl. m., empfohlen. Zweckmäßig ist auch das Abziehen abgestorbener, oft bereits von der Unterlage abgehobener Haut sowie Einstichelungen und kleine Einschnitte.

Die früher geübte primäre Amputation ist nur mehr bei lebensbedrohlichen Phlegmonen und Sepsis angezeigt. Durch dieselbe wurde eine Abkürzung der Heilungsdauer nicht erzielt, da primäre Heilungen selten, Stumpfkorrekturen häufig waren. Außerdem wurde die Gefahr der Infektion durch Übergreifen auf gesundes Gewebe, auf Sehnenscheiden und Gelenke mit nachfolgender langwieriger Eiterung, vermehrt und hierdurch die Mortalität erhöht.

Das Verfahren der Wahl ist demnach, die nekrotischen Teile sich restlos abstoßen zu lassen. Nach *Kirschner* (37) sind Zehen in 4 Wochen, Füße in 2—3 Monaten abgestoßen. *Pranter* (68) meint, daß diese Stümpfe wegen Form und Narbenbildung nicht voll belastungsfähig sind, zumal die Demarkation längst nicht immer in regelmäßiger Linie erfolgt. Man beobachtete z. B. häufig Stümpfe, an denen der plantare Teil zungenförmig vorragte. — Zur Erreichung guter Stumpfdeckung wurde daher neben Epidermisverpflanzung vielfach die Lappenplastik in Anwendung gebracht (22).

Bei der Absetzung kommen die typischen, nach den Kriegserfahrungen bewährt gebliebenen Exartikulations- und Amputationsarten in Frage: bei Nekrose der Zehen nach *Lisfranc*, des Vor- und Mittel-

fußes nach *Syme*, weniger, zumal wegen schlechter Anbringungsmög-
lichkeit von Prothesen (78), nach *Pirogoff*, noch weniger, wegen Neigung
zu Spitzfußstellung, die nach *Chopart*, in Frage. Vielfach wurde auch
atypisch, wie nach Schußverletzungen, amputiert (54), unter möglich-
ster Erhaltung der gesunden Teile.

Bei ausgesprochenen trophischen Störungen und drohenden Anzeichen der Spätgangrän wird sich die Zirkulationsanregung durch
heiße Bäder oder Wechselbäder, Heißluft u. dgl. bei spastischen Ge-
fäßstörungen daneben innerliche Verabfolgung von Nitroglyzerin, das
die Vasomotoren ebenso im Zentrum wie an den peripheren Angriffs-
punkten im Sinne der Herabsetzung des Gefäßtonus beeinflußt, oder
aber die Gefäßnervenausrottung nach *Leriche-Brüning* (5), empfehlen.

Dank zweckmäßiger Behandlung gestaltete sich im Weltkriege der
Heilverlauf auch schwerer Frostschädigungen bei uns durchweg günstig.
Immer wieder imponierte die rasche Abheilung, die reichliche Granu-
lationsbildung, das ungestörte Allgemeinbefinden, während aufsteigende
Phlegmonen und Sepsis im Gegensatz zu den Erfrierungen der Friedens-
zeit, wo sie zumeist hungernde Vagabunden, fahnenflüchtige, im Freien
nächtigende Soldaten betrafen, verhältnismäßig selten gewesen sind.
Der gute Ernährungszustand des Kämpfers hatte hierbei einen ent-
scheidenden Anteil.

Vorbeugung. Was bei der Prophylaxe allgemeiner Erfrierung für bewährt
gilt, wird auch bei den örtlichen grundlegenden Schutz bewirken. Eine
Reihe besonderer Verhütungsmaßnahmen, über die der Soldat regelmäßig
zu belehren ist, hat dem gefährdeten Körperteil zu gelten. Von den
Vorbeugungsmitteln steht an erster Stelle die vorbereitende Sorge für
eine gute Fußbekleidung. Durch reichliches Einfetten suche man die
Stiefel möglichst wasserdicht und geschmeidig zu halten. Wenn die
alten Stiefel hart geworden und geschrumpft sind, empfiehlt sich rascher
Ersatz, den eine beutemachende Truppe sich selbst besorgt. Trocknen
der Stiefel nach Durchnässung darf nicht am Feuer erfolgen, weil dann
das Leder schrumpft. Empfohlen wird das Einstopfen von Heu und
Stroh in die naßgewordenen Stiefel zur besseren Austrocknung. Ein-
legesohlen aus Filz, Kork, imprägniertem Karton u. dgl. sind zweck-
mäßig. Weitere kleine Ratschläge wären: Umwickeln der Füße mit
Papier über dem Strumpf, aber nur bei trocknen Füßen. Feuchte
Stiefel vor dem Anziehen mit der Schaftöffnung übers Feuer halten.
Marschriemen nach dem Marsch lösen.

Das Eintrocknen nasser Strümpfe und Lappen auf dem Fuße ist
möglichst zu vermeiden. Stiefel und Strümpfe sind mindestens beim
Übergang zur Ruhe zu wechseln. Dazu käme eine zweckmäßige Fuß-
pflege, insbesondere bei Schweißfuß. Abhärtung durch kalte Bäder,
nach *Tullidge* (38a) täglich eiskalte Fußbäder mit nachfolgender Schnee-
abreibung, dürfte nach den Erfahrungen der Kaltwassertherapeuten
recht dienlich, wenn auch nicht immer durchsetzbar sein.

Reiben der Ohren, Nase, Wangen, Hände und Füße hält aufs beste
den schützenden Blutumlauf aufrecht. — *Friedrich* fordert häufiges

Reiben der Glieder während der Nacht und Wechsel der Schuhe, wenigstens für kurze Zeit, alle 2 bis 3 Stunden mindestens.

Die Vorschriften in den besonderen Anordnungen des im Kriege von der Medizinalabteilung des Kriegsministeriums herausgegebenen Merkblatts, daß während der Nacht im Unterstande wenigstens dreimal in regelmäßigen Zwischenräumen Stiefel und Strümpfe ausgezogen und dann auf Kommando des Gruppenführers einheitlich Füße und Unterschenkel stark gerieben werden sollen, ist von einer Truppe nur außerhalb Bereitschaft durchführbar.

Frühes Erkennen ist die Voraussetzung wirksamer Vorbeugung.

Den Fußkranken ist daher sowohl bei Kälte, wie bei Bodennässe besondere Beachtung zu schenken.

Weitere, scheinbar selbstverständliche und doch leicht vergessene, auf Befehl ausführbare Maßnahmen sind: flottes Bewegen, Klopfen der Hände, der Füße im Stehen und Liegen, Wechsel der Hände beim Halten von Gewehr und Zügel. — Reiter gehen streckenweise zu Fuß. Steigbügel mit Filz- und Stroheinlage versehen. Für Posten Überschuhe aus Filz oder Strohgeflecht. Bei Nässe im Schützengraben Holzüberschuhe. Belegen der Grabensohle mit Holzrosten.

Kopfschützer und Ohrenklappen verliehen sicheren Schutz gegen Frostschäden. Vielfach angebotene Ohrenschützer aus Metall mit minderwertigem Stoffüberzug schaden nur infolge ihrer Wärmekapazität.

Der Neigung verletzter Gliedmaßen zu Erfrierungen ist durch frühzeitiges Entfernen der beengenden Kleidung und durch warmes Einhüllen der verletzten Glieder zu begegnen. Dank erfolgreicher Vorbeugung gelang es, die Zahl der meist nur leichten Frostschäden bei der preußischen Armee in den letzten Jahrzehnten vor dem Kriege laut Ausweis der Sanitätsberichte um ein Bedeutendes — von 5,4 pro Mille 1881/86 auf 1,3 pro Mille 1906/11 — herabzudrücken. Auch im Kriege ist dies für die schweren Formen von Erfrierung zu erreichen, sofern nur die Möglichkeit zur Anwendung all der genannten Mittel besteht. Daß dies nicht immer und überall der Fall gewesen ist, das eben ist eine Hauptursache örtlicher Erfrierungen im Weltkriege gewesen.

Schlußsätze. Die Allgemeinerfrierung hat im Weltkriege trotz aller Fortschritte der Truppenhygiene eine Verbreitung gehabt, die sie weiterhin als das Schreckgespenst der Winterkriege erscheinen läßt.

Ihre Entstehung verdankt sie bei gehäuftem Auftreten in der Hauptsache der Unmöglichkeit, einer kampferschöpften Truppe den notwendigen Kälteschutz zu beschaffen.

Insbesondere hat sie unter den Verwundeten große Opfer gefordert.

Der Erfrierungstod erfolgt nach Erschöpfung der physiologischen Kräfte der Wärmeerhaltung durch das Erlahmen aller inneren Organfunktionen aus Mangel an Wärme.

Die beim Vorhandensein von Lebenszeichen selbst bis nach Abkühlung auf 20 Grad Darmwärme noch nicht aussichtslose Behandlung hat so früh wie möglich, unter Wahrung des Grundsatzes vorsichtiger

Wiedererwärmung, zu beginnen und namentlich den Erscheinungen
etwaiger Herz- und Hirnanämie Rechnung zu tragen.

In gewaltigen Zahlen sind die örtlichen Erfrierungen, meist Fußerfrierungen, im Weltkriege aufgetreten.

Alle Gewebskomplexe sind an der von Intensität und Dauer der
Kälteeinwirkung und Aufhebung des Blutkreislaufes abhängigen Gewebsschädigung beteiligt. Die reaktive Kältehyperämie ist eine über
das Zustandekommen der Erfrierungen oft entscheidende Schutzfunktion.

Rücksichtlich der Ätiologie der Gliedmaßenerfrierungen sind wohl
zu unterscheiden:

a) die Erfrierungen infolge reiner, direkter Kältewirkung mit und
   ohne Eisbildung,

b) die ischämischen infolge äußeren Drucks.

Den Übergang bilden die im Krieg und Frieden am häufigsten beobachteten Mischformen, bei denen ein Überwiegen bald der thermischen
Wirkung, bald der durch Blutabsperrung insbesondere bei Nässe gesetzten Ernährungsstörungen anzunehmen ist.

Die Behandlung frischer Erfrierungen hat um so mehr nach dem Grundsatz langsamer Erwärmung zu erfolgen, je größer der Anteil unmittelbarer Kältewirkung an ihrem Zustandekommen ist.

Bei Ausbleiben der Wiederbelebung aufgetauter Gliedmaßenabschnitte ist durch Beseitigung der Gewebsstauung und weitere Anregung
der Durchblutung die Erhaltung aller lebens- und regenerationsfähigen
Teile anzustreben.

Möglichstes Abwarten endgültiger Abgrenzung ist, wie für alle frisch
abgestorbenen Gliedmaßen, auch für den Frostbrand zu fordern.

Die Prophylaxe allgemeiner wie örtlicher Erfrierung im Kriege ist
— neben einer vollkommenen Truppenhygiene — die Beschaffung des
erforderlichen Kälteschutzes für die gefährdete Truppe, hinsichtlich
der Fußerfrierungen einer Fußbekleidung, die den schädlichen äußeren
Druck nach Möglichkeit verhindert.

Solange die Kampflage keine übergroßen Anforderungen an die körperliche und psychische Leistungsfähigkeit der kämpfenden Mannschaft
stellt, müssen sich die Kriegserfrierungen auf unvermeidliche Unglücks-
fälle beschränken lassen.

Über soldatisches Heldentum führen die Erfrierungen des Weltkrieges eine ebenso schlichte wie beredte Sprache.

1) *Anschütz-Cappis* in *Borchard-Schmieden*, Lehrbuch der Kriegschirurgie 1916.
— 2) *Bier*, Über die nach und während der Eßmarchschen künstlichen Blutleere
eintretenden Gefäßveränderungen und ihre physiologische Erklärung, Dtsch.
med. Wochenschr. 1899, S. 505. — 3) *Billroth* Die allgemeine chirurgische Pathologie und Therapie, Berlin, Georg Reimer, 1869. — 4) *Boehler*, Starrkrampf bei
Erfrierung, zugleich ein Beitrag zur offenen Wundbehandlung, Med. Klin. 1919,
Nr. 11. — 5) *Brüning*, Die Pathogenese der vasomot.-trophisch. Neurosen, Dtsch.
med. Wochenschr., 1922, Nr. 47. — 6) *Breslauer*, Die Pathogenese der troph.
Gewebsschäden nach der Nervverletzung, Dtsch. Zeitschr. f. Chir., 150, 50. —
7) *Bundschuh*, Über die Behandlung von Erfrierungen an Finger und Zehen,
Münch. med. Wochenschr., 1915, Nr. 12; Über Erfrierungen 3. Grades der Finger,

Zehen, Hände und Füße, Münch. med. Wochenschr., 1918, Nr. 6. — 8) *Burk*, Zur Pathologie, Prophylaxe und Behandlung der Erfrierungen, Dtsch. med. Wochenschr., 1915, S. 1430. — 9) *Cassirer*, Die vasomot.-trophisch. Neurosen, 2. Aufl., Berlin 1912. — 10) *Catiano*, Archiv für Chirurgie Bd. 28. — 11) *Coenen-Thom-Cilimbaris*, Beiträge zur Kriegsheilkunde, Berlin, Springer, 1914. — 12) *Conforti*, Beiträge zur Lehre von den Erfrierungen, Ref. im Zentralorgan der ges. Chir., 1920, Nr. 7. — 13) *Coquet*, Erfrierungen und Kälteparaesthesien der Füße, Ref., Dtsch. med. Wochenschr., 1917, Nr. 45. — 14) *Denk*, Über Tetanus bei lokalen Erfrierungen, Feldärztl. Ber. d. K. u. K. 2. Armee, 1915. — 15) *v. Dieburg*, Beitrag zur Lehre vom Tode durch Erfrierungen, Vierteljahrsheft f. gerichtl. Medizin, 38, 1889. — 16) *Dreyer*, Chirurgenkongreß, 13; Eigentümliche Fußgangrän aus dem Balkankriege, Zentralbl. f. Chir., 1913, Nr. 42. — 17) *Drygalski*, Handbuch der ärztlichen Erfahrung im Weltkrieg Bd. 7, S. 281. — 18) *Dubs*, Über die Sudecksche Knochenatrophie nach Verbrennungen, Münch. med. Wochenschr., 1921, Nr. 36. — 19) *Dyrenfurth*, Über den Wert zweier neuer Kennzeichen des Todes durch Kältewirkung, Vierteljahrsschr. f. gerichtl. Med. Bd. 60. — 20) *Erb*, Klinische Beiträge zur Pathologie des intermittierenden Hinkens, Münch. med. Wochenschr., 1910, Nr. 21. — 21) *Ernst*, Im Handbuch der allgemeinen Pathologie, Krehl-Marchand, Leipzig, Hirzel, 1908, S. 128. — 22) *Esser*, Gestielte Plastiken bei typischen Erfrierungen, Bruns Beiträge zur klin. Chir., 1917, Bd. 108, 4. H. — 23) *Fleißig*, Feldspitalchirurgie im Stellungskrieg 1915/17, Bruns Beiträge Bd. 109, H. 5. — 24) *Flörcken*, Die Kälteschädigungen im Kriege, Ergébnisse d. Chir. u. Orthop. Bd. 12. — 25) *Fredländer* und *Lenkart*, Klinische Beobachtungen am Kapillarkreislauf, Ref., Jahresber. d. ges. Physiol., 1922, Bd. 13, S. 465. — 26) *Fremmert*, Beiträge zur Lehre von den Kongelationen, ein Bericht über 500 Fälle von partieller Erfrierung, Arch. f. klin. Chir. Bd. 25, 1880. — 27) *Friedrich*, Verhütung und Behandlung der Erfrierung im Felde, Münch. med. Wochenschr., 1915, Nr. 4. — 28) *Hecht*, Zur Pathologie und Therapie der Erfrierungsgangränen, Wiener klin. Wochenschr., 1915, Nr. 40. — 29) *Hintze*, Die Füllungszustände der Blutkapillaren und der auf sie einwirkenden Ursachen, Arch. f. klin. Chir. Bd. 118, 1921. — 30) *Hirsch*, Im Handbuch der ärztlichen Erfahrungen im Weltkrieg Bd. 3, S. 575. — 31) *His*, Im Handbuch der ärztlichen Erfahrungen im Weltkrieg Bd. 3, S. 168. — 32) *Hitschmann* und *Wachtel*, Die sogenannte Knochenatrophie als häufige Folge der Erfrierungen, Fortschritt a. d. Geb. d. Röntgenstr. Bd. 27, H. 6. — 33) *Hochhaus*, Virch, Arch., 116, 1889. — 34) *Hodara*, Beiträge zur Pathologie der Erfrierungen, Monatsschr. f. prakt. Dermat., 22, H. 9, 1899. — 35) *Hoppe-Seyler*, Physiol. Chemie, 1877. — 36) *Jürgens*, Handbuch d. ärztl. Erfahrungen Bd. 3, S. 225. — 37) *Kirschner*, Erfrierungen im Lehrbuch der Kriegschirurgie, Borchard-Schmieden. — 38) *Koehler*, *A.*, Virch. Jahresbericht d. ges. Med., Ref. über Erfrierungen, 1916; Veröffentlichung des Militär-Sanitätswesens, H. 76, 1921. — 39) *Koehler, Hans*, Saugbehandlung an Stelle von Amputation abgequetschter oder erfrorener Gliedmaßen, Dtsch. milit.-ärztl. Zeitschr., 1913, Nr. 8. — 40) *Konrich*, Über die Struktur des Gefrierfleisches usw., H. 75 d. Veröffentl. d. Militär-Sanitätswesens. — 41) *Krause*, Im Handbuch der ärztlichen Erfahrungen im Weltkrieg Bd. 3, S. 117/134. — 42) *Kriege, P.*, Über hyaline Veränderungen durch Erfrierung, Virch. Arch., 1882, Bd. 116. — 43) *Krjukoff*, Beitrag zur Frage der Kennzeichen des Erfrierungstodes, Vierteljahrsh. f. ger. Med. Bd. 47, S. 79. — 44) *Krocker*, Bekleidungsausrüstung der Soldaten, Ärztl. kriegswissensch. klin. Jahrbuch 9. Bd., Jena, Gustav Fischer. — 45) *Krogh* und *Harrop*, Einige Bemerkungen über Stase und Ödem, Ref., Jahresbericht d. ges. Physiol., 1921, VII, S. 210. — 46) *Kroh*, Kriegschirurgische Erfahrungen einer San.-Komp., Bruns Beiträge Bd. 97, H. 8, 1915. — 47) *Kronenfels* und *Massari*, Exner, Kriegschir., N. D. Chir. Bd. 14; Die Behandlung der Erfrierung im Kriege, Wiener klin. Wochenschr., 1913, Nr. 44. — 48) *Lassar*, Über Erfrierungen, Therapie der Gegenwart, Januar 1902. — 49) *Liebert*, Beitrag zur Kriegsheilkunde, Julius Springer, 1914. — 50) *Luciani*, Physiologie des Menschen, Gustav Fischer, Jena 1907. — 51) *Lumière* und *Astier*, Über die Beziehung von Frostwunden und Tetanus, Ref., Münch. med. Wochenschr., 1917,

Nr. 7. — 52) *Zöge v. Manteuffel*, Über die Wirkung der Kälte auf einiges Körpergewebe, Zentralbl. f. Chir., 1902, Nr. 3. — 53) *Marchand*, Die thermischen Krankheitsursachen in Krehl-Marchand, Handbuch d. allgem. Path., Leipzig, S. Hirzel, 1908. — 54) *Melchior*, Über Erfrierung im Kriege und ihre Behandlung, Berl. klin. Wochenschr., 1914, Nr. 48. — 55) *Messerschmidt*, Bauhygienische Erfahrungen im waldreichen Hochgebirge, H. 69 d. Veröffentl. a. d. Geb. d. Mil.-San.-Wes.; Nach einer schriftlichen Mitteilung. — 56) *Meyer-Kohlschütter*, Über echte Erfrierungsgangränen im bulg.-türk. Kriege, Dtsch. Zeitschr. f. Chir. Bd. 127. — 57) *Minkowski*, Handbuch d. ärztl. Erfahrungen Bd. 3, S. 340. — 58) *Musehold*, Handbuch d. ärztl. Erfahrungen im Weltkrieg Bd. 7, S. 91. — 59) *Molisch*, Untersuchungen über das Gefrieren ‘der Pflanzen, Jena 1897. — 60) *Reiner-Müller*, Unterwärme des Körpers, Münch. med. Wochenschr., 1917, Nr. 32. — 61) *Nägelsbach*, Die Entstehung der Kältegangränen, Dtsch. Zeitschr. Bd. 160, S. 205. — 62) *v. Oettingen*, Leitfaden der Kriegschirurgie. — 63) *Perthes*, Über die Behandlung der Schmerzzustände bei Schußneuritis mittels Vereisungsmethode von W. Trendelenburg, Münch. med. Wochenschr., 1916, Nr. 1. — 64) *Pirogoff*, Grundzüge der allgemeinen Kriegschirurgie, 1864. — 65) *Plaschkes*, Neigung verletzter Gliedmaßen zu Erfrierungen, Wiener klin. Wochenschr., 1, 1916, Nr. 1. — 66) *Pönsgen*, Lähmung nach Erfrierung, Dtsch. med. Wochenschr., Juni 1885. — 67) *Poulay*, Knochenveränderungen bei Erfrierungen, Arch. f. Dermat. Bd. 139, H. 1, S. 57. — 68) *Pranter*, Über die Behandlung schwerer Erfrierungen, Wiener klin. Wochenschr., 1915, Nr. 10. — 69) *Praußnitz*, Handbuch d. ärztl. Erfahrungen im Weltkrieg Bd. 7, S. 45. — 70) *Riehl*, Bemerkungen über Erfrierungen, Wiener med. Kl., 1915, Nr. 11. — 71) *Rischpler*, Über die histologischen Veränderungen nach der Erfrierung, Beitr. z. path. Anat. u. allgem. Pathol., 1900, Bd. 28. — 72) *Ritter*, Die Entstehung der Erfrierung und ihre Behandlung mit künstlicher Hyperämie, Münch. med. Wochenschr., 1907, Nr. 19. — 73) *Rubener*, Arch. f. Hyg., 1900, Bd. 38. — 74) *Rudnitzki*, Zur Frage der Gewebsveränderungen an gefrorenen Extremitäten, Ref., Zentralbl. d. Chir., 1900, H. 38. — 75) Sanitätsbericht der preußischen Armee 1870/71 bis 1912. — 76) *Schade*, Beiträge zur Umgrenzung und Klärung einer Lehre von der Erkältung, Zeitschr. f. e. Path. u. Ther., 1919, Bd. 4, S. 275. — 77) *Schäffer*, Über Melanodermie des Gesichts, Med. Klin., 1918, Nr. 44. — 78) *Schanz*, Die Wertigkeit der Amputationsstümpfe, Orthop. Kongreß in Wien 1918. — 79) *Schneyer*, Schädigung der peripheren Nerven durch Erfrierung, Wiener klin. Wochenschr., 1917, Nr. 39. — 80) *Sittmann*, Zur Frage der Schienbeinschmerzen, Münch. med. Wochenschr., 1916, Nr. 32. — 81) *Schüller*, Gamaschenschmerzen, Münch. med. Wochenschr., 1915, Nr. 35. — 82) *Sonnenburg-Tschmarke*, Verbrennungen und Erfrierungen, Dtsch. Chir. Bd. 17. — 83) *Spieler*, Verbandmaterial bei Erfrierungen, Wiener klin. Wochenschr., 1916, Nr. 4. — 84) *Sticker*, Erkältungskrankheiten und Kälteschäden, Berlin, Julius Springer, 1917. — 85) *Tigerstedt*, a. Lehrbuch der Physiologie des Menschen, Leipzig 1913; b. Handbuch der Physiologie Bd. 3, Kreislaufphysiologie, 1922. — 86) *Unna*, Zur Diagnose der Frostbeulen, Monatsschr. f. prakt. Dermat., 1900, Bd. 25, H. 2. — 87) *Uschinski*, Zieglers Beiträge, XII, 93. — 88) *Volk* und *Stiefler*, Über Erfrierungen, Wiener klin. Wochenschr., 1915, Nr. 5. — 89) *Wachholz*, Erfrierungstod, Ärztl. Sachverständigenzeit., 1906, Nr. 13. — 90) *Weidenfeld* und *Poulay*, Beitrag zur Pathologie der Erfrierungen, Wiener klin. Wochenschr., 1915, Nr. 7. — 91) *Wieting*, Gefäßparalytische Kältegangränen, Zentralbl. f. Chir., 1913, Nr. 16 u. 52. — 92) *v. Winiwarter*, Langenbecks Archiv Bd. 23, 102, 1879. — 93) *Winternitz*, Erfrierung im Röntgenbild, Med. Klin., 1917, Nr. 9. — 94) *Wittek*, Zur Behandlung der Erfrierungen, Feldärztl. Beil., Münch. med. Wochenschr., 1915, Nr. 12. — 95) *Zuckerkandl*, Über Erfrierungen im Felde, Bruns Beiträge zur klin. Chir. Bd. 100, H. 5.

Die Gynäkologie des Truppenarztes.

Von

Generalarzt Dr. **Hocheisen** (Stuttgart).

Durch die Heilfürsorgebestimmungen für das Reichsheer ist die Tätigkeit der Sanitätsoffiziere für Familienangehörige nach zwei Seiten hin erweitert worden, erstens durch die Zunahme der Verheirateten im Söldnerheer und zweitens durch den Anspruch der Offiziersfamilien auf freie Behandlung durch Sanitätsoffiziere. Auf die Behandlung durch Sanitätsoffiziere bzw. die an ihre Stelle tretenden vertragsmäßig angestellten bürgerlichen Ärzte besteht ein Rechtsanspruch; darüber hinaus besteht ein Rechtsanspruch nicht, es kann eine Erweiterung der Heilfürsorge nur nach Maßgabe der vorhandenen militärischen Einrichtungen und verfügbaren Mittel gewährt werden. Die Ausstattung des Heeres mit Fachlazaretten und die Höhe der verfügbaren Mittel ist durch die beklagenswerte politische und Finanzlage des Reichs recht beschränkt, während die Ansprüche der Familien sehr weitgehend sind und die Hilfe der Sanitätsoffiziere nicht nur gebraucht, sondern stellenweise mißbraucht wird. Insbesondere wird der Ruf nach Gewährung des Rechtsanspruchs auf kostenlose Zuziehung von bürgerlichen Fachärzten immer wieder erhoben. Nach den Bestimmungen dürfen solche in Ausnahmefällen nach Genehmigung durch den Wehrkreisarzt beigezogen werden, bei schwierigen Geburten und Unglücksfällen auch ohne die vorherige Genehmigung. Die große Mehrzahl aller Fälle, in denen bürgerliche Fachärzte beantragt werden, sind Fälle aus der Frauenheilkunde und Geburtshilfe. Die Zahl der fachärztlich ausgebildeten Sanitätsoffiziere in diesen Zweigen der Heilkunde ist zur Zeit noch nicht ausreichend, durch längere oder kürzere Zeit dauernde Ausbildung von Sanitätsoffizieren an gynäkologisch-geburtshilflichen Anstalten wird dieser Mißstand allmählich zu beseitigen bestrebt. Da die Wohnungs- und Vermögensverhältnisse der Sanitätsoffiziere, die von der allgemeinen Kassenpraxis, die bald das ganze deutsche Volk umfaßt, durch die ärztlichen Wirtschaftsverbände immer mehr ausgeschlossen werden, diesen die Unterhaltung von Sprech- und Behandlungsräumen in ihrer Wohnung nicht gestatten, sind in den Truppenkrankenstuben Sprechzimmer für Soldatenfamilien vorgesehen worden; ferner sind diese Sprechzimmer mit für gynäkologische Untersuchungen angepaßten Operationstischen ausgestattet worden. Da die Beschaffung der erforderlichen Instrumente aus eigenen Mitteln den meisten Sanitätsoffizieren nicht möglich ist, sind von der Heeres-Sanitätsinspektion geburtshilflich-gynäkologische Instrumententaschen beschafft worden, und nahezu jeder Standort ist mit einer solchen ausgestattet. Diese Instrumententaschen enthalten das notwendigste Instrumentarium, weitergehende Wünsche der Sanitätsoffiziere auf Spezialinstrumente, soweit sie durch Gewohnheit oder Eigenheiten von Kliniken oder Schulen bedingt sind, müssen diese eben durch Selbstbeschaffung erfüllen, Ergänzung ist auch allmählich durch Beschaffungen seitens der Wehrkreisärzte aus den Haushaltsmitteln möglich. Dazu treten noch besondere Frauenstationen in einzelnen Heereslazaretten. Die meisten Standorte haben solche naturgemäß nicht. Eine Erweiterung der Heilfürsorge für die Fälle, in denen der Staat die Kosten nicht zu übernehmen verpflichtet ist, ist in der Notstandsbeihilfe gegeben.

Auf diese Weise ist ein Rahmen geschaffen worden, innerhalb dessen eigentlich die Vorbedingung für eine ausreichende Familienbehandlung im Heer möglich sein sollte; trotzdem sind die Anträge auf Zuziehung von bürgerlichen Fachärzten noch in einer Weise zahlreich, daß die verfügbaren Mittel nicht ausreichen, da die ärztlichen Honorarforderungen lawinenartig anschwellen. Der Grund liegt auf beiden Seiten, den Frauen und den Sanitätsoffizieren, bei den ersten in der Überschätzung der fachärztlichen Tätigkeit in Fällen, wo eine solche nicht nötig ist, und in der Abneigung gegen die Zuziehung der oft jüngeren, oft wechselnden und kommandierten Sanitätsoffiziere, in der niedrigen Einschätzung des unentgeltlich Gewährten und in der Annahme der größeren Verschwiegenheit bei Zivilärzten sowie in der Tätigkeit der Hebammen, die die Ärzte vorschlagen, mit denen zusammen sie zu arbeiten gewohnt sind, bei den letzteren in einer unzweifelhaft bestehenden Scheu, sich frauenärztlich zu betätigen. Beide Gegenströmungen müssen bekämpft und können überwunden werden. Die Frauen müssen entsprechend belehrt werden, die Sanitätsoffiziere müssen dauernd bestrebt sein, sich das Vertrauen der Familien im Sinne der alten Hausärzte zu gewinnen, in unberechtigten Fällen muß die Kostenübernahme abgelehnt werden. Die Sanitätsoffiziere aber müssen sich gerade dieser Seite ihrer Tätigkeit unter Hintansetzung persönlicher Scheu und — es sei offen gesagt — auch Bequemlichkeit besonders annehmen. Vor allen Dingen aber darf bei den Patienten nicht das Gefühl aufkommen, daß der behandelnde Arzt auf diesem Gebiet besonders unsicher sei, dann ist das Vertrauen endgültig weg. Es sind mir Fälle bekannt, in denen Sanitätsoffiziere während ihrer Dienstzeit Frauenbehandlung und Geburtshilfe stets abgelehnt haben; nach ihrem Ausscheiden aus dem Militärdienst haben sie beides aber sofort mit Erfolg und Befriedigung ausgeübt und versichert, sie hätten sich die Schwierigkeiten viel größer vorgestellt. Ein allgemein tätiger Arzt, der Frauenheilkunde und Geburtshilfe ganz ablehnt, ist unmöglich. Die Ausübung der sogenannten kleinen Gynäkologie, die Übernahme von Geburten (Zange, Blutstillungen, Dammrisse, Aborte) muß von jedem Sanitätsoffizier verlangt werden, jede Frau muß sich an den zuständigen Sanitätsoffizier wenden und wenden können. Die vorgesetzten Dienststellen können diese Forderung nachdrücklichst unterstützen, indem sie jede Kostenübernahme bei Außerachtlassung ablehnen.

Um die Sanitätsoffiziere in der Frauenbehandlung zu unterstützen, ist in Merkblattform nachstehend das zusammengefaßt, was für die truppenärztliche Sprechstunde nötig und ausreichend ist; als Behandlungsarten sind nur die einfachsten gewählt, Modebehandlungen und -Arzneiverordnen sind nicht berücksichtigt; wissenschaftliche Ausführungen sind unterlassen, nur der Gesichtspunkt des Praktikers ist im Auge behalten. Darüber hinaus müssen die eigenen Erfahrungen, die Lehrbücher und zutreffendenfalls der Facharzt zu Rate gezogen werden.

1. Behandlung in der Sprechstunde.

Es ist zweckmäßig, die Behandlung in der Sprechstunde in der Regel selbst — einschließlich der Ausspülungen — durchzuführen. Die von den Frauen selbst ausgeführten Spülungen mit Gummiballon oder Irrigator helfen meist nichts oder werden unrichtig und zu häufig ausgeführt. Werden die Frauen regelmäßig zur Behandlung bestellt. so ergibt sich von selbst, welche Instrumente und Hilfsmittel bereitgelegt werden müssen. Die erforderlichen Instrumente werden in der Truppenkrankenstube ausgekocht, zu den Instrumenten der Tasche werden die erforderlichen Scheren und Pinzetten aus dem Instrumentarium der Truppenkrankenstube beigefügt. Die ausgekochten Instrumente werden in einer Verbandschale, die ausgerieben wird, neben den Untersuchungsstuhl auf einen niederen Tisch oder Stuhl bereitgestellt, daneben ein Blechkasten mit Tupfer aus Watte und Gaze und ein Irrigator mit Glas- oder Gummiansatz, ein Eimer zum Auffangen der Spülflüssigkeit und der weggeworfenen Tupfer.

An Arzneimitteln sind erforderlich: zu Spülungen Sublimatlösung 1:5000, 2%-Borlösung, Holzessig, außerdem werden je nach Geschmack des Arztes und besonderem Zweck 1%-Karbollösung, $^1/_2$—2%-Höllensteinlösung, Sodalösung (1 Teelöffel auf 1 Liter Wasser, 3—5%-Kaliumhypermanganatlösung, Tannin oder Alaunlösung (1 Teelöffel auf 1 Liter Wasser, Chlorzinklösung (1 Teelöffel auf 1 Liter einer Lösung von 1:1), zu Ätzungen Jodtinktur, Holzessig, Chlorzinklösung 10—50%, zu Einspritzung in die Gebärmutter Jodtinktur, zur Tamponbehandlung Glyzerin oder 10%-Ichtyolglyzerin.

Im Frauenuntersuchungszimmer wird zweckmäßig ein Bett aufgestellt, um die Frau bei Ohnmachten oder sonstiger Erschöpfung lagern zu können. Die Fenster müssen durch Verhängen gegen Einblick von außen gesichert sein, männliches Sanitätspersonal darf während der Anwesenheit einer Frau das Zimmer nicht betreten, Türe zuschließen. Assistenz ist bei der gewöhnlichen Sprechstundenbehandlung nicht nötig, bei besonderen Eingriffen und Narkosen ist sie vorher sicherzustellen (Sanitätsoffizier, Schwester). Gute Untersuchung ist allein auf dem Untersuchungsstuhl möglich, der der Untersuchung auf jedem Sofa vorzuziehen ist. Stets vollständige Entblößung des Unterleibes verlangen. Vor der Untersuchung ist eingehendes Krankenexamen nötig, um sich über allgemeinen Gesundheitszustand und Gemütsverfassung der Frau ein Bild machen zu können. Dadurch gewinnt man das Vertrauen der Frau und nimmt der unangenehm empfundenen örtlichen Untersuchung das Abstoßende. Entleerung der Blase und des Mastdarms vor der Untersuchung fördert die Untersuchung und ihre Ergebnisse.

Vor jeder Untersuchung Waschen der eigenen Hände mit Wasser und Seife und Abreiben mit Alkohol. Reinigung der äußeren Geschlechtsteile mit in Sublimat getränkten Wattebäuschen (Alkohol wegen starken Brennens vermeiden), vor jeder inneren Untersuchung Ausspülung der Scheide. Bei Mastdarmuntersuchungen oder starkem Ausfluß infektiöser Art Fingerlinge oder Handschuhe benutzen. Beim Einführen des Fingers oder Spekulums sind stets mit der anderen Hand die Schamlippen auseinanderzuhalten. Berühren der hinteren Kommissur, der Hymenalreste und der Clitoris und Harnröhrenöffnung wegen Empfindlichkeit zu umgehen. Das hintere Blatt des Spekulums wird stets zuerst eingeführt, darüber das vordere eingeschoben; dabei ist Einklemmen von Teilen der Scheidenschleimhaut zu vermeiden. Durch Heben und Senken der Blätter des Spekulums wird die Einstellung der Portio erreicht. Erleichterung der Besichtigung und Behandlung wird durch Anhaken und Herabziehen der Portio mit Hakenzangen erreicht. Einlegen von Tampons nur im Spekulum. Der reichlich mit dem Arzneimittel getränkte Tampon wird mit einer langen Kornzange gefaßt und bis zur Portio vorgeschoben (ebenso wird zum Abtupfen der Portio verfahren). Der Tampon muß zur Entfernung durch die Patientin zu der vom Arzt angegebenen Zeit mit einem aus der Scheide heraushängenden Faden versehen sein. Bei völligem Austamponieren der Scheide läßt man das Ende eines jeden Tampons aus der Scheide heraushängen.

Vor jedem Sondieren oder Behandlung des Innern der Gebärmutter muß durch innere Untersuchung sorgfältig festgestellt werden, daß die Gebärmutteranhänge frei von Entzündungen sind und daß keine Schwangerschaft vorliegt. Erweiterung des Gebärmutterhalses ist ohne Betäubung bis zu 6 mm möglich mit den Hegarschen Dilatatoren. Ätzungen des Gebärmutterinnern mit der umwickelten Playfairschen Sonde oder Einspritzungen können dann leicht und ohne die übertrieben gefürchteten Koliken vorgenommen werden. Das Einschieben von Sonden oder Spritzen muß langsam und vorsichtig geschehen; dringt die Sonde auffallend weit vor, sofortiges Zurückziehen und kein Einbringen von Spül- oder Ätzflüssigkeiten und Abstehen von jeder weiteren Tätigkeit. Bei Einspritzungen in die Gebärmutterhöhle darf nur sehr geringer Druck angewendet werden, die vorhergegangene Erweiterung des Halses gewährt den Abfluß der Spülflüssigkeit.

Bei Verdacht auf frische Entzündungserscheinungen oder unvollständigen Abort ist vor jeder Untersuchung eine genaue Temperaturmessung vorzunehmen.

Besondere Behandlungsarten sind in der Sprechstunde noch ausführbar: Massage und Behandlung mit Heißluftkasten und Einzelpackungen. Die Massage ist zweifellos bei Fehlen von frischen Entzündungserscheinungen ein ausgezeichnetes Mittel zur Dehnung von entzündlichen Narben, wenn sie schonend und unter Vermeidung geschlechtlicher Erregung ausgeführt wird. Die äußere Hand dringt langsam tief in die Bauchdecken ein, dem inneren Finger entgegen; zwischen beiden Fingern erfolgt dann die langsame Dehnung in mehreren Sitzungen. Die Behandlung mit Heißluftkasten kann auf der im Untersuchungszimmer vorhandenen Bettstelle erfolgen. Einzelpackungen jeder Art haben nur Zweck, wenn sie von der Brust bis zum Knie den ganzen Körper umfassen. Am besten legt man auf das Lager eine wollene Decke, auf diese eine Lage wasserdichten Stoff, der das nasse Tuch überall handbreit überragen muß, auf den Stoff kommt dann das nasse Tuch. Die Frau legt sich darauf, und dann wird erst das feuchte Laken um die Frau zusammengeschlagen, dann der wasserdichte Stoff und darüber die wollene Decke, welche dann mit Stecknadeln zusammengesteckt wird. Die schmerzstillende Wirkung solcher alle 6 Stunden zu erneuernden Umschläge ist oft wunderbar.

Kühle oder warme Sitz- oder Halbbäder können auch in der Sprechstunde verabreicht werden, besser aber zu Hause. Zusatz von Kleie, Kamille, Seesalz wird oft verwendet.

In Truppenkrankenstuben mit Badeeinrichtung würde im Grunde genommen auch die Möglichkeit bestehen, diese für die Familienbehandlung nutzbar zu machen.

Zur Austastung der Gebärmutter mit dem Finger, die nicht selten zur Klärung der Krankheit nötig sein wird, ist die Erweiterung des Gebärmutterhalses bis zur Nummer 18 nötig. Zu dieser ist Narkose erforderlich. Erweiterung und Untersuchung und Behandlung kann dann in einer Sitzung vorgenommen werden. Erweiterung durch Laminariastift erfordert 12 bis 24 Stunden, und häufig ist vorher die Einführung von Metalldilatatoren nötig, um den Quellstift einführen zu können, und nachher Fortsetzung der Erweiterung mit Hegarstiften, um den Finger einführen zu können. Ausführung in der Sprechstunde möglich, aber nur dem Geübten anzuraten.

Zur erfolgreichen Behandlung darf nie vergessen werden, daß nie nur ein einzelnes Symptom in Angriff genommen werden darf; es darf nie das Suchen nach dem Ausgangspunkt der Erscheinungen, andere körperliche Erkrankungen und das ganze Gefühls- und Seelenleben der Frau unberücksichtigt bleiben. Jede Untersuchung sei erschöpfend, aber schonend und nicht unnötig schmerzverursachend. Ist bei aufgeregten, empfindlichen Frauen eine genaue Untersuchung nicht möglich, ist von vergeblichen Versuchen abzusehen und zur Narkose zu greifen. Vor allen Dingen aber soll die Behandlung nutzen, was beides nicht immer in der Hand des Arztes liegt, aber nie schaden.

2. *Die Behandlung der häufigsten Erkrankungen der äußeren Geschlechtsteile und der Scheide.*

Entzündungen der äußeren Scham sind Folgen von Unreinlichkeit oder von dauerndem Fließen von zersetzten Ausscheidungen über die Scham; oder Folgen von Wundscheuern, besonders bei starken Frauen. Beseitigung gewöhnlich leicht durch gründliche Desinfektion, Reinlichkeit, Anwendung von Lenicetpuder, Bedecken mit Watte. Völlige Heilung natürlich nur, wenn Beseitigung des Grundleidens gelingt. Soor der Scham ist in der Schwangerschaft nicht selten und wird mit Borax-Glyzerin erfolgreich behandelt. Starkes Jucken kann an die Behandlungskunst des Arztes große Anforderungen stellen, ohne Dauererfolg, in jedem Fall Urin auf Zucker untersuchen.

Eine klaffende Scham entsteht in der Regel als Folge alter Dammrisse, außer zu Scheidenvorfällen können sie zu mannigfachen Erkrankungen führen, in der großen Mehrzahl aber haben sie keine Folgen. Werden sie als Nebenbefund erhoben und haben vorhandene Beschwerden und Erkrankungen nichts mit ihnen zu tun, so werden sie der Kranken — besonders neurasthenischen — verschwiegen. Größere und sicher die Beschwerden verursachende Dammrisse sind zu operieren. Jeder frische Dammriß in der Geburt muß genäht werden, mit der Naht kann aber ruhig einige Stunden nach der Entbindung zugewartet werden. Zur Naht — außer bei vollständigen Dammrissen — ist kein Facharzt erforderlich. Wenn nach der ersten Naht keine Heilung erfolgt, ist mit der Operation mindestens 2 bis 3 Monate zuzuwarten, bis die Gewebe sich aus der Schwangerschaft ganz zurückgebildet haben.

Die Trippererkrankungen werden zusammenfassend besprochen werden, syphilitische sind spezifisch zu behandeln.

Entzündungen der Scheidenschleimhaut werden am besten mit Glyzerintampons behandelt, die 24 Stunden liegenbleiben, mit anschließender Ausspülung durch den Arzt. Erfolg oft nur vorübergehend, wenn nicht die Ursachen ermittelt und behoben und das Verhalten der Frau Rückfälle ausschließt (Chronische Gonorrhöe des Ehemannes). In solchen Fällen werden durch die Frau selbst vorzunehmende Spülungen nicht zu umgehen sein.

Die Behandlung des seltenen Scheidenkrampfes ist in der Fachliteratur nachzulesen.

3. *Erkrankungen der Gebärmutter (ohne Geschwülste und Tripper), Menstruationsstörungen, Sterilität.*

Die Einteilung der entzündlichen Erkrankungen der Gebärmutter hat in der jüngsten Zeit der Gynäkologie große Wandlungen durchgemacht, ohne daß es gelungen ist, völlige Klarheit und Abgrenzung zu schaffen. Es spielen nicht nur organische Veränderungen der Schleimhaut, der Muskulatur und des Bindegewebes eine Rolle, sondern auch Störungen der Drüsen mit innerer Sekretion (vor allem Eierstöcke, Schilddrüsen), psychische Störungen, sexuelle Gewohnheiten oder

Mißbräuche. Auch der erfahrenste Gynäkologe kann die Ursache der Erkrankung nicht immer sicher klären, ebenso ist die Behandlung häufig ohne Erfolg, wie die Unzahl der empfohlenen Mittel und Behandlungsarten schon allein vermuten läßt. Die gemeinschaftlichen Symptome sind Ausfluß, Blutungen, Schmerzen in sehr verschiedenen Graden, daneben das Heer der nervösen allgemeinen Beschwerden bis zu den schwersten Erscheinungen von Blutleere und Schwächezuständen. Für den Truppenarzt sind folgende Krankheitsbilder die wichtigsten:

1. Endometritis, infolge von bakterieller Infektion durch Gonokokken, Staphylo- oder Streptokokken, seltener Tuberkelbazillen. Die Symptome sind Ausfluß von schmutzig braungelber bis eitriger Farbe, Schmerzen im Leib, verstärkte Blutungen, bei frischen entzündlichen Erscheinungen Fieber. Sobald noch frische Entzündungserscheinungen vorhanden sind, jede örtliche Behandlung unterlassen, um den Übergang auf die Umgebung der Gebärmutter zu verhüten, falls sie noch nicht erfolgt ist. Bettruhe, Eisbeutel oder Umschläge auf den Leib wirken am besten. Örtliche Behandlung erst, nachdem die frischen Erscheinungen, statt abzuheilen, abgeklungen sind; Spülungen, Ätzungen der Gebärmutterhöhle, Auskratzungen kommen dann in Frage.

2. Endometritis nach Abort infolge Störungen in der Rückbildung der Schleimhaut oder Zurückbleiben von Resten der Decidua (Placentarpolypen). Diese Fälle sind sehr häufig und für die Behandlung sehr dankbar; auch wenn ein überstandener Abort bewußt oder unbewußt geleugnet wird, liegt diese Ursache oft vor. Bei gewöhnlicher Endometritis post abortum oder nach Geburt genügt Ätzung des Innern der Gebärmutter, bei Resten der Decidua muß Ausschabung vorgenommen werden.

3. Metropathia uteri (Endometritis, Metritis). Als Symptom stehen im Vordergrund die Blutungen. Blutungen können aber nicht nur durch örtliche Veränderungen der Gebärmutter, Erkrankungen der Eierstöcke, Tuben und des Beckenbindegewebes, sondern auch durch psychischen Einfluß (vasomotorische Erregbarkeit, Gemütsbewegungen, hysterisch-neurasthenische Zustände, sexuelle Unbefriedigtheit oder Übererregbarkeit, Maßnahmen zur Behinderung der Befruchtung u. dgl.), ferner durch Störungen der Drüsen mit innerer Sekretion, besonders Eierstöcke und Schilddrüsen, bedingt sein. Der Befund ist oft völlig negativ, was Aussehen und Größe der Gebärmutter betrifft. Deshalb genaues Krankenexamen, um Einblick in die gesamte Konstitution der Patientin zu bekommen, Beschränkung der örtlichen Behandlung auf kurze, aber gründliche Behandlung, daneben Anwendung des ganzen therapeutischen Rüstzeuges des Arztes je nach der Beurteilung des Falles, Beseitigung der ursächlichen Schädigungen. Der Befund ist: Gebärmutter von verschiedener Größe, von direkt atrophischer Beschaffenheit bis zur Vergrößerung auf das Dreifache, kann sich normal, brüchig oder hart anfühlen, starke Schleimabsonderung aus dem Halsteil oder Körper der Gebärmutter von glasig heller bis eitriger Beschaffenheit, die sicht-

bare Schleimhaut ist hochrot, geschwollen, zerklüftet, an der Portio
Erosionen bis zur Bildung von polypösen Wucherungen, ferner sekundäre Veränderungen an der Scheidenschleimhaut. Die Untersuchung
hat in jedem Falle festzustellen, daß Myome und Krebs auszuschließen
ist. Die Krankheit ist für die Lebensdauer nicht von Einfluß, wohl
aber für die Lebensfreude. Die Behandlung hat vom allgemeinen Gesichtspunkte aus sich über eine örtliche Behandlung bis zur radikalen
Ausschaltung der Funktion der Gebärmutter zu erstrecken. Hebung
des Allgemeinzustandes durch Arsen oder Eisenbehandlung, Sool- oder
Moorbäder, Sommerfrischen, Waschungen, leichte Gymnastik, Luft-
und Sonnenbäder, Kalziumsalze, Mastkuren, Regelung des Stuhlganges
sind in individueller Anpassung zu wählen. Sämtliche Organpräparate
sind schon mit sehr unsicherem Erfolg versucht worden, ebenso Jod-
präparate. Gegen die Blutungen sind Secale und Pituglandol manchmal mit, sehr häufig ohne Erfolg angewandt worden. Keines der zahlreichen in den Handel gebrachten Präparate hat vor anderen einen besonderen Vorzug. Bei starken Blutungen kann vorübergehende feste
Scheidentamponade nötig werden. Gegen den Ausfluß sind Spülungen
mit den unter 1 aufgeführten Lösungen anzuwenden. Da das Leiden
sehr chronisch ist, wird man nicht damit herumkommen, diese auch
durch die Frau selbst machen zu lassen. Die Mittel sind in Pulverform
oder Stammlösung zur Auflösung oder Verdünnung in 1—2 Liter Wasser
zu verordnen. Die Spülungen sind in Rückenlage nach tiefem Einführen des Ansatzrohres (Temperatur 35° C) auszuführen, je nach
Stärke des Ausflusses abends oder morgens oder täglich zweimal, aber
nicht zu oft und nicht zu stark und nicht zu lange. Die Trockenbehand-
lung der Scheide (Austapezieren mit Bolus), vom Arzt oder der Kranken
ausgeführt, hat keine sicheren Vorzüge vor der Spülbehandlung. Häufige Ätzungen der Erosionen sind zu vermeiden, von der früher hierbei
so beliebten Naht alter Cervixrisse (Emmetsche Operation) ist nichts zu
erwarten; die Erosionen heilen von selbst, wenn das Grundleiden
günstig beeinflußt wird. Für den Arzt kommt als sehr wirksam Ein-
gießen von Holzessig in einem Milchglasspekulum oder einer Höllen-
steinlösung in Frage. Man läßt die Lösung ein bis zwei Minuten auf der
Portio stehen und tupft sie dann sorgfältig aus. Sind keine Reizerschei-
nungen vorhanden, so ist zur Ätzung der Innenhöhle der Gebärmutter
zu schreiten, eine Playfairsche Sonde wird fest mit Watte umwickelt,
in der Lösung getränkt und in die Gebärmutterhöhle eingeführt. Die
besten Mittel hierfür sind Jodtinktur und Chlorzink 10—15 %, daneben
auch Formalin oder Höllenstein 10—20 %. Es bildet sich dann ein
Ätzschorf, der sich nach 4—6 Tagen unter vermehrtem Ausfluß und
Blutung abstößt. Dies muß der Kranken zur Vorbereitung mitgeteilt
werden. Der Ätzung muß in der Regel eine Erweiterung mit Hegarstiften vorangehen. Der Erfolg ist eine Neubildung einer gesunden
Schleimhaut. Bleiben die Krankheitserscheinungen, so tritt die Ausschabung in ihr Recht. Zu dieser muß der Halsteil erweitert werden,
und zwar so, daß eine Austastung mit dem Finger möglich ist, um sich

von dem Vorhandensein oder Fehlen von Polypen, submukösen Myomen zu überzeugen. Die Abschabung wird mit der Kurette gemacht. Es wird zuerst der vordere, dann der hintere Uterusgrund abgeschabt, dann die Tubenecken und die seitlichen Wände. Die Kurettage ist vollendet, wenn beim Schaben überall hörbares Knirschen entsteht. Die abgeschabte Schleimhaut wird zur mikroskopischen Untersuchung aufgehoben, um auf Krebs untersuchen zu können. Der Ausschabung schließt man eine Ausätzung mit Jodtinktur an, welche 2—3mal wiederholt wird. In einer Reihe von Fällen bringt die Ausschabung völligen Erfolg, in anderen nicht. Ein- bis zweimalige Wiederholung ist erlaubt, der Erfolg wird aber immer unsicherer. Die Ausschabung ist völlig ungefährlich, wenn in der Umgebung der Gebärmutter keine frischen Entzündungserscheinungen sind und bei der Operation keine Infektion der Uterushöhle gemacht wird. Bei ihr kann eine Durchbohrung der Gebärmutterwand auch den Geübtesten passieren, die Kurette findet dann plötzlich keinen Widerstand mehr und gleitet weiter vor, als der Länge der Gebärmutter entspricht. Der Vorfall hat keine üblen Folgen, wenn bei Verdacht auf dieses Ereignis die Kurette zurückgezogen und keine Ätzung angeschlossen wird. Es ist nur Bettruhe von 2 Tagen erforderlich.

Der weitere Schritt zur Behandlung ist eine völlige dauernde Verödung der Schleimhaut, durch Ätzung mit 50%-Chlorzinkpaste, die dann besser dem Facharzt überlassen wird.

Hat auch die völlige Verödung der Gebärmutterschleimhaut keinen Dauererfolg und macht es der Allgemeinzustand erforderlich, so kann weiter die operative Entfernung der Gebärmutter ausgeführt werden.

Bei starken Blutungen kann durch Röntgenbestrahlung bei Frauen jeden Alters durch Einfluß auf die Eierstöcke oft ein dauerndes Aufhören der Blutungen erreicht werden. Diese Behandlung ist aber, da sie einer Kastration gleichkommt, erst nach Versagen der Auskratzung am Platz.

Häufig wird der Rat des Arztes wegen Menstruationsstörungen und Unfruchtbarkeit begehrt. Die Menstruation kann frühzeitig eintreten, und zwar vor dem 12. Lebensjahr, in dem sie in unserem Klima in der Regel eintritt, und dann gewöhnlich unregelmäßig. Wenn sie mit einer allgemeinen Entwicklung der Geschlechtscharaktere (Frühreife) einhergeht, haftet ihr keine krankhafte Ursache an, sie kann aber auch bei Neubildungen, Fettsucht, Hypergenitalismus frühzeitig auftreten. Allgemeinuntersuchung wird auf die richtige Erkenntnis leiten. Daß es sich um Menstruation, nicht um einmalige Genitalblutungen handelt, wird aus der regelmäßigen Wiederkehr geschlossen. Ausbleiben oder Aufhören der schon vorhanden gewesenen oder sehr schwachen Menstruation, ist mit Allgemeinzuständen verknüpft oder schließt sich an psychische Traumen an, hängt auch mit der Ernährungslage und den Frauenberufen zusammen. Jede Untersuchung bei Virgines an den Genitalien ist zu vermeiden, wenn nicht lokale Symptome vorhanden sind, ebenso jede lokale Behandlung. Bei Verheirateten

kann der Versuch lokaler Behandlung (Massage, Elektrisieren, Sondieren,
Sitzbäder) in vorsichtiger Weise gemacht werden; die Hauptsache sind
diätetische Vorschriften; Ovarialtabletten und Hypophysenpräparate
sollen manchmal gewirkt haben, Eisen und Arsen schaden jedenfalls
nicht, daneben Beruhigung der Patientinnen. Liegen der Operation
zugängliche Bildungsfehler an den Geschlechtsorganen zugrunde, so ist
die Operationsfrage zu erwägen.

Die Schwankungen der Menstruationszeiten und Stärke bei den verschiedenen Frauen und bei der gleichen Frau führen die Frauen oft
zum Arzt. Durch genaues Ausfragen über den bisherigen Verlauf der
Menstruation läßt sich ein Bild gewinnen, ob tatsächlich krankhafte
Störung vorliegt. Liegen nachweisbare Erkrankungen der Geschlechtsorgane vor, so sind diese zu behandeln, bei Allgemeinerkrankungen
diese. Eine lokale Behandlung bei Fehlen dieser ist nur angezeigt,
wenn die Störungen den Gesamtorganismus der Frau zweifellos ungünstig beeinflussen (Schwächezustände). Der Erfolg ist unsicher,
deshalb psychische Beruhigung der Frau, daß der Zustand innerhalb
der physiologischen Grenzen liegt.

Lästiger ist die Steigerung der Menstruationsbeschwerden, die zu
unerträglichen lokalen Schmerzen, Neuralgien, gesteigerter Erregbarkeit des Nervensystems, Migräneanfällen führen können. Die große
Mehrzahl dieser Beschwerden ist nicht an örtliche Genitalerkrankungen
(besonders nicht Lageveränderungen) gebunden, sondern eine Konsti-
tutionsfolge. Deshalb allgemeine und symptomatische Behandlung,
aber Vorsicht mit Narkotizis. Örtliche Behandlung nur bei lokalen
Erkrankungen oder, wenn sie nicht vorliegen, jedenfalls nur kurz und
vorübergehend (Dilatation des Gebärmutterhalses, Elektrisieren, Sondieren, Stichelungen der Portio). Kokainisierung der unteren Nasen-
muscheln hilft manchmal, auch die Ehe oder eine Geburt. Der Arzt
darf sich aber keiner Täuschung darüber hingeben, daß die Suggestion
beim Erfolg eine große Rolle spielt.

Die Frauen wissen, daß Blutungen in den Wechseljahren oft durch
Krebs bedingt sind oder durch Myome. Deshalb eingehende Untersuchung hierauf; sind sie auszuschließen, dann Beruhigung der Frau
und Schilderung des normalen Verlaufs der Wechseljahre. Bei nicht
durch Krebs bedingten starken Blutungen in dieser Zeit wirkt die
Röntgenbestrahlung ausgezeichnet. Sonst klimakterische Beschwerden
psychisch und symptomatisch behandeln.

Bei Konsultation wegen Unfruchtbarkeit der Ehe sieht sich der Arzt
vor eine der schwierigsten und unsichersten Aufgaben gestellt. Verhältnismäßig einfach ist die Sache, wenn bei der Frau an den Ge-
schlechtsteilen Krankheiten festgestellt werden können, die der Behandlung zugänglich sind (Scheidenkrampf, chronische Beckengewebsent-
zündung, nach Tripper, Verengung des Cervixkanals und Lageveränderungen (?), stärkere Grade von Endometritis). Der Erfolg nach der
üblichen Behandlung ist sehr unsicher, und es bleibt stets fraglich, ob
ein etwaiges Kind der Behandlung zu verdanken ist. Nie unterlasse

man die Untersuchung des Mannes (Fragen über Art der Begattung, alter Tripper, Untersuchung der Samenflüssigkeit), der Mann ist sehr häufig der schuldige Teil. Wenn die Samenflüssigkeit des Mannes keine Samenkörperchen enthält, ist jede Behandlung der Frau zwecklos. In allen anderen Fällen ist aber die Prognose, außer bei starken Entwicklungsfehlern, nie auf dauernde Unfruchtbarkeit zu stellen, da die Patientinnen dem Arzt durch eine plötzlich einsetzende Fruchtbarkeit recht unangenehme und peinliche Überraschungen bringen können.

4. Tripper der Frau und andere entzündliche Adnexerkrankungen, Blasenkatarrh.

Der Tripper der Frau ist ungemein häufig und dürfte mit der Zunahme des männlichen Trippers in und seit dem Kriege sich noch wesentlich steigern. Während aber beim Mann der Tripper fast immer zur Behandlung, wenn auch nicht bis zur völligen Ausheilung kommt und auf die Harnröhre beschränkt bleibt, ist der Verlauf bei der Frau so, daß bei der Verschiedenheit der Stärke der Erscheinungen und der verschiedenen Aufmerksamkeit der Frau auf ihre Geschlechtsorgane, der größeren Scheu, den Arzt aufzusuchen, eine große Anzahl Frauen tripperkrank ist, ohne es zu wissen. Vielfach treibt erst das Einwandern der Gonokokken in die Tuben mit den dadurch entstehenden Schmerzen zum Arzt, und dann kommt häufig die Frau ohne dauerndes, schweres Siechtum nicht mehr davon. Der Verlauf des Trippers ist ungemein verschieden. Ausfluß, Brennen in der Harnröhre, Urindrang, Hitzegefühl, Wundwerden der Scham und dadurch bedingte Beschwerden beim Gehen, Schmerz beim Coitus sind die Anzeichen; die akute Entzündung dauert 1—2 Tage, dann bleibt noch Ausfluß, der ebenfalls nach einigen Wochen verschwindet. Völlige Ausheilung kann ohne jede Behandlung in einigen Wochen erfolgen. Auch der Übergang auf den Gebärmutterhals braucht außer vermehrtem Ausfluß keine erheblichen Beschwerden zu machen, dumpfe Beckenschmerzen sind oft vorhanden. Die Portio ist gerötet und geschwollen, die Cervixschleimhaut rot und geschwollen und entleert gelben Eiter. Auch dieser Prozeß kann ausheilen oder ohne besondere Beschwerden in das chronische Stadium übergehen. Abweichend hiervon können aber mit dem Übergang auf die Gebärmutterhöhle starke Schmerzen, Fieber, erhebliches Krankheitsgefühl auftreten. Bei zweckmäßigem Verhalten geht diese schwere Erscheinung rasch vorbei, Heilung oder Übergang in das chronische Stadium tritt ein, das alle Zeichen der unter 3 beschriebenen Gebärmutterentzündung trägt. Überschreitet der Prozeß die Gebärmutterhöhlen, und geht er auf die Tuben über, so entstehen heftige Schmerzen in der Seite, die anfallsweise auftreten; weiterer Übergang auf die Eierstöcke und das Beckenzellgewebe kann zu Bauchfellentzündung und Eiterbildung in Tuben und Eierstöcken führen. Das Leben der Frau ist durch den Tripper kaum je gefährdet, auch die schwerste gonorrhöische Bauchfellentzündung heilt trotz des stürmischen, bedrohlich erscheinenden Verlaufs rasch ab, aber die Gesundheit und der Lebensgenuß ist durch chronische

Fälle mit Tuben- und Eierstockbeteiligung schwer, oft für das ganze
Leben gestört. Doppelseitige Tubenerkrankung hebt die Fortpflanzung
auf. Die Stärke der Symptome hängt von der Stärke der Entzündungs-
erscheinungen ab, dem die gewöhnlichen klinischen Erscheinungen der
Entzündung entsprechen. Hingewiesen sei nur noch auf die stärkeren
Entzündungserscheinungen an der Scham und Scheide der Kinder, das
Auftreten der spitzen Feigwarzen durch den Reiz des Ausflusses und die
Entzündung der Bartholinischen Drüsen. Der Übergang auf die Tuben
braucht nicht akut im ersten Stadium, sondern kann im chronischen
Stadium schubweise erfolgen. Jeder Tripper der Frau ist eine ernste
Erkrankung, bei der die leichteren Fälle zwar überwiegen, die schweren
Fälle bei zweckmäßigerem Verhalten leidlich ausheilen können, bei der
aber doch die Fälle von schwerem Siechtum und die Gefahr der Rück-
fälle und der Weiterverschleppung den Ernst der Erkrankung nie op-
timistisch beurteilen lassen.

Die Diagnose des Trippers ist leicht, wenn in dem eitrigen Sekret
Gonokokken nachgewiesen werden. Bei chronischen Fällen stößt das
auf erhebliche Schwierigkeiten, so daß auf diese Untersuchungen, wenn
sie nicht einen besonderen Zweck verfolgen, in der Truppenpraxis verzichtet werden kann. Die näheren Umstände der Krankheitsgeschichte,
das klinische Ergebnis, die Schmerzhaftigkeit der Gebärmutter, die
geschwollenen Tubensäcke stützen die Diagnose ausreichend; in Zweifelsfällen wird man nie fehlgehen, wenn Tripper angenommen wird.

Die Behandlung sei einfach und schonend, verhüte alle Schädlich-
keiten. Bei frischem Tripper, bei Entzündungserscheinungen in der
Umgebung der Gebärmutter ist jede Behandlung der Gebärmutterhöhle
verboten, schon das Anhaken der Portio und Herabziehen der Gebärmutter kann Unheil bringen. Im akuten Stadium genügt Reinlichkeit
der äußeren Genitalien, Ruhe, Fernhalten jeder Schädlichkeit (Coitus),
Sitz- oder Vollbäder, bei sehr starker Scheidenreizung vorsichtige Schei-
denspülungen. Bei Anzeichen von Beteiligung der Gebärmutter und
der Tuben wochenlange Bettruhe mit Eis, Opium, hydropathischen
Umschlägen. Im chronischen Stadium kann die bei Endomitritis
angegebene Behandlung einsetzen, aber man hüte sich vor zuviel
Tätigkeit. Zu den angegebenen Mitteln treten die Silberpräparate,
Protargol, Argoinin, Argentum nitricum (1—2 %) zu Spülungen und
Ätzungen oder Pinselungen. Viel gelobt wird das Chlorzink (Stammlösung von Chlorzink und Wasser zu gleichen Teilen, ein Eßlöffel auf
ein Liter Wasser). Bei chronischem Harnröhrenkatarrh sind Jodo-
formstäbchen gut. Gegen die unendliche Zahl der aus Erwerbsgründen
auf den Markt kommenden Mittel mit Fabriknamen kann sich der Arzt
ablehnend verhalten, es leistet keines mehr als die angegebenen. Auch
die Artigonbehandlung und sonstige angeblich spezifische Behand-
lungen sind zwar modern, aber in ihrer Wirkung in keiner Weise gesichert.
Leider enthalten die Fachzeitschriften zur Zeit viele Vorschläge, die
Gonorrhöe des Gebärmutterhalses und der Gebärmutterhöhle ähnlich
wie den Tripper des Mannes mehr aktiv zu behandeln. Davor kann

nicht dringend genug gewarnt werden, die Mißerfolge werden wie beim Mann nicht ausbleiben, die Frau aber oft dauernd durch die uterine Behandlung in ihrer Gesundheit schwer geschädigt bleiben. Es ist unnötig, daß hierbei auf Kosten der Frau wieder die gleichen Erfahrungen gemacht werden wie mit der operativen Entfernung der entzündlichen, meist gonorrhöischen Adnexerkrankungen. Sie sind in aller Stille zugunsten der konservativen Behandlungsmethoden eingeschränkt und auf die Fälle beschränkt worden, in denen aus wirtschaftlichen Gründen oder aus schwererer Schädigung des Allgemeinzustandes die Operation der letzte Heilversuch ist. Denn die wirkliche Leidenszeit der Frau beginnt oft erst nach der operativen Entfernung der inneren Geschlechtsorgane, nur daß die Frauen dann nicht mehr den Operateur oder Fachgynäkologen, sondern den Nervenarzt aufsuchen oder auf ärztliche Hilfe resigniert verzichten, wenn sie nicht dem Kurpfuscher in die Hände fallen.

Bei jeder Behandlung des Trippers der Ehefrau muß derjenige des Gatten mitbehandelt werden, sonst ist natürlich Dauerheilung für beide ausgeschlossen, und es kann ein abwechselungsreiches Spiel der gegenseitigen Reinfektion in der seltsamsten Mannigfaltigkeit der Begebenheiten sich entwickeln.

Entzündliche Erkrankungen der Adnexe können sich auch an andere infektiöse Erkrankungen, besonders nach Abort und Wochenbett, anschließen, insbesondere ist es die Parametritis. Alle diese Erkrankungen gehen aber mit Fieber und so schweren Allgemeinerscheinungen und Beteiligung des Bauchfells einher, daß Hinzuziehung des Facharztes und klinische Behandlung nicht zu umgehen sein wird, sie also nicht in das Gebiet der Sprechstundenpraxis fallen. Operative Eingriffe allein vermögen in manchen Fällen das Leben zu retten. Ist das akute Stadium überwunden, kommt bei den chronischen Adnextumoren, Entzündungen des Beckengebindewebes mit ihren Folgeerscheinungen (Verwachsungen, Lageveränderungen, Narbensträngen) in erster Linie konservative Behandlung mit aufsaugenden Maßnahmen, Dehnungen und allgemein kräftigenden Anordnungen, in verzweifelten Fällen Operation in Frage. Mit Erfolg ist hierbei die Belastungstherapie angewandt worden. Sie wird so ausgeführt, daß in einem Röhrenspekulum ein Leinwandtuch eingeführt wird, dieses wird mit Schrot ausgefüllt, das Spekulum zurückgezogen, der Leinwandbeutel zugeknüpft. Statt des Leinwandbeutels kann auch ein Kolpeurynter, der mit Quecksilber gefüllt wird, genommen werden; die derzeitigen hohen Kosten des Gummis und Quecksilbers erzwingen die Anwendung des Schrots. Auf die Bauchdecken legt man schwere Sandsäcke oder Schrotbeutel. Das Verfahren wird von manchen Frauen, da die Belastung einige Stunden durchgeführt werden muß, als unbequem abgelehnt.

Eine zwar nicht häufige, aber doch nicht ganz seltene Erkrankung der Geschlechtsorgane ist die Tuberkulose. Diese kann jeden Teil des Genitalsystems für sich oder zusammen oder mit anderen tuberkulösen Organerkrankungen erfassen. Am häufigsten ist die Tuberkulose der

Gebärmutter isoliert. Die richtige Erkennung ist ungemein schwierig, die Prognose sowohl für die abwartende symptomatische und spezifische Tuberkulosetherapie zweifelhaft, aber auch für die operative und Strahlentherapie nicht besser.

Die Nachbarschaft der Blase mit den Geschlechtsorganen verursacht bei den Frauen häufig akuten und chronischen Blasenkatarrh. Die Zeichen sind die gewöhnlichen des Blasenkatarrhs; ebenso die Behandlung. Diese ist in akuten Fällen sehr dankbar, entspricht völlig der allgemein üblichen Behandlung des Blasenkatarrhs mit Bettruhe, warmen Umschlägen, Urotropin, Wasserzufuhr, beruhigenden Stuhlzäpfchen. Bei chronischem Blasenkatarrh sind Blasenspülungen alle 2—3 Tage angezeigt mit $2^0/_0$igem Borwasser oder Argentum nitricum (1:1000). Soll stärkere Wirkung erzielt werden, benutzt man $1—2^0/_0$ Argentum-nitricum-Lösung nach völliger Entleerung und Spülung der Blase. Nachspülung mit Borsäurelösung erforderlich. Diese Spülung wird 2—3 mal wiederholt, dann indifferente Spülungen angeschlossen. In leichten Fällen chronischen Blasenkatarrhs ist die Instillation von 2 ccm $1^0/_0$iger Argentum-nitricum-Lösung ausgezeichnet. Als Folgen eines Blasenkatarrhs bleibt bei der Frau häufig eine Entzündung des Blasenhalses zurück, die sich in häufigem, sehr lästigem Harndrang äußert; im Urin sind keine krankhaften Veränderungen. Die zystoskopische Untersuchung gibt ein nicht zu verkennendes Bild. Die Behandlung besteht in direkter Ätzung des Blasenhalses mit $5^0/_0$-Höllensteinlösung mit einem Wattestäbchen, nachdem eine Erweiterung der Harnröhre mit Hegarstiften vorausgeschickt ist. Bei Verdacht auf Erkrankungen des Nierenbeckens (Pyelitis) und Tuberkulose der Harnwege ist die Diagnose durch Kathetrismus und Urinuntersuchung zu stellen.

Undankbar ist die Behandlung der nach Geburten und nach Scheidevorfällen häufigen Blasenschwäche. Sie spottet oft jeder arzneilichen, palliativen (Pessar, Paraffininjektion) und operativen Behandlung.

5. *Lageveränderungen der Gebärmutter.*

Die Lehre von den Lageveränderungen der Gebärmutter ist gegen früher ungemein vereinfacht. Man weiß, daß es einen gewissen Normaltyp gibt (Anteversio und Anteflexio in der Mittellinie), der durch die Füllungs- und Druckverhältnisse im Becken Änderungen unterworfen ist und wechselt. Es werden nur noch 2 abweichende Dauerstellungen anerkannt, die spitzwinklige Anteflexio, bei der die Gebärmutter dauernd fest der vorderen Scheidewand vorliegt, und die dauernde Rückwärtsverlegung der geraden (Retroversio) oder geknickten Gebärmutter (Retroflexio). Alle anderen abweichenden Dauerlagen der Gebärmutter sind durch entzündliche Veränderungen, Narben, Geschwülste usw. bedingt, die Beschwerden macht nicht die sekundäre Verlagerung der Gebärmutter, sondern die Grundkrankheit, und bedarf daher diese der Behandlung. Bei der Diagnose der Retroflexio muß genau festgestellt werden, ob der im hinteren Scheidengewölbe liegende Uteruskörper tatsächlich die Gebärmutter ist, da Verwechselungen mit Eileiterschwangerschaft und entzündlichen Geschwülsten vorkommen und Aufrichtungsversuche verhängnisvolle Folgen haben können. Diesen Lageveränderungen ist das ganze Heer der Unterleibsbeschwerden zugeschrieben worden: Kreuzschmerzen, Harnbeschwerden, angehaltener Stuhl, Gefühl der Völle und des Drucks im Unterleib, Menstruationsstörungen, Sterilität, allgemein nervöse Beschwerden. Es ist aber eine große Vorsicht darin geboten, zu der folgende Erfahrungen geleitet haben. Viele Frauen haben die Lageveränderungen und keinerlei Beschwerden. Wird vom Arzt zufällig die Lageveränderung festgestellt, so werden von diesem Augenblick an auch Beschwerden geäußert. Wird die Gebärmutter aufgerichtet und etwa durch ein Pessar zurückgehalten, so verschwinden die Beschwerden mit einem Schlage und bleiben ganz oder lange weg, trotzdem die Nachuntersuchung ergibt, daß die Gebärmutter wieder hinten liegt. Erst wenn die Frau erfährt, daß die Gebärmutter wieder »falsch« liegt, treten die Beschwerden wieder auf. Ferner bleiben die Beschwerden trotz geglückter Operation bestehen; oder sie sind und bleiben trotz Rückfalls der Verlagerung verschwunden, bis die Frau nach der Operation dies bei einer ärztlichen Nachuntersuchung erfährt. Schlagartig treten alle Beschwerden wieder auf. Der Grund ist darin zu suchen, daß entweder die Ursache der Beschwerden auf eine gleichzeitig bestehende Metro-Endemitritis beruht oder daß es sich überhaupt um eine sogenannte funktionelle Neurose mit hystero-neurasthenischem Verhaltem handelt; sobald die Frau in Erfahrung bringt, daß ihre Gebärmutter nicht richtig gelagert sei, verlegt sie sämtliche Beschwerden in die Geschlechtsgegend. Deshalb ist bei jeder Lageveränderung genaue Allgemeinuntersuchung nötig, ebenso genaueste örtliche Untersuchung auf andere Ursachen der Beschwerden. Bis man nicht das Gegenteil beweisen kann, wird man mit der Annahme, jede Lageveränderung sei eine an sich belanglose Abweichung, fast ausnahmslos das Richtige treffen. Die Furcht vor Einklemmung der schwangeren, rückwärts gelegenen Gebärmutter ist nicht sehr begründet, da sich die schwangere Gebärmutter in der Mehrzahl der Fälle von selbst aufrichtet und vom 4. Monat an durch die zunehmende Größe der Gebärmutter oben bleibt. Geschieht das ausnahmsweise nicht, so treten Beschwerden auf, die die Frau zu einem Zeitpunkt zum Arzt führen, in dem Aufrichtung noch möglich ist. Eine Verlagerung als Nebenbefund ohne Beschwerden werde der Frau verheimlicht, aber in den Akten des Arztes verzeichnet, damit man der Frau, die von einem anderen Arzt auf die Lageveränderung aufmerksam gemacht wird, im Notfall beweisen kann, daß man das auch schon gefunden habe. Will man aus irgendwelchen Gründen eine Behandlung einleiten, so ist zunächst eine Pessarbehandlung nach bimanueller Aufrichtung angezeigt, dabei wird sich zeigen, ob die Beschwerden verschwinden oder nach einiger Zeit bei normal gelegener Gebärmutter wiederkehren; bestehende Komplikationen müssen behandelt und beseitigt werden.

Ist das erreicht, hat man die Überzeugung gewonnen, daß der Frau
mit dauernder Korrektur der Lageveränderung Nutzen gebracht wird,
so ist die Operation vorzuschlagen, die bei Lageveränderungen mit Verwachsungen und sicher darauf bestehenden und beruhenden Beschwerden
von vornherein angezeigt ist. Die Wahl des richtigen Pessars bedarf
einiger Erfahrung; lästig wird es der Frau, daß sie durch erforderliche
Herausnahme und Reinigung des Pessars alle 2—3 Monate an den Arzt
gebunden ist und daß in der Scheide Druckgeschwüre und Reizungen
mit vermehrtem Ausfluß entstehen können. Die Operation ist zu
widerraten in der Nähe vor oder nach den Wechseljahren und in der Zeit
nach dem Wochenbett. Die Wahl des Operationsverfahrens ist dem
Operateur zu überlassen. Bildet sich im Wochenbett eine Rückwärts-
lagerung aus, so ist oft durch Aufrichtung, Pessar, kalte Scheidenspü-
lungen Heilung zu erreichen. Der Enthusiasmus für die Alexander
Adamsche Operation ist abgeflaut, da Rückfälle häufiger sind, als anfänglich angenommen. Über die eigentlichen Ursachen der Verlagerung
wie auch der Vorfälle der Scheide und der Gebärmutter ist Einigung
nicht erzielt; die Schlaffheit der Bänder, der Bauchdecken, des Becken-
bodens, die allgemeine Gewebsschlaffheit (Entereptose) werden angeschuldigt. Sie können angeboren, durch Trauma oder durch Geburten
hervorgerufen werden. Bei Vorfällen ist Pessarbehandlung nur angezeigt, wenn die Operation aus anderen Gründen, wie hohes Alter, Krankheit, bestehende Schwangerschaft, Stillgeschäft zu widerraten ist. Da
sich die Scheide durch das Pessar dehnt, braucht man immer größere
Pessare. Der Erfolg der Prolaps-Operation, bei der an und für sich Rückfälle häufig sind, wird durch jede folgende Schwangerschaft gefährdet
bzw. sicher vernichtet. Es gibt Vorfälle bzw. Senkungen, die keine
Neigung zur Vergrößerung haben und die deshalb nicht behandelt oder
operiert zu werden brauchen. Zur Entscheidung kann herangezogen
werden, ob sich Vorfall oder Senkung beim Pressen vermehren.

6. Geschwülste.

Die Diagnose der Geschwülste, die zum Teil recht einfach, zum Teil
aber die größten Schwierigkeiten machen kann, hier zu behandeln, ist
nicht der Ort. Es soll nur der derzeitige Standpunkt der Behandlung
kurz gestreift werden und dann, der Wichtigkeit der Frühdiagnose
wegen, der Gebärmutterkrebs eingehender besprochen werden. Die
Entscheidung über die richtige Diagnose und Behandlung wird stets
dem Facharzt überlassen bleiben.

Die häufigste Geschwulst der Gebärmutter ist das Myom. Myome, die
als zufälliger Nebenbefund festgestellt werden und keine Erscheinungen
machen, werden unter Notierung in die ärztlichen Aufzeichnungen
der Kranken verschwiegen, sie bedürfen keiner Behandlung. Viele
Myome bleiben stationär oder bilden sich zurück, besonders im Klimakterium. Beschwerden seitens der Myome bestehen in Blutungen, Schmerzen, Verdrängungserscheinungen und Herzbeschwerden; sobald diese

irgendwie erheblich werden und Lebensgenuß, Arbeitsfähigkeit beeinträchtigen, soll Operation vorgeschlagen werden. Die langdauernden Ergotinkuren sind ziemlich allgemein verlassen worden. Die sarkomaköse Entartung der Myome darf nicht außer acht gelassen werden; des submukösen Myomes bei Blutungen ist schon mehrfach gedacht worden.

Bevorzugt wird jetzt bei Myomen die vollständige Entfernung der Gebärmutter. In der Röntgentiefenbestrahlung ist der Operation aber ein erfolgreicher Konkurrent entstanden, der, wenn submuköse, verjauchte, bösartige Myome ausschließlich für die Operation bestimmt werden, fast absolut sicher wirkt.

Geschwülste der Eileiter sind meist entzündlich und sind dann konservativ zu behandeln; Operation kommt nur in Frage, wenn sie das Leben oder die Gesundheit ernstlich beeinflussen oder der Verdacht auf bösartige Geschwülste besteht. Die Eileiterschwangerschaft kann auch bei konservativer Behandlung mit Erfolg der endgültigen Genesung der Frau zugeführt werden, besser ist aber sofortige Operation.

Die Geschwülste der Eierstöcke, mit Ausnahme der entzündlichen, sollen wegen ihres Wachstums und der überaus häufigen Bösartigkeit stets operiert werden.

Der Krebs tritt in zwei Formen auf: am Gebärmutterhals oder im Gebärmutterkörper. Da alles davon abhängt, ihn möglichst frühzeitig zur Operation zu bringen, ist die Verantwortlichkeit des Arztes sehr groß. Am Hals entsteht er an der Portio in Form papillärer Wucherungen (Blumenkohlgewächs) oder pilzförmiger Anschwellung der Portio; die Wucherung hat große Neigung zum Zerfall und bildet dann ein zackiges, höckeriges Geschwür. Im Hals bilden sich in der Wand harte Infiltrate, die rasch zerfallen und geschwürige Trichter bilden. Verhängnisvoll ist, daß der Gebärmutterkrebs im Anfang keinerlei Schmerzen macht, diese pflegen erst bei der Ausbreitung auf die Scheide oder das Beckenbindegewebe aufzutreten. Viele Frauen führen aber erst die Schmerzen zum Arzt, die Diagnose ist dann nicht mehr schwer. Sonst erregen vermehrte Blutung, Blutabgang beim Coitus oder nach dem Stuhlgang und ein dünner fleischwasserähnlicher Ausfluß Verdacht auf Krebs. Sitzt der Krebs im Hals und ist dieser noch geschlossen, so muß dilatiert werden. Wenn irgendwie eine verdächtige Stelle besteht, so muß bei Sitz an der Portio ein Stückchen ausgeschnitten werden, beim Sitz im Cervix ausgeschabt und mikroskopisch untersucht werden. Der Eingriff ist sehr einfach und kann in der Sprechstunde gemacht werden. Die Portio wird im Spekulum angehakt, heruntergezogen und ein keilförmiges Schleimhautstück mit einem Messer ausgeschnitten. Die Stelle wird tamponiert. Beim Curettement des Halses erhält man in der Regel schon im Frühstadium Zerfallsbröckel. Der Krebs des Gebärmutterhalses ist am häufigsten im 30.—40. Lebensjahr.

Krebs der Gebärmutterhöhle ist in der Regel eine Krankheit des hohen Lebensalters, besonders des Klimakteriums. Es entstehen Ausfluß,

Blutungen, Jauchung, Schmerzen. Jede Blutung, die nach dem Klimakterium auftritt, muß als krebsverdächtig angesehen werden, bis das Gegenteil erwiesen ist. Aufschluß gibt die Ausschabung.

Heilung kann allein die radikalste Operation bringen, leider sind Rezidive häufig. Die Strahlenbehandlung wird sehr verschieden beurteilt, man hat den Eindruck, daß die Zahl ihrer Anhänger sehr zurückgeht. Dauererfolge sind jedenfalls selten beobachtet, wohl aber schwere Schädigungen.

Mit der gynäkologischen Operation und mit der Strahlenbehandlung ist vielfach die Kastration bedingt, die meist, aber nicht immer, mit Veränderungen des Gesamtorganismus verknüpft sind. Die Erscheinungen sind sehr mannigfaltig und liegen auf psychischem vasomotorischem und trophischem Gebiet. Je jünger die Frau, desto stärker pflegen die Erscheinungen zu sein. Ursache ist das Fehlen der Sekretionsprodukte der Eierstöcke, deshalb muß jede mit Kastration verknüpfte Behandlung nur auf strengste Anzeichen hin und möglichst unter Erhaltung eines Restes von Eierstockgewebe durchgeführt werden. Entfernung der Gebärmutter allein macht ebenfalls Ausfallerscheinungen, aber nicht im gleichen Grade. Von Einfluß ist die hysterisch-neuropatische Grundanlage. Die Behandlung ist symptomatisch, Ovarialpräparate sind oft, aber nicht immer nützlich.

7. Abortbehandlung.

Die wirtschaftliche Not, die leichtsinnige Eheschließung, die schamlose Verkündigung des Rechts der Frau auf Vernichtung des keimenden Lebens durch entartete Frauenrechtlerinnen und politische Agitatoren haben die Gebärlust beeinträchtigt. Jedes Ausbleiben der Menstruation führt die Frau zum Arzt, um die Schwangerschaft festzustellen. Dies ist schon eine sehr schwierige Aufgabe, auf deren Schwierigkeit die Patientin hinzuweisen ist. Sicher kann eine Schwangerschaft festgestellt werden, wenn man Kindesbewegungen fühlt, Kindesteile fühlt und kindliche Herztöne hört. Die Vergrößerung der Gebärmutter, die starke Vorwärtsknickung des Gebärmutterkörpers, die Weichheit des Uterus, die Veränderungen und Störungen im Befinden der Frau, die Verfärbungen, das Anschwellen der Brüste gestatten nur die Mutmaßung oder Wahrscheinlichkeit. Zur Zeit interessiert die Frau aber nicht am meisten, ob sie schwanger ist, sondern sie fragt, was soll ich tun, um die Blutung wieder hervorzurufen, und stellt offen an den Arzt das Ansuchen, er solle durch intrauterine Eingriffe die Blutung herbeiführen. Dafür die Hand zu reichen, ist nicht Sache des Arztes, ebensowenig wie er antikonzeptionelle Vorschriften außer bei gesundheitlichen, sicher zu erwartenden Gefahren durch Schwangerschaft und Geburt geben soll. Der Arzt soll zur Unterbrechung der Schwangerschaft nur bei sicher zu erwartender schwerer Gefährdung der Gesundheit und des Lebens schreiten und nur auf Grund des Gutachtens mindestens zweier

Ärzte. Die sogenannte soziale Indikation darf es für den gewissenhaften Arzt nicht geben. Wenn eine Frau nach dem ersten Ausbleiben der Menstruation den Arzt aufsucht, beruhige man sie damit, daß damit eine Schwangerschaft noch nicht bewiesen sei, daß diese sich mit einiger Wahrscheinlichkeit noch nicht feststellen lasse, weise sie auf die Gefahren für Gesundheit und Leben, die mit jeder künstlichen Schwangerschaftsstörung verknüpft sind, hin und bestelle sie zur endgültigen Feststellung in 6 Wochen wieder. Es ist auffallend, wie leicht sich die Frauen damit abfinden, sobald der erste psychische Schreck überwunden ist, offenbar rührt sich der Mutterschaftsinstinkt und sie denken nach Überstehen der ersten 3 Monate gar nicht mehr an Unterbrechung. In den anderen Fällen aber suchen sie anderen Rat oder helfen sich selbst. Man wird dann nach einiger Zeit nachts wegen Blutung zur Frau gerufen und kann dann zur Zeit mit Sicherheit einen kriminell herbeigeführten Abort voraussetzen. Diesen aufhalten ist sinnlos. In den Wochenschriften ist zur Zeit wieder der Streit entbrannt, ob ein Abort abwartend zu behandeln sei oder sofort ausgeräumt werden soll. Übereilung ist nicht nötig, Verblutungsgefahr ist bei einem Abort eigentlich nicht zu befürchten. Zunächst nehme man ruhig Temperaturmessung vor und zähle den Puls und richte die Instrumente hin. In den blutigen Abgängen forsche man nach Dezidualbestandteilen. Dann untersucht man, achte dabei auf etwaige Verletzungen in der Scheide und an der Gebärmutter. Ist der Gebärmutterhals geschlossen, ist die Gebärmutter weich und vergrößert, so tamponiere man die Scheide gründlich aus, ist der Gebärmutterhals etwas durchgängig, so tamponiere man auch diesen. Ist das Ei noch intakt in der Gebärmutterhöhle, so wird es infolge des starken Wehenreizes innerhalb 12—24 Stunden ausgestoßen hinter dem Tampon liegen. Ist es aber schon teilweise ausgestoßen, so findet man immer hinter dem Tampon Eireste, die die Diagnose stützen. Ist die Blutung zum Stehen gekommen, so warte man ab, ob nicht die Ausstoßung schon vollendet ist. Blutet es weiter, so ist bei engem Muttermund mit Hegarstiften zu erweitern, bis die Austastung mit dem Finger möglich ist, entferne gefühlte Eireste und schließe eine Ausschabung mit einer stumpfen Kurette an. Ist bei der ersten Untersuchung der Halsteil schon durchgängig, so nehme man diese Maßnahme gleich vor. Narkose ist häufig, aber nicht immer nötig. Damit ist der Eingriff beendigt, wenn nicht bei der kriminellen Unterbrechung eine Infektion stattgefunden hat. Ist die Gebärmutter richtig ausgeräumt, dann kann man sich dieser gegenüber abwartend verhalten und sich auf Bettruhe, Eis, Opium beschränken. Nach jedem Abort Bettruhe von 8 Tagen.

Diese Abortbehandlung ist so einfach, daß sie jeder Arzt ausführen kann und muß, Schaden kann man dabei nicht anrichten, nur darf man nicht den Versuch machen, mit Kornzangen im Dunkeln Eireste herauszuziehen. Der hierauf eingeübte Fachmann mag dies tun, für alle anderen ist es verboten, für die Frau gefährlich.

Lehrbücher, Fachschriften kann sich der hohen Preise wegen der Student und Arzt nicht mehr beschaffen. Ich habe es deshalb für angebracht gehalten, dem Truppenarzt kurz das zusammenzustellen, was er für seine frauenärztliche Tätigkeit am häufigsten braucht. Sollte mir dies mit der weder auf Vollständigkeit, noch Originalität, noch Neuheit Anspruch machenden Übersicht gelungen sein, ist die Mühe überreich belohnt.

Die Phlegmone des Tränensackes nach Nasentrauma.

(Ein Beitrag zu den Wechselbeziehungen in der Pathologie des Auges
und der Nase.)

Von

Oberstabsarzt Dr. **Walther Schmidt** (Schweidnitz).

Die Pathologie und Therapie der abführenden Tränenwege ist immer
ein Grenzgebiet zwischen zwei Spezialfächern gewesen. Und wenn
auch der Ophthalmologe und der Rhinologe beide ein großes Interesse
an der Erforschung dieses Gebietes hatten, ist es doch der neueren Zeit
vorbehalten geblieben, in eine eingehende Erörterung der hohen Bedeutung der Nasenerkrankungen in der Pathologie und Therapie der
Erkrankungen der abführenden Tränenwege einzutreten.

Es ist wohl unbestritten das Verdienst von *Kuhnt* (1 und 2), unsere
Erkenntnis in dieser Beziehung in erster Linie gefördert zu haben. Er
hat an der Hand statistischen Materials nachgewiesen, daß Erkrankungen des Tränenapparates in 93,7 % rhinologischen Ursprungs sind.
Nächst ihm haben sich zahlreiche andere Autoren mit dieser so wichtigen Frage beschäftigt, die alle anzuführen im Rahmen dieser Arbeit
zu weit führen würde. Nur einige dieser Veröffentlichngen sollen aus
der Fülle der in der neueren und besonders in der Nachkriegszeit er-
schienenen Arbeiten Erwähnung finden. Wenn sich auch bei weitem
die Mehrzahl der Veröffentlichungen mit dem Für und Wider der Operationen der Dakryocystitis von der Nase aus nach den Methoden von
West und *Toti* beschäftigt, so sind doch auch eine große Anzahl von
Arbeiten allgemeineren Inhalts erschienen. So fand *Brunzlow* (3) unter
63 untersuchten Fällen von Erkrankungen der Tränenwege in 61 Fällen
einen sicheren rhinologischen Befund, und zwar 40 mal eine sichere
Erkrankung der Nebenhöhlen mit Veränderungen am Siebbein, 13 mal
ausschließlich ohne Mitbeteiligung anderer Nebenhöhlen. *Gummich* (4)
gibt anläßlich einer Statistik über die endonasalen Operationen am
Tränenapparate als rhinologische Ätiologie an:

1. Raumbeschränkende Prozesse im Bereiche des Ductus nasolacrimalis. (Formveränderungen der unteren Muschel, Crista, Deviatio
   septi, Schleimhautpolypen, venöse Stauungen in der Nasenschleimhaut mit Verschluß der *Hasnerschen* Klappe).
2. Entzündliche Prozesse: Entweder von einer infektiösen Erkrankung der Nase fortgeleitet oder von einer Ethmoiditis, seltener
   von einer Sinusitis maxillaris ausgehend.

3. Reflektorische Reizung des Tränensackes von einer entzündeten Partie der Nasenschleimhaut aus.

4. In seltenen Fällen können auch Nebenverletzungen des Ductus nasolacrimalis nach Kiefer- und Stirnhöhlenoperationen vorkommen.

Es sind dies im wesentlichen dieselben ätiologische Momente, wie sie schon *Kuhnt* geltend gemacht hat.

Nicht übergehen möchte ich aber die treffliche Monographie von *Brückner* (5): »Nase und Auge« 1911. Nach ihm treten die Nebenhöhlenerkrankungen in ihrer Häufigkeit als Ätiologie zurück. *Brückner* erwähnt auch, daß sekundär im Anschluß an eine Knochenfraktur der Nase eine Verlegung der Tränenwege verursacht werden kann und hierdurch eine Dakryocystoblennorrhoe oder ähnliches entstehen kann. Auf die angeführte Arbeit von *Brückner* werde ich im Laufe der folgenden Ausführungen noch des öfteren zu verweisen Gelegenheit haben.

Letzten Endes darf an dieser Stelle auch nicht die Förderung unserer Erkenntnis auf röntgologischem Gebiet durch *v. Szily* (6 und 7) vergessen werden, der durch seine Arbeit: »Die Pathologie des Tränensackes und des Ductus nasolacrimalis im Röntgenbild« ein bisher wenig erforschtes Gebiet uns in der anschaulichsten Weise näher gerückt hat

Wenn in der Fülle der Arbeiten auf diesem Gebiet immer wieder der dauernde oder auch nur vorübergehende Verschluß des Ostium nasale des Tränennasenkanales als Ursache für eine Tränensackeiterung Erwähnung findet, muß es auffallen, daß hierbei dem Trauma der Nase so wenig Bedeutung beigemessen wird. Wenn an sich den ungemein häufigen Formveränderungen der Nase eine sehr große Bedeutung bei der Entstehung der in Frage kommenden Erkrankungen beigemessen werden muß, so muß man sich doch sagen, daß ein Nasentrauma vorübergehend oder dauernd dieselben Verhältnisse schaffen kann. Ich erwähne nur den durch Schwellung oder Schleimhautblutung hervorgerufenen Verschluß des Tränennasenganges. Wie rein theoretisch das Nasentrauma aber kaum Erwähnung findet, so ist auch in der neueren kasuistischen Literatur hierüber kaum etwas zu finden.

Guijarro y Carrasco (8) berichtet über einen Kranken, der vor 10 Jahren einen Hufschlag gegen die Nase bekommen hatte, der zu einem Bruch des Nasenbeines und des Oberkiefers führte. Der Patient litt auf der einen Seite an einer Dakryocystitis, auf der anderen Seite an einer Phlegmone des Tränensackes. Bei der Operation zeigte es sich, daß der Saccus sich nicht an der richtigen Stelle befand, sondern nach oben verlagert und vollkommen mit dem Knochen verwachsen war.

Kretschmer (9) hat 1918 298 Fälle von Kriegsverletzungen der Augen zusammengestellt und hat unter diesen nur 3mal den Tränenapparat verletzt gefunden. Wenn es sich hier wohl in erster Linie um direktes, blutiges Trauma handelt, so läßt doch die geringe Zahl einen Rückschluß auch auf das indirekte stumpfe Trauma ohne weiteres zu.

Sollte aus der Seltenheit der mitgeteilten Fälle ein Rückschluß auf die Seltenheit der traumatischen Ätiologie von Tränensackleiden gestattet sein, und ich nehme an, daß die traumatische Entstehung nicht häufig zur Beobachtung gelangt, so ist wohl die Mitteilung zweier von mir im Jahre 1922 beobachteter Fälle von Phlegmonen des Tränensackes im Anschluß an ein stärkeres Trauma der Nase gestattet.

I. Fall.
Reiter W.K. Reiter-Rgt. X. 21 Jahre.

Der Kranke bekam im November 1921 im Streit mit einem Stubenkameraden von diesem mit einer blechernen Fußbadewanne einen Schlag gegen die Nasenwurzel, der eine tiefe Hautwunde setzte. Eine Blutung aus der Nase soll nicht bestanden haben, doch trat in den Tagen nach der Verletzung eine starke Schwellung der Nasengegend ein und der Kranke war nur noch in der Lage, durch den Mund zu atmen. Als dann die Schwellung abnahm, stellte sich eine Entzündung des rechten Tränensackes (Phlegmone) ein. Eine Knochenverletzung soll nach Mitteilung des behandelnden Arztes nicht bestanden haben. Die Phlegmone führte dann zum eitrigen Durchbruch und der Kranke kam etwa 8 Wochen nach der Verletzung in meine Behandlung.

1. Untersuchungsbefund: Über der Nasenwurzel quergestellte 4 cm lange, mit dem Knochen nicht verwachsene Hautnarbe. In der linken Tränensackgegend ist die Haut gerötet. Es besteht eine wenig Eiter absondernde Fistel, durch die die Sonde in die Fossa Sacci lacrimalis gleitet. In der Nasenhöhle wird ein krankhafter Befund nicht erhoben. Abführende Tränenwege rechts ohne Besonderheiten.

Beide Augen äußerlich reizlos. Normaler Brechungszustand. Visus 5/5 bds.

Operation: 3. 2. 22. (Lokalanästhesie mit Novocaïn-Suprarenin). Bogenförmiger Schnitt in der Tränensackgegend links. Umschneidung der Fistel. Durchtrennung des Lidbändchens. Freilegung der Fossa lacrimalis. Der ganze Tränensack ist in schwieligem, eitrigem Granulationsgewebe aufgegangen, so daß eine regelrechte Entfernung ausgeschlossen erscheint. Die ganze Fossa lacrimalis wird teils mit der Schere, teils mit dem scharfen Löffel ausgeräumt, dann wird mit den *Axenfeldschen* Löffeln nach dem Tränennasenkanal zu durchgestoßen. Tamponade mit Jodoformgaze, partielle Naht der Haut.

27. 2. 22. Wunde fast geschlossen. 2. 3. 22. Erneute Fistel. Auch Lapisbehandlung führt nicht zum Verschluß, daher am 10. 3. 22 erneute Operation: Es wird eine nochmalige vollständige Ausräumung der Fossa lacrimalis vorgenommen. Tamponade, partielle Wundnaht. 10. 4. 22. Vollständig verheilt. 3. 1. 23. Nachuntersuchung durch den praktischen Arzt: Über der Fossa lacrimalis nicht druckempfindliche Hautnarbe, 1:1½ cm groß, die in der Mitte deutlich eingezogen ist. Nur sehr geringe Tränenabsonderung. Nasenhöhle ohne Besonderheiten.

II. Fall.

Erika L. 9 Jahre.

Vorgeschichte: Am 10. 8. 22 spielte das Kind auf einer abschüssigen Wiese. Auf unaufgeklärte Weise geriet eine weiter oben stehende Mähmaschine ins Rollen und das Kind wurde von der in voller Fahrt befindlichen Maschine überfahren. Es wurde durch den zunächst hinzugezogenen praktischen Arzt festgestellt: Starke Suggilation der ganzen rechten Gesichtshälfte, kleiner Einriß in das rechte Oberlid, Quetsch- und Rißwunden an Wangen, Kinn und in der rechten Leistenbeuge. Quetschung der rechten 2. und 3. Rippe. Nasenbluten soll nicht bemerkt worden sein, dagegen brach das Kind einige Stunden nach dem Unfall eine reichliche Menge verschluckten Blutes aus.

Am 25. 8. 22 machte sich nach Abschwellung der rechten Gesichtshälfte zuerst eine schmerzhafte Anschwellung in der rechten Tränensackgegend bemerkbar, der aber keine besondere Bedeutung beigelegt wurde. Da die Schwellung trotz kühlender Umschläge im Gegenteil noch zunahm, wurde mir das Kind vorgestellt.

1. Untersuchung (21. 9. 22):

Phlegmone des rechten Tränensackes, starkes Ödem der Lider, so daß das Auge spontan nicht geöffnet werden kann. Schwellung der ganzen rechten Gesichtshälfte in geringem Umfang noch bemerkbar.

Im Chloräthylrausch *Inzision,* die reichlich Eiter zu Tage treten läßt. Tamponade, feuchte Verbände.

3. 10. 22. Wenig Eiter absondernde Fistel zurückgeblieben. Ätzung mit Lapisstift.

Röntgenaufnahme des Gesichtsschädels läßt einen Bruch nicht erkennen. Rhinologische Untersuchung durch einen Facharzt ergibt normale Verhältnisse in der Nase.

Operation der Fistel, die geraten wurde, wird von den Eltern abgelehnt. Patientin geht am 14. 10. 22 in die Behandlung des Hausarztes über.

Nachuntersuchung (15. 1. 23): Fistel geschlossen, leicht keloïdartige Narbe von 1,5 cm Länge über der Fossa lacrimalis verlaufend. Deutliche periostale Verdickung an der Crista lacrimalis posterior. Tränenabfluß gestört.

Es unterliegt wohl keinem Zweifel, daß in den beiden mitgeteilten Fällen das Trauma der Nase für die Entstehung der Phlegmone verantwortlich zu machen ist.

Bevor ich jedoch in die Erörterung der Frage, wie die Phlegmone entstanden sein mag, eintrete, muß ich kurz auf die anatomischen Verhältnisse des unteren Teiles des Ductus nasolacrimalis und seines nasalen Ostiums eingehen. Nach *Brückner* bestehen hier schon beim Gesunden recht verschiedene anatomische Verhältnisse. Wenn schon die Weite des Kanales bei verschiedenen Individuen auch nicht einigermaßen konstant ist, so finden sich auch bei demselben Menschen große Verschiedenheiten der einen gegen die andere Nasenseite. Das nämliche gilt noch in erhöhtem Maße von der Mündungsstelle selbst, die in ihrer anatomischen Form und Lage sehr variabel zu sein scheint. Das Ostium nasolacrimale liegt etwa an der Grenze zwischen vorderem und mittlerem Drittel der unteren Muschel im unteren Nasengang. Hier vermag der Kanal in einer breiten Öffnung zu münden, so daß von einem häutigen Tränennasenkanal in der Nase nicht gesprochen werden kann. Anderseits kommt es nach *Aubaret* (11), *Brückner* vor, daß sich der häutige Ductus in der lateralen Wand des unteren Nasenganges weit nach abwärts gegen den Nasenboden zu fortsetzt und hier mit schmaler schlitzförmiger Öffnung endet. Doch kommen die mannigfachsten Übergänge zwischen den beiden geschilderten Typen vor. Was bezüglich der Verschiedenheit der anatomischen Verhältnisse von der Mündung des Kanales im unteren Nasengange gesagt wurde, gilt aber auch für den unteren Nasengang selbst. Dieser ist in seiner Weite ganz erheblichen individuellen Schwankungen unterworfen, und zwar entweder in Abhängigkeit von dem ganzen Bau des Gesichtsskelettes, oder auch infolge von Verschiedenheiten im anatomischen Bau der unteren Muschel. Diese kann (nach *Brückner*) der lateralen Wand mehr oder weniger fest anliegen, sie kann nach außen konvex eingerollt sein und ähnliches, ohne daß es sich hier schon um pathologische Veränderungen zu handeln braucht.

Die noch heute gültige allgemeine Ansicht über die Physiologie der normalen Tränenabfuhr stammt von *Schirmer* (10). Auf diese Theorie näher einzugehen, erübrigt sich wohl im Rahmen dieser Mitteilung, doch muß hervorgehoben werden, daß die Geschwindigkeit der Tränenabfuhr eine äußerst geringe ist. Der angeführte Autor hat durch Einbringen von Prodigiosus-Kulturen in den Bindehautsack durch Berechnung nach dem ersten Erscheinen der Keime im Nasensekret festgestellt, daß die Flüssigkeitssäule in den abführenden Tränenwegen in der Minute um 1 mm fortschreitet. *Brückner* sagt in seiner bereits oben zitierten Monographie: »Es leuchtet ein, daß bei der geringen Größe der hier in Betracht kommenden Triebkräfte bereits ein geringes Hindernis, *z. B. eine leichte Verlegung des Ostium nasale eine Störung in der Tränenabfuhr bewirken kann*«.

Wenn auch im allgemeinen angenommen werden muß, daß bei einer Infektion der Tränenwege die Erreger von dem Bindehautsack her eindringen werden, so ist der umgekehrte Weg zum mindesten nicht unmöglich. Die Vorbedingung für diesen zweiten Weg scheint aber eine Insuffizienz des Klappenapparates zu sein. Daß in diesem Falle bei künstlich erzeugtem Überdruck in der Nasenhöhle, z. B. bei starkem Schnauben, bei ganzem oder teilweisem Zuhalten der Nase, sowohl Flüssigkeit, als auch Luft aus der Nase in den Tränennasenkanal und auch noch weiter nach oben hochsteigen kann, ist eine durch Experimente erwiesene Tatsache. Auf diese zweite Möglichkeit näher einzugehen, ist wohl nicht erforderlich, da sie für die Entstehung der Phlegmone des Tränensackes nach Nasentrauma meines Erachtens nicht in Betracht kommt. Hierbei wird es immer zuerst zu einer Verschwellung des nasalen Ostiums des Ductus nasolacrimalis kommen und die anschließende Infektion wird ausnahmslos vom Konjunktivalsack her erfolgen.

Aus vorstehenden Ausführungen erhellt, daß jedes Nasentrauma geeignet sein kann, durch Verschluß des nasalen Ostiums des Ductus nasolacrimalis eine Erkrankung des Tränensackes und im besonderen eine Tränensackphlegmone hervorrufen. Hierbei kommt es weniger auf die Schwere des Traumas an: Auch eine verhältnismäßig geringe stumpfe Gewalteinwirkung wird leicht bei ungünstigen anatomischen Verhältnissen bzw. bei interkurrenten Erkrankungen der Nasenhöhle durch Schwellung der Schleimhaut der unteren Muschel und des unteren Nasenganges zu einer Sekretstauung im Tränensacke führen. Bei der sehr häufigen Anwesenheit auch pathogener Keime im Konjunktivalsack sind die Vorbedingungen für die Entstehung einer Phlegmone ohne weiteres gegeben. Durch die zunächst einsetzende Stagnierung der Tränenflüssigkeit im Tränensack wird es bald zu einer Vermehrung etwa vorhandener pathogener Keime kommen, und damit zur Dakryocystoblennorrhoe oder Phlegmone.

Von wesentlichem Interesse für die Beurteilung der Frage scheinen mir die Erfahrungen zu sein, die die Universitäts-Klinik für Hals-, Nasen- und Ohrenkrankheiten in Breslau bei der Operation der Ozaena nach der *Hinsbergschen* Methode gemacht hat. Dieser Eingriff besteht in einer blutigen Verlagerung der seitlichen Nasenwände einschließlich der Apertur. Nach den Mitteilungen des Oberarztes der bezeichneten Klinik, die hier zu verwerten mir liebenswürdigerweise gestattet wurde, ist eine erhebliche Weichteilschwellung in der Nase wohl stets die direkte Folge der Operation. Dementsprechend wurde bei etwa 80 Operierten sehr häufig am ersten Tage nach dem Eingriff eine minimale Stauung im Tränensack nachgewiesen, nur erkennbar bei Druck auf den Sack. Am zweiten Tage waren die Erscheinungen meist spontan geschwunden. Sehr selten (in 2 bis 3 Fällen) trat eine sichtbare Schwellung des Tränensackes ein, und das ausgedrückte Sekret war leicht eitrig. Nur in einem Falle wurde eine Tränensackphlegmone beobachtet.

Die angeführten Operationserfahrungen sind insofern für die klinische Beurteilung der von mir mitgeteilten Fälle von besonderer Bedeutung, als in der Operation ein erhebliches Nasentrauma zu sehen ist, das wohl immer zu einer beträchtlichen Weichteilschwellung, im besonderen in der Gegend des Ostium nasale des Tränennasenkanales führen muß. Es sind also anatomisch dieselben Verhältnisse gegeben, wie bei den beiden von mir mitgeteilten Fällen. Die Phlegmone des Tränensackes nach Trauma der Nase ist eben eine sehr seltene Erkrankung. Es wird dies zunächst bewiesen aus der Literatur, die hierüber theoretisch wenig und kasuistisch nahezu nichts mitzuteilen weiß. Dann aber zeigen dies deutlich die oben geschilderten Operationserfahrungen bei Ozaena (1 Fall unter 80). Ich muß somit (unter Berücksichtigung der doch ungemein häufigen Nasentraumen) annehmen, daß es sich hier bei der Entstehung der Tränensackphlegmone um Zufälligkeiten handelt, und zwar werden nur die Tränensäcke erkranken, die bereits vor dem Trauma oder der Operation pathogene Keime entweder selbst beherbergen, oder diese vom Konjunktivalsack her zugeführt erhalten und infolge der durch Verschwellung des nasalen Ostiums herbeigeführten Sekretstauung diese nicht durch die Nase abzuleiten vermögen. Daß weiterhin natürlich die Dauer des Verschlusses des Ostium nasale von Bedeutung sein muß, glaube ich nicht besonders hervorheben zu müssen.

Bezüglich der Prophylaxe ist zu sagen, daß bei Anwesenheit pathogener Keime im Konjunktivalsack (in Betracht kommen wohl vor allem Pneumokokken, Staphylokokken und Streptokokken) endonasale Operationen, die zu raumbeengenden Zuständen in der Gegend des Ostium nasale des Tränennasenkanales führen müssen oder können, zu unterbleiben haben. Dann aber ist, wenn nach einem Trauma oder einem endonasalen Eingriff bereits eine Sekretstauung in den abführenden Tränenwegen festgestellt ist, ein erhöhtes Augenmerk auf die Wiederwegsammachung des Ostium nasale zu richten, denn die Gefahr des Auftretens einer phlegmonösen Entzündung ist dann eine große. Welche therapeutischen Maßnahmen hier zu treffen sind, soll nicht mehr Gegenstand der vorliegenden Mitteilung werden, da diese Frage in das Spezialgebiet des Rhinologen gehört.

1) *Kuhnt*, Zur Pathologie und Therapie des tränenableitenden Apparates, Heidelbg. Bericht 1891, S. 226. — 2) *Derselbe*, Über die Beziehungen der Erkrankungen der Nase, ihrer Nebenhöhlen und des Nasenrachenraumes zu denen des Auges, Dtsch. med. Wochenschr. 1908, S. 1577 u. 1623. — 3) *Brunzlow*, Pathologie und Therapie der Erkrankungen der Tränenableitungswege in ihren Beziehungen zur Rhinologie, Zeitschr. f. Augenheilk. Bd. 43, S. 242—249, 1920. — 4) *Gummich*, Die endonasalen Operationen am Tränenapparat, Internat. Zeitschr. f. Ohrenheilk. u. Rhinol. Bd. 17, Nr. 6—8, S. 113—121, 1920. — 5) *Brückner*, Nase und Auge in ihren wechselseitigen Beziehungen, Würzbg. Abhandlungen 1911. — 6) *v. Szily*, Die Pathologie des Tränensackes und des Ductus nasolacrimalis im Röntgenbild, Klin. Monatsbl. f. Augenheilk. Bd. 52, S. 847—854, 1914. — 7) *Derselbe*, Zur Pathologie der Tränenwege im Röntgenbild, V. Mitteilung, Klin. Monatsbl. f. Augenheilk. Bd. 64, S. 31—45, 1920. — 8) *Guijarro y Carrasco*, Doppelseitige Dakryocystitis bei Nasenverletzung, Espana oftalmol. Jg. 5, S. 167—170, 1920 (Ref. Zentralbl. f. Ophthal. IV, 1921, S. 12. — 9) *Kretschmer*, Beobachtungen von Augenverletzungen im Kriege, Zentralbl. (Hirschberg) Bd. 42, 1918. — 10) *Schirmer*, Mikr. Anatomie und Physiologie der Tränenorgane, Graefe-Sämisch, Handb. d. Augenheilk., 1904. — 11) *Aubaret*, Les replis valvulaires des cananicules et du conduit lacrymonasal. etc., Arch. d'ophthal. 28, S. 211.

Bemerkungen zur Tätigkeit des Hals-, Nasen-, Ohrenarztes im Reichsheer.

Von

Von Stabsarzt Dr. **W. Seiler** (Lübeck).

Nach den unruhigen Zeiten ständiger, unter äußerem Zwang erfolgter Zustandsänderungen sind nunmehr die notwendigen Organisationsarbeiten für die uns noch verbliebene kleine Wehrmacht zu einem gewissen Abschluß gelangt. Die dabei geleistete Arbeit zu würdigen, wird einer späteren Zeit vorbehalten bleiben. Für uns genügt es, heut festzustellen, daß es den verantwortlichen Dienststellen trotz großer entgegenstehender Schwierigkeiten gelungen ist, für uns Ärzte beruflich befriedigende Arbeitsbedingungen zu schaffen. Es mag nicht immer ganz leicht gewesen sein in einer Zeit, in der das Wort »Entmilitarisierung« eine große Rolle spielte, alles das sicherzustellen, dessen ein Sanitätskorps zur freien Entfaltung seiner Kräfte bedarf. Ich rechne dazu in erster Linie die Bereitstellung zweckmäßig eingerichteter Lazarette in eigener Verwaltung und zweitens die Fürsorge für eine gute Aus- und Fortbildung des Sanitätsoffizierkorps.

Was der erste Punkt, die Wiedereinrichtung eigener Militärlazarette, für uns bedeutet, wird allen denen klar sein, die die Zeit mitgemacht haben, in der das Heer auf das Entgegenkommen von Versorgungs- oder Zivilkrankenhäusern vorübergehend angewiesen war.

In der Fürsorge für die Fortbildung des Sanitätsoffizierkorps übernahm das Reichswehrministerium ein hohes Vermächtnis der alten Armee; ihr verdankte das deutsche Sanitätsoffizierkorps schon vor dem Kriege einen großen Teil seines Ansehens, den es zweifellos in zunehmendem Maße überall genoß. Auch jetzt noch entscheidet das ärztliche Können die Stellung des Militärarztes, und so ist es gar nicht hoch genug anzuschlagen, daß uns auch nach dem Verlust der Kaiser Wilhelms-Akademie, des Rückgrates unseres gesamten militärärztlichen Bildungswesens, die ärztlichen Fortbildungskommandos erhalten geblieben sind. Sie werden auch für den jungen Nachwuchs ein ganz besonderer Anreiz sein, einen Beruf zu ergreifen, der auf den ersten Blick unter heutigen Verhältnissen nicht für jeden sichere Befriedigung verspricht.

Bietet sich nun für den ausgebildeten Facharzt in dem kleinen Heere ein genügendes Betätigungsfeld? Für das Gebiet der Hals-, Nasen-Ohrenheilkunde kann ich diese Frage nach meiner in praktischer Tätigkeit erworbenen Erfahrung bejahen. Man könnte hier einwenden, in einer Armee ausgesuchter Freiwilliger kämen chronische Ohrenleiden kaum zur Beobachtung und für die akuten genüge der Praktiker oder in besonderen Fällen der Chirurg. Dem ist nicht so. Das jetzt bestehende Reichsheer hat einen großen Teil seines Bestandes aus der alten Armee übernommen und mit ihm manchen Ohrenleidenden, der bei den Massenuntersuchungen zur Aufstellung des Hunderttausendmannheeres das Filter unbeanstandet passiert hat. Unter ihnen sind Leute, die durch Kenntnis oder Gesinnung der Truppe besonders wertvoll sind. Sie einfach zu entlassen, verbieten praktische und Billigkeitsgründe. Zudem ist zu bedenken, daß nach den im Kriege geltenden Vorschriften Leute mit sogenannten einfachen Schleimhauteiterungen k. v. waren; sie sind, soweit sie mit in das Reichsheer übernommen sind, unter Umständen auch weiterhin verwendungsfähig. Die Entscheidung darüber zu treffen, ist Sache des Spezialarztes. Daß sich unter solchen zunächst für harmlos gehaltenen Erkrankungen auch manche chronische Eiterungen mit Knochenbeteiligung befanden, kann nicht wundernehmen. Bei diesen ist nunmehr die Frage zu prüfen, ob durch eine Operation die Dienstfähigkeit wiederhergestellt werden kann. Schon in den Vorkriegssanitätsberichten ist von Radikaloperationen die Rede, die mit Erhaltung der Dienstfähigkeit ausgeführt wurden. Auch unter meinen Patienten befinden sich solche, die mit gut ausgeheilter Radikaloperationshöhle ihren Dienst weiter ohne Störungen verrichten. Voraussetzung hierfür ist natürlich eine gute Hörfähigkeit auf dem gesunden Ohr.

In anderen Fällen wird die Operation zur Minderung der Rente oder im Interesse des Kranken, auch wenn er entlassen werden muß, ausgeführt werden.

Daß bei Neueinstellungen alle Ohrenleidenden auszuschließen sind, ist selbstverständlich, aber auch hier wird gelegentlich ein hochgelegener Defekt o. dgl. übersehen; es ist also kein Wunder, wenn jetzt und später im Verlauf einer zwölfjährigen Dienstzeit immer wieder Operationen bei chronischen Ohrenleiden erforderlich werden.

Akute Erkrankungen des Mittelohres mit Komplikationen sind von jeher in der Armee nichts Seltenes; sie dem allgemeinen Chirurgen zu überlassen, empfiehlt sich schon deswegen nicht, weil dieser auf die Behandlung des Organs bezüglich seiner Funktion weniger Wert legt als auf eine rein nach chirurgischen Gesichtspunkten durchgeführte Ausheilung des Knochenherdes. Auch kann die Fähigkeit für richtige Indikationsstellung nur durch große Erfahrung erworben werden.

Als Begutachter unklarer Fälle wird der Ohrenarzt weitgehendst in Anspruch genommen. Es ist bekannt und erklärlich, wie schwierig für einen Allgemeinpraktiker seltenere Trommelfellbefunde zu deuten sind und wie schwer funktionelle oder simulierte Störungen gerade bei Ohrenleiden von organischen zu trennen sind. Oft bringt erst längere Lazarettbeobachtung Klarheit, die durch einmalige Untersuchung, etwa durch einen Zivilfacharzt, nicht zu erzielen wäre.

Völlige Simulation nicht vorhandener Hörstörungen habe ich bei Reichswehrsoldaten bisher nicht beobachtet, wohl aber hochgradige Aggravation, die in der Hoffnung, der langfristigen Dienstverpflichtung enthoben zu werden, ausgeübt wurde. Sie pflegt nicht hartnäckig durchgeführt zu werden. Nach eingehender, auch funktioneller Untersuchung gaben diese Leute, offen daraufhin angesprochen, meist den Grund ihres Entlassungsbegehrens an. Es war fast immer derselbe: die Aussicht auf eine besser bezahlte anderweitige Anstellung oder vor allem der Wunsch, alsbald — nicht erst nach Vollendung des 27. Lebensjahres — eine Ehe eingehen zu dürfen. Die anamnestische Frage an derartige zu untersuchende Kranke, ob sie »verlobt« seien, ist daher nicht von nebensächlicher Bedeutung. Sieht der Untersuchte ein, daß auf diesem Wege das Ziel nicht zu erreichen ist, gibt er es meist schnell auf und bleibt unter Umständen ein brauchbarer Soldat. Hier aber keine falsche Milde walten zu lassen, ist notwendig, weil nur ein geringer Prozentsatz entlassen werden darf und die große Masse der Reichswehrsoldaten einsehen muß, daß die einmal eingegangene Verpflichtung ernst zu nehmen und nur schwer zu lösen ist.

Von den Nasenoperationen sind vor allem häufig die Eingriffe zur Herstellung freier Nasenatmung bei Hindernissen im Naseninnern. Zwar schreibt die D. A. Mdf. vor, daß nur Leute mit frei durchgängiger Nase eingestellt werden sollen, indessen befinden sich aus dem gleichen Grunde, wie schon oben angeführt, im Reichsheere viele aus der alten Armee stammende Mundatmer, die sich nunmehr bei den gesteigerten Anforderungen, die der Sport in allen seinen Schattierungen an sie stellt, mit Beschwerden melden.

Die Bedeutung freier Nasenatmung für die körperliche Leistungsfähigkeit besonders bei sportlichen Anforderungen ist nicht zu unterschätzen. Es scheint, als ob für wirkliche sportliche Höchstleistungen unbehinderte Nasenatmung dringendes Erfordernis sei, wenigstens fand ich unter dem Material in der Heeresschule für Leibesübungen, das eine Auslese körperlich besonders gut Veranlagter darstellt, keinen Mundatmer.

Die Bedeutung der Nase für die Funktion der Lungen ist wissenschaftlich durch experimentelle Arbeiten einwandfrei festgestellt. Es unterliegt danach keinem Zweifel, daß die Mundatmung auf die Luftdruckverhältnisse in der Lunge sehr ungünstig einwirkt. Offenbar schafft der in der normalen Nase physiologischerweise vorhandene Widerstand erst die richtigen osmotischen Verhältnisse für den Sauerstoffaustausch in den Alveolen. Dieser Widerstand darf indessen nicht so groß sein, daß bei erhöhtem Sauerstoffbedürfnis, etwa schon nach einigen Kniebeugen, der durch die Nase gelangende Luftstrom zu gering wird. In solchen Fällen wird zwar nach Öffnen des Mundes eine genügende Luftmenge der Lunge zugeführt, gelangt aber nicht zur vollen Ausnutzung. Außerdem aber treten, wie bekannt, durch Einatmen der nicht vorgewärmten und mit Wasserdampf gesättigten, unfiltrierten Luft leicht Schädigungen der oberen Luftwege ein, die bei freier Durchgängigkeit der Nase vermieden werden.

Also auch auf diesem Gebiete wird sich dem Hals-, Nasen-, Ohrenarzt im Reichsheer ein weites Feld der Betätigung bieten.

Um nutzbringend wirken zu können, bedarf es natürlich einer besonders ausgestatteten Spezialstation, die zweckmäßig einem Lazarett angegliedert wird, das zentral gelegen ist und bei guten Verbindungen von den in Frage kommenden Standorten leicht erreicht wird. Da die meisten Patienten reisefähig sind, ergibt sich aus der Verteilung der Truppen auf die räumlich sehr ausgedehnten Wehrkreise für unser Spezialgebiet keine Schwierigkeit. Vorzuziehen ist ein kleines, möglichst mit Elektrizität ausgestattetes Standortlazarett, in dem der Ohrenarzt gleichzeitig die äußere Station mit übernehmen kann.

Für den Wehrkreis II ist diesen Erfordernissen in Lübeck in befriedigender Weise Rechnung getragen.

Ich glaube gezeigt zu haben, daß dem Heeressanitätsdienst aus dem zielbewußt ausgeführten Ausbau des militärärztlichen Fortbildungswesens Früchte erwachsen, die neben dem Gefühl beruflicher Befriedigung bei den Ärzten, vor allem unseren Kranken zugute kommen.

Damit dürfte das Ziel, das sich die Sanitätsinspektion auf diesem Gebiete gesetzt hat, erreicht sein.

Gesichtspunkte für die Behandlung der Gonorrhöe und Syphilis im Reichsheere.

Von

Oberstabsarzt **Weineck** (Berlin).

Dem starken Anwachsen der Geschlechtskrankheiten nach dem Kriege in der Zivilbevölkerung entspricht die gleiche Erscheinung im Reichsheere.

Nach den Sanitätsberichten 1908/13 betrug in der alten Armee der Gesamtzugang an Geschlechtskranken jährlich 20,4 $^0/_{00}$ der Iststärke.

Auf 100 Geschlechtskranke erkrankten an Tripper 65,2 $^0/_0$, an weichem Schanker 8,8 $^0/_0$, an Syphilis 26,0 $^0/_0$.

Im Jahre 1921 betrug im jetzigen Heere der Gesamtzugang an Geschlechtskranken 65,21 $^0/_{00}$ der Iststärke.

Auf 100 Geschlechtskranke erkrankten an Tripper 62,0 $^0/_0$, an weichem Schanker 9,5 $^0/_0$, an Syphilis 28,1 $^0/_0$.

Im Jahre 1922 betrug der Gesamtzugang an Geschlechtskranken 74,15 $^0/_{00}$ der Iststärke.

Auf 100 Geschlechtskranke erkrankten an Tripper 65,48 $^0/_0$, an weichem Schanker 4,8 $^0/_0$, an Syphilis 29,72 $^0/_0$.

Diese Zahlen zeigen, daß prozentualiter sich die Gesamtzahlen für die Erkrankungen an Geschlechtskrankheiten nach dem Kriege verdreifacht bis vervierfacht haben. Die prozentuale Beteiligung der einzelnen Geschlechtskrankheiten ist etwa die gleiche geblieben.

Im Standort *Berlin* bot sich in den letzten Jahren Gelegenheit, an einem verhältnismäßig großem Material von Angehörigen des Reichsheeres für den Truppendienst wertvolle Erfahrungen in der Behandlung der Gonorrhoe und Syphilis zu sammeln.

Das Material bestand aus den Krankheitsfällen des Standortes Berlin (einschließlich Spandau und Lichterfelde) und teilweise denen des Standortes *Potsdam*. Bei den im Jahre mehrmals wechselnden, aus allen Gegenden des Reichs stammenden Wachtkompanien des Standortes Berlin erlag eine größere Anzahl von Soldaten dem frischen Reiz der Großstadt; endlich wurden aus den anderen Standorten der dritten Division zahlreiche frisch oder seit längerer Zeit Erkrankte dem Standort Berlin zur fachärztlichen Behandlung überwiesen.

Die Stellung des Sanitätsoffiziers zur Behandlung der Gonorrhöe und Syphilis ist im Reichsheere eine andere als vor dem Kriege. Während früher infolge der allgemeinen Dienstpflicht die Angehörigen des Heeres alle zwei Jahre wechselten, ist jetzt der einzelne Berufssoldat für eine ganze Reihe von Jahren der Sorgfalt des zuständigen Truppenarztes anheimgegeben. Um so größer ist besonders mit Rücksicht auf die geringe zahlenmäßige Stärke unseres Heeres die Pflicht, einen jeden Soldaten schnell und gründlich zu heilen. Es ist klar, daß dieser Gesichtspunkt besonders bei Krankheiten wie die chronische Gonorrhöe und die Syphilis eine große Rolle spielt.

Weiterhin verlangt es die immer schwieriger werdende Finanzlage des Staates, daß die Heilung der Heeresangehörigen unter Vermeidung aller überflüssigen Ausgaben erfolgt.

Schließlich ist die Wissenschaft auf diesen Gebieten weiter fortgeschritten. Die Anwendung ihrer neuesten Ergebnisse wird nicht nur im Heere Segen stiften, sondern auch, da hier eine große Anzahl von Männern für länger als ein Jahrzehnt unter dauernder genauer ärztlicher Kontrolle steht, Erfahrungen zu sammeln ermöglichen, die von hohem wissenschaftlichen Werte sein können.

Angeregt von den im Standort Berlin behandelten Fällen und unter Berücksichtigung dieser Gesichtspunkte, soll durch nachfolgende Ausführungen der Versuch gemacht werden, dem nicht fachärztlich auf dem Gebiete der Geschlechtskrankheiten ausgebildeten Truppenarzte bestimmte Anregungen zukommen zu lassen und ihn in die Lage zu versetzen, auch ohne fachärztliche Kenntnisse auf diesem Gebiete den seiner Obhut anvertrauten Soldaten mit Rat und Tat beizustehen.

Beim regulär verlaufenden akuten Tripper der vorderen Harnröhre kommt es nach etwa zwei bis drei Wochen unter der Anwendung von allmählich stärker zu dosierenden Silbersalzlösungen zum Verschwinden der Gonokokkon aus dem Ausfluß. Beschleunigt wird dieses Verschwinden durch den Wechsel des Präparates, mag man mit Albargin (Sol. Albargin. 0,1—0,4 : 200,0) anfangen, dann zum Protargol (Sol. Protargol. 0,5—2,0 : 200,0) übergehen oder die verschiedenen Salze tageweise wechseln lassen. Nach Verschwinden der Gonokokken ist noch der bestehende Schleimhautkatarrh zu behandeln. Hier ist im Übergange am besten das Argentum nitricum (Sol. Argent. nitr. 1 : 4000) zu verwenden, das bakterizide mit adstringierenden Eigenschaften vereinigt. Es folgt dann die Anwendung rein adstringierender Salze wie Resorcin, Zincum sulfuricum oder sulfocarbolicum, Plumbum aceticum (Sol. Resorcin 2,0—4,0 : 200,0, Sol. Zinc. sulf. oder sulfocarbol. 0,6 : 200,0 oder Zinc. sulf., Plumb. acet. ana 0,5 Aqua dest. ad 150,0); gut gegen Katarrhe mit reichlicher Beimengung anderer Bakterien sind Lösungen von übermangansaurem Kali (Sol. Kal. hypermangan. 0,05 : 200,0) und Hydrargyrum oxycyanatum (Sol. Hydrarg. oxycyanat. 0,03 : 200,0).

Ist der Ausfluß gänzlich geschwunden, tritt er auch auf wiederholte Anwendung von Reizmitteln (Knopfsonde, evtl. Kollmann-Dehnung, Alkohol, Vaccine) nicht wieder auf, ist der Tripper als geheilt zu betrachten.

Die besonders beim ganz frischen Tripper auftretenden Entzündungen der Lymphgefäße des Gliedes und der Lymphdrüsen der Schenkelbeuge werden am besten durch Bettruhe und Dunstumschläge bekämpft, die Entzündungen paraurethraler Gänge oder der Cowperschen Drüsen sind dem Facharzte zu überweisen.

Leider heilt der akute Tripper der vorderen Harnröhre innerhalb fünf bis sieben Wochen nur in einem geringen Prozentsatz der Fälle.

Weitaus häufiger kommt es in der dritten oder vierten Krankheitswoche zu verstärktem Urindrang, zu geringen Blutungen am Schlusse der Miktion, und der morgens früh in zwei Gläser gelassene Harn zeigt beide Harnproben trübe, die zweite aber schwächer trübe als die erste. Es ist zu einer akuten Entzündung der hinteren Harnröhre gekommen. Mag bei der größten Anzahl dieser Fälle ungenaue Durchführung der Behandlungsvorschriften, unzweckmäßige Lebensweise oder sexuelle Erregungszustände die Ursache des Fortschreitens der Krankheit sein, häufig erfolgt es auch ohne erkennbaren Grund. Hervorzuheben ist, daß es oft eintritt, wenn der mit einem akuten Tripper der vorderen Harnröhre behaftete Kranke spritzt, ohne vorher Harn gelassen zu haben. Diese Möglichkeit entsteht leicht, wenn eine größere Anzahl Kranker täglich dreimal unter Aufsicht spritzt. Hier hat der eine oder andere Kranke nicht vor dem Spritzen Urin lassen können und spritzt sich bei etwas stärkerem Druck den in der vorderen Harnröhre befindlichen Eiter nach hinten, den Widerstand des M. sphincter urethrae überwindend.

Die akute Entzündung der hinteren Harnröhre verlangt zunächst die Einstellung jeder lokalen Therapie. Es wird Tee von Foliae uvae ursi verordnet (10 Minuten kochen lassen, dreimal täglich eine große Tasse), Salol (dreimal täglich 1 g), Belladonna suppositorien (Extr. Belladonnae 0,02 Butyr. Cacao 2,0, zweimal täglich).

Beginnt sich die zweite Portion des morgens zuerst gelassenen Harns zu klären, so setzt auch die lokale Behandlung wieder ein, und zwar die Behandlung der vorderen Harnröhre durch Spritzen seitens des Patienten wie vorher, außerdem täglich oder jeden zweiten Tag ärztlicherseits vorzunehmende Spülungen der hinteren Harnröhre nach *Janet* (Durchspülung von $^3/_4$ Liter einer lauwarmen Lösung von Hydrarg. oxycyanat. 1:6000 oder von Argent. nitric. 1:4—6000 aus einem Irrigator). Einfacher verwendet man zu der Vornahme der Spülungen eine Handdruckspritze aus Hartgummi oder Metall von 100—200 ccm Inhalt. Außerdem kann man einmal täglich mit der Guyonspritze 1—2 ccm einer $^1/_2$—1 %-Lösung von Argent. nitr. in die hintere Harnröhre instillieren.

In über 80 % aller Fälle von Tripper der hinteren Harnröhre findet sich zugleich als Komplikation eine Entzündung der Prostata. Sie ist erkennbar an einseitiger oder beiderseitiger starker Schwellung und Schmerzhaftigkeit des Organs bei rektaler Untersuchung, im Exprimat des Sekrets (vorher Harnröhre ausspülen!) finden sich zahlreiche Eiterzellen, oft auch Gonokokken.

Die Behandlung der akuten Prostatitis besteht genau wie beim akuten Katarrh der hinteren Harnröhre zunächst in Bettruhe, Verabfolgung von Belladonnazäpfchen, außerdem Regelung des Stuhlganges, heißen Sitzbädern, Hitzebehandlung durch Thermophor, durch irdene Krüge mit heißem Wasser, die zwischen die Beine gestellt werden, gegebenenfalls durch den Arzbergerschen Apparat. Jede andere lokale Therapie wird ausgesetzt. Sie setzt erst wieder ein, wenn die akuten Beschwerden nachgelassen haben, die bei einer Anzahl von Prostatitiden gering sein können.

Die weitere Behandlung besteht in vorsichtigen ein- bis zweimal wöchentlich vorzunehmenden Massagen der Prostata, die immer mit einer Spülung der hinteren Harnröhre verbunden sind, heißen Sitzbädern und Verabreichung von Zäpfchen (Ichthyoli 0,1, Butyr. Cacao 2,0) zur Anregung der Resorption. Sehr zweckmäßig ist auch, bei den Massagen, wie folgt, vorzugehen: Der Kranke läßt Harn, darauf wird die Blase mit Spülflüssigkeit gefüllt, dann Massage, der Kranke läßt die Spülflüssigkeit ablaufen und erhält zum Schluß wieder etwa 100 ccm eingespritzt.

Es kann nicht eindringlich genug darauf hingewiesen werden, daß bei sachgemäßer Behandlung der bei weitem größte Teil der Erkrankungen an akuter und chronischer Gonorrhöe der hinteren Harnröhre und Entzündung der Prostata allein durch die geschilderte Behandlung geheilt werden kann. Ein häufiges Eingehen in die Harnröhre mit elastischen oder Metallbougies ist dringend zu widerraten, da es meistens keinen Nutzen bringt, ja nur Veranlassung zur Ausbreitung bzw. Verschleppung des Krankheitsprozesses bietet.

Fälle, die der beschriebenen Behandlung trotzen, sind der Hand des Facharztes zu überweisen.

Von weiteren Komplikationen des Trippers der hinteren Harnröhre seien genannt die Entzündungen der Samenblasen (einseitig oder beiderseitig), ebenso die Entzündung des Vas deferens und des Nebenhodens, weiterhin die allgemeine Infektion mit Gonokokken, die ihren Ausdruck hauptsächlich findet in akuten Gelenkentzündungen und Entzündungen der Herzinnenhaut.

Die entzündete Samenblase ist bei digitaler Untersuchung per rectum zu fühlen als wurstförmige Verdickung oben seitlich neben der Prostata. Ihre Behandlung erfolgt nach anfänglicher Ruhestellung wie die der Prostata.

Die Entzündung des Vas deferens und die Epididymitis kommt anscheinend zustande durch antiperistaltische Wellen in der Muskulatur des Ductus deferens, die gonorrhöischen Eiter rückwärts bis zum Schwanz des Nebenhodens gelangen lassen. Diese Erkrankungen beginnen fast immer unter sehr heftigen Schmerzen. Auch hier setzt man mit der lokalen Therapie aus. Schmerzstillend in den ersten Tagen wirken am besten kalte Umschläge und Hochlagerung der Hoden auf einem Brettchen, es empfiehlt sich aber, sobald als möglich zu heißen Umschlägen überzugehen, da diese die Resorption erheblich fördern. Nach acht bis zehn Tagen kann man dann mit Salbenverbänden von 10%-Ichthyolvaseline beginnen. Sehr wichtig ist in den ersten Tagen die Verordnung von Rizinusöl, da fast immer Obstipation vorhanden ist.

Die gonorrhöische Allgemeininfektion wird nach chirurgischen bzw. internen Grundsätzen bekämpft.

Zum Schluß sei noch der Vaccinetherapie gedacht. So gering ihre Wirkung bei der einfachen akuten oder chronischen Gonorrhöe der Harnröhre und bei der Entzündung der Prostata ist, so Gutes leistet sie oft bei der Nebenhodenentzündung und der gonorrhöischen Allgemeininfektion. Hier ist ihre Anwendung in steigenden Dosen jeden dritten bis vierten Tag warm zu empfehlen.

Eine für das Heer wichtige Frage ist die Lazarettbehandlung der Tripperkranken.

Im Zivilleben erfolgt die Behandlung der Gonorrhöe durchgehend ambulatorisch. Höchstens die akute Samenstrang- oder Nebenhodenentzündung zwingt zu Bettruhe, seltenere Komplikationen wie Abszedierungen im Bereich der Cowperschen Drüsen, der Prostata oder der Samenbläschen, ferner die gonorrhöische Allgemeininfektion machen Krankenhausaufenthalt notwendig.

Im Heere war vor dem Kriege jeder Tripperkranke lazarettkrank und blieb es, bis er wiederhergestellt war. So wird auch heute noch vielfach verfahren. Begründet wird diese Maßnahme im wesentlichen damit, daß jeder Gonorrhöiker ansteckend krank ist und damit eine Gefahr für seine Umgebung bildet. Es ist richtig, daß jeder Tripperkranke, wenn er auch nur noch hin und wieder Gonokokken im Ausfluß hat, eine andere Person anstecken kann. Die Möglichkeit einer solchen Ansteckung dürfte jedoch praktisch nur beim Verkehr gegeben sein. In der Theorie bestehen ja die »Abortinfektionen« noch heute, in der Tat erscheint ihre Möglichkeit bei der außerordentlichen Empfindlichkeit der Gonokokken und bei den zahlreichen sonstigen Vorbedingungen, die zum Zustandekommen einer Ansteckung notwendig sind, selbst bei frisch Tripperkranken außerordentlich gering. Die Tatsache jedoch, daß beim Geschlechtsverkehr Infektionen erfolgen, hat im Zivilleben noch keine Aufsichtsbehörde dazu veranlaßt, die Krankenhausbehandlung der Tripperkranken zu verlangen, weil sie schon aus zahlenmäßigen Gründen unmöglich ist.

Anderseits steht fest, daß beim Heere andere Voraussetzungen bestehen und daß das durch die Kasernierung notwendige enge Zusammenleben der Mannschaften auch die Möglichkeit einer Ansteckung vergrößert. Trotzdem sprechen so gewichtige Gründe gegen eine langdauernde Lazarettbehandlung, daß ihre Abkürzung außerordentlich zu erwägen ist.

Zunächst wird jeder Tripperkranke durch den Lazarettaufenthalt durchschnittlich etwa acht bis zwölf Wochen jedem Dienst entzogen, ein Umstand, durch den seine Ausbildung empfindlich gestört wird. Seine Krankheit verbietet wegen der dadurch möglichen Verschlimmerung jedoch nur bestimmte Dienstzweige, das Reiten, anstrengendes Marschieren und Exerzieren, jeden Laufsport, eine große Anzahl von turnerischen Übungen. Nicht schaden ihm ruhige Bewegungen, turnerische Übungen des Oberkörpers, Zielen und Schießen, leichte Kammerarbeit, jede Art geistiger Beschäftigung.

Im Lazarett ist der Kranke bis auf die ersten Tage der Krankheit oder bei etwa eintretenden Komplikationen nicht bettlägerig, er fühlt sich, was das wichtigste ist, meist nicht als Kranker. Heranziehung zur Arbeit ist nur im geringen Grade möglich. Im Lazarett findet sich eine größere Anzahl solcher Kranker, im Alter im Anfange der zwanziger Jahre stehend, zusammen. Da ist es nicht wunderbar, wenn sie leicht dazu kommen, Unfug zu treiben und sich dadurch Strafen zuzuziehen, die ihrem militärischen Fortkommen nur hinderlich sind. Dazu kommt noch die jetzige bewegte Lage unseres Volkes und Vaterlandes. Die allgemeinen Anschauungen haben sich noch nicht wieder zu einer gewissen Klarheit durchgerungen. Da ist es nur zu leicht möglich, daß diese Anzahl junger, tatenlos dasitzender, sich gesund fühlender Menschen auf törichte Gedanken kommt, die geeignet sind, sie in ihrer ganzen Entwicklung höchst unglücklich zu beeinflussen.

Schließlich spricht gegen die dauernde Lazarettbehandlung auch das finanzielle Interesse des Staates. Ein Lazarettkranker kostet dem Staate im Mai des Jahres 1923 täglich 8000 Mark, nicht eingerechnet die Kosten für Arzeneien und Medikamente. Das bedeutet bei jedem Tripperkranken durchschnittlich Kosten in Höhe von annähernd einer halben Million.

Es dürfte genügen, den akut Tripperkranken nur so lange im Lazarett zu halten, bis die Gonokokken aus dem Ausfluß verschwunden. sind, was sich im allgemeinen innerhalb von vierzehn Tagen bis drei Wochen erreichen läßt. Die weitere Behandlung des akut Tripperkranken wie des chronisch Tripperkranken — hier auch dessen, der hin und wieder Gonokokken ausscheidet — kann ambulatorisch erfolgen, sofern nicht schwere Komplikationen eintreten.

Zur ambulatorischen Behandlung werden die Kranken in der Truppenkrankenstube untergebracht. Beim akuten Tripper der vorderen Harnröhre überzeugt sich der Arzt ein- bis zweimal wöchentlich vom Fortgang der Heilung, ändert nötigenfalls das Mittel, mit dem der Kranke spritzt. Bei den Erkrankungen der hinteren Harnröhre erscheint jeder Kranke zweimal wöchentlich zur Prostatamassage und den im Anschluß daran immer notwendigen Spülungen. Im übrigen macht er selbst noch dreimal täglich die nötigen Einspritzungen in die vordere Harnröhre. Alle diese Kranken müssen zum Dienst herangezogen werden. Bei ihnen ist es Aufgabe des zuständigen Truppenarztes, durch Vortrag beim Truppenkommandeur die Gesichtspunkte für die Heranziehung der Kranken zum Dienst zu geben, denn mit der verständnisvollen Regelung dieser Frage steht und fällt die ganze Behandlungsart.

Der Divisionsarzt der 3. Division hat solchen Erwägungen Rechnung getragen durch eine entsprechende, im November 1922 erlassene Verfügung. Er hat durch einen Divisionsbefehl weiterhin die Möglichkeit geschaffen, daß Geschlechtskranke zur ambulanten Behandlung aus anderen Standorten zu den Truppenkrankenstuben des Standortes *Berlin* kommandiert werden, um von dort aus im Standortlazarett Berlin fachärztlich behandelt zu werden. Das Kommando trifft alle diejenigen Geschlechtskranken, bei denen die einfache, oben geschilderte Behandlung nicht zum Ziele geführt hat oder bei denen besondere Komplikationen angenommen werden.

Im Standort Berlin erfolgt die ambulatorische Behandlung aller Tripperkranken im Standortlazarett. Hier wird über jeden solchen Kranken eine Liste angelegt, die etwa den in Polikliniken für Geschlechtskrankheiten geführten entspricht. Sie enthält Raum für eine kurze Vorgeschichte der Krankheit, außerdem folgende Spalten:

1. Datum,
2. Ausfluß,
   a) makroskopisch,
   b) mikroskopisch,
3. Urin I,
4. Urin II,
5. Sonstiger Befund,
6. Behandlung.

An jedem Tage, an dem der Kranke zur ambulatorischen Behandlung erscheint, erfolgt eine entsprechende Eintragung. Hierdurch wird die notwendige Kontrolle ermöglicht, ein Blick auf die Liste genügt,um den Fortschritt des Heilungsprozesses zu verfolgen, schließlich sind diese Listen leicht künftig einmal als Material für wissenschaftliche oder statistische Arbeiten zu verwenden.

Ein halbes Jahr Anwendung ist zu kurz, um die Vorteile oder Nachteile dieser Neueinrichtung definitiv zu würdigen.

Die bisherigen Erfahrungen weisen darauf hin, daß es nicht zweckmäßig ist, zu viele solche Kranke auf einer Truppenkrankenstube unterzubringen, daß eine strenge Beaufsichtigung notwendig ist und daß viel von dem Verständnis abhängt, das die militärischen Dienststellen der Neuerung entgegenbringen.

Eine ebenso genaue Aufsicht durch den Truppenarzt wie der Tripperkranke verlangt der Syphilitiker, nur daß sich diese Aufsicht·bei ihm der Natur seines Leidens entsprechend nicht über verhältnismäßig kurze Zeit, sondern über seine gesamte Dienstzeit erstreckt.

Die Behandlungsart der Syphilis ist in den letzten zwanzig Jahren erheblich größeren Änderungen infolge des Fortschritts in der Erkenntnis des Leidens selbst und der Einführung neuer Mittel in die Behandlung unterworfen gewesen.

Auch heute noch liegen endgültige Erkenntnisse nicht vor, der persönlichen Auffassung des behandelnden Arztes ist ein weiter Spielraum gelassen.

Trotzdem erscheint es zweckmäßig, an gewissen Grundsätzen festzuhalten, die eine möglichst große Sicherheit für die völlige Heilung des Leidens bieten.

Unbedingt festgehalten muß werden an der intermittierenden Behandlung der Syphilis.

Bei der echten seronegativen Lues I dürften zwei kombinierte Kuren in zwei Monaten Abstand voneinander genügen.

Bei jeder jemals seropositiv gewesenen frischen Lues II sind fünf Kuren notwendig:

Erstes Jahr: Zweite Kur zwei Monate nach der ersten, dritte Kur drei Monate nach der zweiten.

Zweites Jahr: Vierte Kur ein halbes Jahr nach der dritten, fünfte Kur ein halbes Jahr nach der vierten.

Von diesen Kuren erfolgen die ersten zwei bis drei als kombinierte Kuren. Ist es erreicht, daß am Schlusse der ersten Kur die Blutuntersuchung eine negative Wassermannsche Reaktion aufweist, gelingt es diese zu erhalten und treten keine Erscheinungen mehr auf, kann frühestens von der dritten Kur an auf die Verabfolgung von Salvarsan verzichtet werden. Scheint es doch, als ob das Salvarsan seine Hauptenergie bei der frischen Syphilis entfaltet, während das Quecksilber mehr geeignet ist, das einmal Erreichte festzuhalten. Die Befolgung dieses Grundsatzes wird für die späteren Kuren die dem Salvarsan innewohnende Gefahrkomponente vermeiden und auch dem heute überall notwendigen Gesichtspunkte der Sparsamkeit ohne Schaden für den Kranken am meisten Rechnung tragen.

Bei älteren Fällen von Syphilis, die naturgemäß eine geringere Aussicht auf völlige Heilung bieten, ist eine so genaue Schematisierung nicht möglich, hier muß sich Art und Zahl der notwendigen Kuren unter genauer Berücksichtigung des Individiums nach der Natur des vorliegenden Krankheitsfalles richten.

Es kann nicht genug davor gewarnt werden, rein auf den Ergebnissen der Wassermannschen Reaktion die Behandlung eines Falles von Syphilis aufzubauen. Die Reaktion ist ein wichtiges, aber keineswegs eindeutiges und vielfach überschätztes Sympton der Krankheit, und ihr positiver oder negativer Ausfall ist auch für denselben Krankheitsfall je nach Dauer und Art der Krankheit von ganz verschiedener Bedeutung. Ihr negativer Ausfall nach Abschluß einer Kur bei der frischen, einmal seropositiv gewesenen Lues II darf nicht dazu verleiten, daß auf die Durchführung der fünf Kuren in den ersten zwei Jahren der Krankheit verzichtet wird, ebensowenig darf ihr positiver Ausfall bei der älteren Lues II oder der Lues III die Veranlassung dafür sein, daß ohne zwingenden anderen Grund, wie neue Erscheinungen oder bestimmte Folgezustände der Syphilis, Kur auf Kur folgt.

Je älter die Syphilis ist, um so schwerer ist es, die Umstimmung der Wassermannschen Reaktion durch Kuren zu erreichen, oft muß man ganz darauf verzichten und kann es ohne Schaden für den Kranken. Solch Kranker kann heiraten, gesunde Kinder zeugen und alt werden, ohne jemals wieder sichtbare Symptome seines Leidens zu zeigen.

Die Erfolge der Syphilisbehandlung werden um so besser werden, je mehr der gesamte Kurverlauf bei einem Falle ein organisches Ganzes bildet und je mehr ärztlicherseits davon abgesehen wird, immer nur an die Durchführung einer einzelnen Kur zu denken. Die Vorbedingung dazu, nämlich die genaue Kenntnis des Krankheitsfalles von seinen Anfängen an, ist im Heere jetzt so günstig geboten wie selten in einer großen Gemeinschaft. Weiter unten wird hierauf zurückgekommen.

Im letzten Jahre wird von vielen Seiten auf die Anwendung des Wismuts in der Behandlung der Syphilis hingewiesen. Nach den meisten der vorliegenden Veröffentlichungen sind die Erfahrungen mit Wismutpräparaten günstig, wie auch die Verhandlungen des diesjährigen Kongresses der deutschen dermatologischen Gesellschaft in München bestätigt haben. Abgesehen von der Schmerzlosigkeit der Einspritzungen — einem nicht hoch genug zu bewertenden Faktor bei der Behandlung — scheint das Wismut auf frische wie auf ältere Erscheinungen dieselbe Einwirkung zu besitzen wie das Quecksilber. Über seine endgültige Wirksamkeit auf frische oder alte syphilitische Prozesse schon jetzt ein abschließendes Urteil abzugeben, erscheint verfrüht bei der noch so kurzen Anwendungszeit. Tatsache ist, daß die Behandlung mit Salvarsan und Quecksilber in der allergrößten Zahl der Fälle genügt. Diejenigen Fälle, in denen sie versagt, sollten dem Facharzt überwiesen werden.

Vorstehende Gesamterörterung des Kurverlaufs bei einem Syphilitiker erschien aus zwei Gründen notwendig.

Die geschilderte Behandlungsweise hat sich bis heute behauptet, trotzdem man in den letzten Jahren häufiger der Auffassung begegnet ist, daß die gründliche Behandlung und Heilung der Syphilis auch mit weniger oder in anderer Art angewandten Kuren zu erreichen sei. Wenn man sich letztere Auffassung zu eigen macht, dann ist die Lage für den nicht fachärztlich ausgebildeten Arzt, auf den wir zur Behandlung der Syphilis im Heere unbedingt angewiesen sind, um so schwieriger, zumal es ja kein sicheres Zeichen gibt, das die wirkliche Heilung eines Syphilitikers zu einem bestimmten Zeitpunkt einwandfrei nachweist.

Erwägt man anderseits, daß erfahrungsgemäß der allergrößte Teil syphilitisch kranker Soldaten die Kurenfolge in der beschriebenen Art anstandslos vertragen hat, daß der Truppenarzt — soweit es die Soldaten angeht — nur mit einem ausgesuchten, gesunden Menschenmaterial zu tun hat, erscheint die Folgerung logisch, lieber einmal eine Kur zuviel mit der größeren Sicherheit des guten Enderfolges.

Noch ein anderer Grund machte die Gesamterörterung des Kurverlaufes notwendig. Es befinden sich im Reichsheere noch eine ganze Reihe von Soldaten, die sich am Ende des Krieges oder während der Revolution mit Syphilis infiziert haben und damals vielleicht eine oder auch zwei Kuren durchgemacht haben. In der damaligen bewegten Zeit ist ihnen nicht mit der notwendigen Eindringlichkeit zum Bewußtsein gekommen, daß sie weiterer Kuren bedürfen, Aufzeichnungen über ihre Krankheit gingen verloren, sie waren manchmal auch selbst zu leichtsinnig, sich aus eigenem Antrieb ihrer Krankheit wieder zu erinnern. Jetzt plötzlich erfolgt ein neuer Ausbruch der inzwischen latenten Krankheit, oder sie heiraten, und die Frau wird infiziert oder gebiert ein Kind mit den Zeichen der Lues congenita.

Diese Soldaten sind in der Latenz der Krankheit nur zu erfassen, wenn sie Vertrauen zu ihrem Truppenarzt haben und sich melden. Dann muß dieser dafür sorgen, daß sie sofort den notwendigen Kuren zugeführt werden, um die oben geschilderten Möglichkeiten zu vermeiden. Es muß schließlich, wie es bei zahlreichen Truppenteilen schon jetzt der Fall ist, dazu kommen, daß jeder syphilitisch gewesene Soldat ebenso wie die kranken Frauen und Kinder dem Truppenarzt bekannt sind und auf Grund einer über sämtliche Syphilitiker der Truppe geführten Liste immer rechtzeitig den notwendigen Kuren wieder zugeführt werden.

Einer Form der Syphilis sei hier noch gedacht, die dem Truppenarzt auch hin und wieder begegnet, der Lues congenita. Es ist bekannt, daß sie häufig zu gewissen Minderwertigkeiten in geistiger und körperlicher Beziehung führt. Nicht so klar ist es, ob diese Minderwertigkeiten völlig in der Krankheit selber liegen oder ob nicht viel Schuld daran die oft ungünstigen äußeren Verhältnisse dieser Kinder und die meistens mangelnde ärztliche Aufsicht tragen. Im Heere ist die notwendige ärztliche Aufsicht vorhanden, und es wäre wohl möglich, hier durch häufig wiederholte Kuren Fruchtbringendes zu leisten. Zu empfehlen sind bei Säuglingen Injektionskuren mit Sublimat und Salvarsan (ersteres intraglutäal, das andere intravenös in eine Schädelvene), später langdauernde Schmierkuren, die von Kindern vorzüglich vertragen werden.

Auch für die an Syphilis erkrankten Soldaten gilt es, ihre Behandlungszeit im Lazarett nach Möglichkeit abzukürzen, ein Grundsatz, dem ja schon in weitem Maße Rechnung getragen wird. Bei der Infektiosität der Syphilis muß der Kranke mit Erscheinungen im Lazarett behandelt werden; sind diese verschwunden, was durchschnittlich nach zwei bis drei Wochen Kur der Fall sein dürfte, müssen sie ambulant behandelt werden und können mit wenigen Ausnahmen zu jedem Dienst herangezogen werden, sofern nur die Fortsetzung der Kur sichergestellt ist. Im Lazarett verbleiben nur die Kranken, die an besonderen Komplikationen leiden, wozu auch eine starke Empfindlichkeit gegen Quecksilber oder Salvarsan zu rechnen ist.

Im Standortlazarett Berlin wird über jeden dort ambulant behandelten Syphilitiker eine Liste geführt.

Diese enthält eine kurze Vorgeschichte der Krankheit und ein möglichst genaues Verzeichnis der einzelnen Kuren. Hier ist berücksichtigt, welche Erscheinungen vorhanden waren, zu welchem Zeitpunkte die einzelnen Kuren durchgemacht sind, genaue Aufzeichnung der einzelnen Behandlungstage und der einzelnen Dosierungen, etwa vorliegende Empfindlichkeit gegen Quecksilber oder Salvarsan, besondere Komplikationen, Nachkrankheiten.

Wenn solche Aufzeichnungen allgemein durchgeführt würden und den Mann ebenso wie seine Meldekarte auf seinem Lebenswege durch die Truppe begleiteten, so würde zunächst erreicht, daß jeder Truppenarzt, in dessen Obhut der Kranke kommt, sofort über die wichtigsten Vorgänge im Krankheitsverlauf Bescheid wüßte und seine Maßnahmen danach treffen könnte.

Weiterhin aber könnten diese Aufzeichnungen, über mehr als ein Jahrzehnt fortgeführt, später einmal von außerordentlichem wissenschaftlichen Wert sein, denn kaum jemals im bürgerlichen Leben ist es der Fall, daß eine verhältnismäßig große Anzahl Menschen so unter dauernder ärztlicher Kontrolle steht. Bei einem großen Teil dieser Kranken dürfte es sogar möglich sein, ihren Werdegang auch nach dem Ausscheiden aus dem militärischen Dienste weiter zu verfolgen.

Wichtigste wissenschaftliche Folgerungen nicht bloß auf dem Gebiete der Syphilis selbst und ihrer vielfach noch dunklen Zusammenhänge mit anderen Krankheiten, sondern auch auf dem Gebiete der Tabes und Paralyse könnten aus diesem Material später einmal gewonnen werden.

Über Rachitis.

Von

Stabsarzt Dr. Frhr. **v. Maltzahn** (Berlin).

Seit dem Kriege ist eine erhebliche Zunahme der Rachitis in fast jedem Alter zu verzeichnen. *Hochstetter, Bittdorf, Fromme* beschreiben Spätrachitis nach dem Kindesalter. In Göttingen wird eine endemisch auftretende Erkrankung des Knochensystems beobachtet und wenn wir die Grenzen zwischen Rachitis, Rachitis tarda und Osteomalazie fallen lassen, so beweisen Berichte aus Wien, Dresden und anderen Orten von *A. Schiff, Edelmann* und *Schlesinger, Partsch, Alwens* und anderen mehr das Ergriffensein aller Altersstufen. Am stärksten betroffen ist natürlich das Kindesalter. So berichten *Engel* und *Katzenstein* aus Dortmund, daß 43 % der dortigen Kinder rachitiskrank sind und besonderer Fürsorge bedürfen. Aus anderen Städten liegen ähnliche Statistiken vor. Dabei zeigt der Verlauf auffällige Veränderungen. So fällt *Japha* auf, daß Kinder, die zur rechten Zeit laufen lernten, allmählich nicht mehr laufen wollten, und daß die Krankheit bedeutend länger als bis zum zweiten Lebensjahre dauern kann. Häufig ist eine starke Knochenbrüchigkeit und Schmerzhaftigkeit mit diesen Formen der Rachitis verbunden.

Es erscheint demnach sicher, daß bei der Bevölkerung — und zwar bei jungen und alten Personen — sich eine schwere Schädigung des Knochenaufbaus zu zeigen begann, und daß, soweit das Säuglings- und Kindesalter in Betracht kommt, dieses eine ganz wesentliche Steigerung der rachitischen Erkrankungen gegenüber der Vorkriegszeit zeigt. Dies bedeutet eine schwere Gefährdung der deutschen Volkskraft und dermaleinst seiner Wehrkraft.

Ich halte es daher für eine dankenswerte Aufgabe, an dieser Stelle das Interesse auf diejenigen Fragen der Rachitislehre zu lenken, mit denen die Forschung in den letzten Jahren sich beschäftigt hat. Daß ich dabei alte und bekannte Erfahrungen übergehe oder höchstens streife, ist beabsichtigt.

Die Fragen nach der Ätiologie der Rachitis und die Anschauungen über ihr Wesen sind noch wenig geklärt. Sie entsteht auf Grund einer angeborenen Veranlagung, wahrscheinlich infolge eines gegenüber der Norm herabgesetzten Kalkgehaltes des kindlichen Organismus. Ob die Rachitis angeboren vorkommt, oder erst im extrauterinen Leben erworben ist, ist eine nie erlöschende Streitfrage. Während *Fischl, Kassowitz, Epstein, Marfan* den Standpunkt vertreten, daß eine große Zahl von Kindern bereits mit rachitischen Symptomen geboren wird, lehnen *Czerny-Keller* diese Auffassung ab. Nach ihnen wird nur die besondere Disposition ererbt, auf Grund deren sich die Krankheit selbst im extrauterinen Leben nach einem längeren oder kürzeren Latenzstadium entwickelt. Ihr Manifestwerden wird durch eine Reihe begünstigender exogener und endogener Momente gefördert.

Unter exogenen Momenten spielen die Ernährung und ihre Störungen, andere Erkrankungen und Infekte eine wesentliche Rolle. Die vorzeitige Geburt prädisponiert zu Rachitis, da die Einlagerung des Kalks sich hauptsächlich in den letzten zwei bis drei Monaten des fötalen Lebens vollzieht. Wird diesem Vorgang durch vorzeitige Geburt ein früheres Ende bereitet, so muß ein gewisses Defizit an Kalk im Körper entstehen. Hierzu treten allgemeine hygienische und klimatische Faktoren, von wesentlicher Bedeutung sind Licht und Luft, die Einflüsse der Jahreszeiten, der Kulturzustand, kurz alles, was unter dem Sammelnamen Domestikation verstanden wird. Ich erinnere an *von Hansemanns* Domestikationstheorie, die in *Findlay* eine starke Stütze fand. Seine Versuchstiere im geschlossenen Raum wurden rachitisch, während die z. B. in Stellingen bei Hamburg nach dem *Hagenbeckschen* Prinzip in voller Freiheit gehaltenen Tiere, entgegen den Erfahrungen anderer zoologischer Gärten, rachitisfrei blieben.

Im allgemeinen wird fälschlich ein einzelner Faktor willkürlich in den Vordergrund gestellt, in der Regel handelt es sich um ein Ineinandergreifen einer ganzen Reihe von Momenten.

Es ist interessant zu hören, daß im alten Rom mit seiner Wohnungsnot viel Rachitis, dagegen wenig im dünnbevölkerten Griechenland gesehen wurde. *Muskat* fand Neuseeland, *Eckert* die chinesischen Großstädte rachitisfrei. Auffallend wenig Rachitis ist mir in der außereuropäischen Türkei begegnet; nach *Fischl* sind die Tropen und höheren Gebirgslagen, nach *Neumann* die sonnenreichen Täler Graubündens trotz ungenügender Ernährung der Bevölkerung rachitisfrei. Demgegenüber fanden *Kassowitz* auch in den hohen Gebirgsgegenden Rachitis und *Fede* desgleichen über 60 % im sonnigen Neapel. Nach *Funck* ist Rachitis selten im hohen Norden, Norwegen, Grönland, Island, bei den Eskimos. Es scheint also, daß die Domestikation nicht die einzige wesentliche Rolle spielt, gehört doch in diesen Ländern der extremen Zonen die Brusternährung zur Regel. Ob Rasseneinflüsse mitspielen, steht dahin. Neger und Süditaliener, die in ihrer Heimat von Rachitis verschont bleiben, sollen in den Vereinigten Staaten zahlreich daran erkranken. Jedenfalls kann auch die oft beobachtete Rassenempfindlichkeit auf diätetische Gewohnheiten zurückgeführt werden.

Als sicher ist eine Störung des Kalkstoffwechsels anzunehmen. Es besteht eine negative Kalkbilanz, d. h., es wird mehr Kalk ausgeschieden, als mit der Nahrung dem Körper zugeführt wird und hierdurch eine fortschreitende Kalkverarmung des Körpers erzielt. Ein Ausgleich dieses Verlustes durch stärkere Kalkzuführung ist nicht zu erzielen, so daß ein primärer Kalkmangel, begründet in der Nahrung, als Ursache der Rachitis nicht in Frage kommen kann. Der Kalkmangel ist vielmehr sekundär bedingt durch Kalkverarmung infolge pathologisch gesteigerter Kalkausscheidung und aufgehobener Kalkretention. Die negative Kalkbilanz geht den manifesten klinischen Symptomen lange voraus.

Die Aufstellung einer Kalkbilanz ist ziemlich roh und reich an Untersuchungsfehlern. Das gleiche Resultat der Kalkverarmung findet sich aber auch, wenn man die Körper der Rachitiker analysiert. Gehirn, Muskeln, Knochen, alles ist wesentlich kalkärmer als beim Gesunden. Wenn man bedenkt, welche Rolle der Kalk im Gesamtorganismus spielt, z. B. bei der Blutgerinnung, bei der Quellung der Gewebe, speziell der Knorpel und Muskeln, der Erregbarkeit des Großhirns und Nervensystems, so leuchtet ein, daß der rachitische Prozeß den ganzen Organismus in Mitleidenschaft ziehen muß. Das Bild der Rachitis weist daher nicht nur Knorpel- und Knochensymptome auf, sondern auch eine große Zahl von Erscheinungen seitens des Nervensystems. Leider konzentriert sich das Hauptinteresse bei noch vielen Ärzten hauptsächlich auf die Erscheinungen der peripheren Knochenerkrankungen, alles übrige tritt in den Hintergrund. Dies ist sehr bedenklich. Mit dem Auftreten von nur einer Craniotabes z. B. ist eine Volumenzunahme des Schädels verbunden, es entwickelt sich eine Hypertrophie des Gehirns oder ein Hydrocephalus. Bezüglich der Beteiligung des Gehirns verweise ich auf die Ausführungen *Kargers*. Das Erlernen der statischen Funktionen hängt weniger von dem Zustand der Knochen und der Skelettmuskeln, oder das Erlernen des Sprechens von der Kehlkopfmuskulatur ab, als von der geistigen Entwickelung, der Fähigkeit, die Muskeln zweckentsprechend zu gebrauchen. Auf solche zerebralen Störungen, als deren Folgen ein dauernder Intelligenzdefekt zurückbleiben kann, haben schon *Glisson* und *Pommer* hingewiesen. Für den Psychiater ist bei der Erhebung der Anamnese die Feststellung einer in der Kindheit durchgemachten Rachitis seit jeher von wesentlicher Bedeutung für die Ätiologie des Schwachsinns gewesen.

Die Rachitis erscheint daher als eine allgemeine Stoffwechselerkrankung, die zu einer starken Kalkverarmung des Körpers führt.

Diese Tatsache hat eine weitere Erklärung durch die Acidosetheorie von *Freudenberg* und *György* erfahren. Die Bindung des Kalks an die Gewebe hängt ab vom Phosphatspiegel des Bluts, dieser wiederum resultiert aus der Phosphatausscheidung der Nieren. Je mehr saure Bestandteile aus dem Blute durch die Nieren ausgeschieden werden, desto mehr Kalk wird mitgerissen, so daß letzten Endes die Rachitis durch eine Azidosis des Blutes bedingt ist. Die Azidosis bzw. der Alkalosis hängt von der Stoffwechselintensität ab. Stoffwechselverlangsamung wirkt durch vermehrte Bildung saurer Stoffwechselzwischenprodukte aus dem Eiweißabbau azidotisch. Auf eine alimentär bedingte, relative azidotische Stoffwechselverschiebung wiesen bereits *Czerny-Keller* hin. Stoffwechselbeschleunigung wirkt infolge rascheren Reaktionsablaufes entsprechend alkalotisch. Es fragt sich also, welche Einflüsse wirken stoffwechselhemmend und welche -fördernd. Alle

Faktoren, welche erfahrungsgemäß günstig auf die Rachitis wirken, wie Phosphor-Lebertran, Vitamine, Höhensonne bewirken eine Stoffwechselumstimmung im alkalotischen Sinne, fördern also den Stoffwechsel, während alle zur Rachitis führenden Faktoren den Stoffwechsel hemmen, also azidotisch wirken.

Die Bedeutung der endokrinen Drüsen für die Entstehung der Rachitis ist wiederholt in Erwägung gezogen worden. Sollte den Hormonen nach dieser Richtung eine Wirkung zukommen, so wäre dies nur durch ihren Einfluß auf den intermediären Stoffwechsel zu verstehen. *Vollmers* Untersuchungen führten zu dem Ergebnis, daß Nebenniere, Thymus, Hypophyse, Schilddrüse und Ovarien stoffwechselfördernd, also alkalotisch, die Epithelkörperchen hemmend, also azidotisch wirken. »Die Theorie von der Bedeutung des endokrinen Systems für die Pathogenese der Rachitis ist damit von neuem gestützt.« Diese endogenen Faktoren stehen den erwähnten exogenen Faktoren wie Nahrung, Licht, Domestikation gleichwertig gegenüber, die exogenen Faktoren entfalten aber zugleich auf dem Umwege über die endokrinen Drüsen eine weitere Wirksamkeit. Nach den pathologisch-anatomischen Befunden von *Pappenheimer* und *Minor, Pinckerle, Maggesi* sind tatsächlich in diesem Sinne verwertbare Veränderungen der endokrinen Drüsen, besonders der Epithelkörperchen gefunden worden. Gleichgewichtsstörungen in der Funktion der endokrinen Drüsen würde hiermit ein bedeutungsvoller Einfluß auf die Stoffwechselintensität und damit auf die Rachitis zukommen.

Daß die Vitaminlehre sich bei ihrem Aufkommen und weiteren Ausbau in bevorzugter Weise auch mit der Rachitis befaßt hat, nimmt nicht wunder. Nicht allein der vom Organismus umsetzbare Energiegehalt der Nahrungsmittel ist maßgebend für den Nährwert, sondern ihr Gehalt an Ergänzungsstoffen.

Das Vitamin entsteht in den Keimlingen und dem Blattgrün der Pflanzen. Die Milch auf Trockenfütterung gestellter Kühe ist daher vitaminarm, auf Grünfutter gestellter Kühe vitaminreich. Butter, Lebertran, Eigelb haben ebenso wie Margarine, Schweinefett und Olivenöl den gleichen Brennwert, trotzdem sind erstere biologisch hochwertige, letztere minderwertige Nahrungsmittel. Gleiche Unterschiede bestehen bei den verschiedenen Vegetabilien und Früchten. Von den drei Vitamingruppen wurde das fettlösliche Vitamin A als antirachitisches Vitamin bezeichnet und *Funck* selbst hat unter dem ersten Einfluß der Vitaminlehre in seiner Monographie die Rachitis zusammen mit dem Barlow, dem Milch- und Mehrnährschaden als Avitaminose bezeichnet. Heute glauben wir nicht mehr, daß das Fehlen des A-Vitamins in der Diät für die Entstehung der Rachitis den Ausschlag gibt. Dieser Auffassung treten Autoren wie *Findlay, MacCollum, Shermann, Mellanby* bereits bei. *Fischl, Noeggerath, Klotz* standen der Frage stets kritisch gegenüber und *Heß* und *Unger* konnten bei A-Faktorreicher Nahrung wie Vollmilch, Butter, Lebertran Rachitis nicht verhüten und haben bei A-Faktorarmer Nahrung eine Häufung von Rachitis nicht gesehen.

Wir wissen heute noch nicht, was Vitamine sind. Wir kennen die Bedeutung bestimmter Lipoide in der Nahrung, ebenso die Wirkung des Lebertrans auf die Rachitis. Wir sind damit aber noch nicht zu dem Schlusse berechtigt, daß diese Wirkung lediglich eine Vitaminwirkung sei. Erfahrungsgemäß kann sich z. B. trotz langgeübter prophylaktischer Lebertrandarreichung eine Rachitis entwickeln, und es vergehen manchmal Monate, ehe eine Besserung der rachitischen Symptome bei Lebertrandarreichung zu erkennen ist.

Mit Vorstehendem soll aber nicht der Eindruck erweckt werden, als ob die Vitaminlehre für das Rachitisproblem von geringerer oder untergeordneter Bedeutung wäre. Die bisherigen Kenntnisse über Vitamine erklären uns nur nicht die Tatsache des Rachitischwerdens, auf den Grad der Rachitis üben sie einen zweifellosen Einfluß aus. Das Zurückbleiben des Gewicht- und Längenwachstums bei Rachitikern erfährt bei Zuführung von A-Vitamin eine sofortige Änderung. Das A-Vitamin ist also besser gesagt ein bedeutsamer exogener Wachstumsfaktor; man bezeichnet die Faktoren A und B zusammen als Wachstumsstoffe, denen beim rachitischen Wachstumsstillstand eine Hauptbedeutung zukommt. Parallel mit dieser Änderung bei Zuführung von A-Vitamin geht eine Heilung des rachitischen Knochenprozesses.

Nach *Aron* sind in Obst, Malz, Mohrrübenextrakt, in grünen Gemüsen, Zitronen- und Orangensaft ansatzfördernde Stoffe enthalten. Nach den Untersuchungen von *Hamburger-Stransky, Freise, Rupprecht, Bickel* scheinen manche Vegetabilien kalkstabilisierend zu wirken. Ihre günstige Wirkung ist aus den Erfolgen belegt und es erscheint mir sehr wahrscheinlich, daß die kalkstabilisierende Wirkung aufzufassen ist als eine Vitaminwirkung.

Nach Stoffwechseluntersuchungen von *Bickel* ergibt sich, daß der Körper trotz kalorisch zureichender Nahrung bei Entzug der Vitamine von seinem Bestande dauernd abgibt und zwar hauptsächlich Fett- und Kohlehydrat und daß die Oxydation im Körper bei vitaminfreier Ernährung nach *Leewis* Gaswechselversuchen herabgesetzt ist. *György* konnte ferner eine Förderung der Zellatmung durch Vitamine feststellen.

Miyaderas Versuche an Hunden erbrachten den Beweis, daß die Vitamine in analoger Weise auch den Mineralstoffwechsel beeinflussen. Das Vitamin der Nahrung befähigt erst die Körperzellen, den Kalk der Nahrung zum Ansatz zu bringen. Die Beobachtungen *Miyaderas* wurden durch *Freise* und *Rupprecht* ergänzt, die bei rachitischen Säuglingen durch Vitaminzufuhr eine bessere Ausnutzung des Nahrungskalkes experimentell feststellten.

Es scheint also die Vitaminfunktion dahin zu gehen, daß das Vitamin die Körperzellen zur normalen Assimilation der Nahrung befähigt und daß darum bei Vitaminmangel das Protoplasma weitgehend sein Bindungsvermögen der Nahrung gegenüber einbüßt. Hierdurch geht ein großer Teil des physiologischen Nutzwerts für das Protoplasma verloren.

Da wir nach *Vollmer* den endokrinen Drüsen einen Einfluß auf die Entstehung der Rachitis eingeräumt haben, so rollen die Vitaminfragen ein weiteres wichtiges Problem auf: Die Einwirkung der Vitamine auf die Rachitis auf dem Wege über die Blutdrüsen. Nach *Lichtwitz, Weitzel, Abderhalden* erfahren die innersekretorischen Drüsen durch die Vitamine eine Anregung, nach *Erich Müller* und *Stoeltzner* liefern sie ihnen die Rohstoffe zur Herstellung der Hormone. Nach *Glanzmann* scheinen die Stoffe A und B den Hormonen chemisch nahe zu stehen. Nach seinen anatomisch belegten Untersuchungen erleiden durch vitaminfreie Ernährung Thymus, Keimdrüsen und Schilddrüse eine hochgradige Atrophie, während Epithelkörperchen, Hypophyse und Nebenniere kompensatorisch hypertrophieren. Als Zentralorgan des Vitamin-Stoffwechsels stellt sich die Thymus dar, deren Funktion als Wachstumsdrüse bei vitaminfreier Ernährung zunächst ausgeschaltet wird, daher der bekannte Gewichts- und Wachstumsstillstand des Rachitikers. Zufütterung von Thymus regt ebenso wie Zufütterung der Vitamine das Wachstum sofort an. Es ist also wahrscheinlich, daß in der Thymus eine Speicherung von Wachstumsstoffen stattfindet, welche den Charakter von Vitaminen haben.

Fehlen des A-Faktors ist also — um mit *Stoeltzner* zu reden — höchstens *eine* Ursache, aber nicht *die* Ursache der Rachitis.

Die Erkennung dieser Begriffe als bedeutungsvoll für die Pathogenese der Rachitis hat unserem therapeutischen Handeln neue Gesichtspunkte gebracht. Jede Therapie hat mit den ätiologischen Faktoren zu rechnen und so versuchen wir unter zweckentsprechender Berücksichtigung der exogenen und endogenen Faktoren einen Einfluß letzten Endes auf den Kalkansatz zu gewinnen. Dies geschieht:

1. Durch ernährungs-therapeutische Maßnahmen unter Zuführung frischer pflanzlicher Kost,
2. durch medikamentöse Maßnahmen,
3. durch physikalisch-therapeutische Maßnahmen.

Unter sachgemäßer Ernährung, die die beste Prophylaxe gegen Rachitis ist, ist eine Ernährung zu verstehen, die genügend Kalk enthält. Dies trifft zu bei allen Nahrungsmitteln mit Kuhmilch. Auch die Frauenmilch reicht mit ihrem Kalkgehalt für die Normalgeborenen aus. Bei Frühgeborenen, Zwillingen, körperlich Debilen, die alle ein zu geringes Kalkdepot besitzen, sind jedoch Anreicherungen mit Kalk stabilisierenden Faktoren erforderlich. Auf Einzelheiten für die technische Durchführung einer richtigen Ernährung, wie Vermeiden zu rascher Gewichtszunahme, Beschränkung der Milch entsprechend der *Budinschen* Zahl, frühzeitigen Ersatz der Milchmahlzeiten durch Obstbrei und Gemüseabkochungen, gehe ich hier nicht ein. Ich möchte nur erwähnen, daß wir dem Rachitiker zwei vegetabilische Mahlzeiten unter Zufütterung von Fleisch geben. Dem Gedanken der Kalkanreicherung wird Rechnung getragen, wenn unter Umständen eine Brustmahlzeit durch Kuhmilch ersetzt wird. Da ferner ein hoher Fettgehalt der Nahrung die Kalkretention hindern kann, insofern als nach abgelaufenen Ernährungsstörungen eine pathologisch vermehrte Bildung unlöslicher Seifen im Darm stattfindet und dadurch dem Körper viel Kalk entzogen wird, so wird der Fettgehalt der Nahrung in solchen Fällen herabgesetzt. Zu diesem Zweck gibt man schon vom 3. Monat statt einer Brustmahlzeit einen Bouillongries, bei künstlicher Ernährung wird die Kuhmilch abgerahmt. Fehlender Nährwert der Nahrung wird durch Kohlehydrat bzw. bei zu rascher Körpergewichtszunahme durch Eiweiß ersetzt.

Hierzu tritt sowohl prophylaktisch wie therapeutisch der Lebertran. Bei frühzeitiger Anwendung von der 4. Woche schon, lassen sich Frühgeburten von 1500 g Gewicht fast rachitisfrei aufziehen. Seit etwa 4 Dezennien wird der Phosphor-Lebertran verwandt. Der Versuch einer reinen Phosphorbehandlung stellte sich als Versager heraus, dagegen hatte der reine Lebertran antirachitische Wirkung. Trotzdem verwenden wir den Phosphor-Lebertran, weil der Phosphor die Wirkung des Lebertrans erhöht. Nach *Stoeltzner* beruht die antirachitische Wirkung des Lebertrans auf seinem Gehalt an Oxysäuren — die *Stoeltzner* mit dem antirachitischen A-Faktor identifiziert — daneben enthält er viele ungesättigte Säuren. Der an sich unwirksame Phosphor beschleunigt katalytisch die Oxydation dieser ungesättigten Säuren zu wirksamen Oxysäuren. Nach *Noeggerath* hemmt der Lebertran die ungehinderte Ausscheidung von Kalk und Phosphorsäure, wahrscheinlich fördert er auch die zweite Resorption im Dickdarm, daneben glaubt er Kalkfänger in ihm enthalten, die vielleicht auf Blut und Knochen selbst wirken. Auch die übrigen Autoren fanden als Lebertranwirkung einen besseren Kalkansatz.

Die Zweifel an seinem eventuellen Gehalt an Vitamin habe ich schon vorn zu erkennen gegeben.

Die Darreichung von Kalk übt nach den Ausführungen über den Kalkstoffwechsel beim Rachitiskranken keinen besonderen Effekt auf den rachitischen Prozeß aus, wohl aber auf evtl. spasmophile Begleiterscheinungen.

Was schließlich die Organtheraphie anbetrifft, will *Vollmar* durch alkalotisch wirkende Hormone in kürzester Zeit Heilung der Rachitis gesehen haben. Nach *Stoeltzner* gibt man drei bis viermal täglich 0,2 ansteigend bis 0,5 Suprarenin. hydrochlor. $0,1^0/_0$ subcutan. Auf diese Weise haben *Lehnert* und *Weinberg* gute Erfolge gehabt. Am raschesten soll eine Änderung im psychischen Verhalten und der Bewegungslust der Kinder auftreten, die statischen Funktionen bessern sich erst allmählich.

Als einen sehr wesentlichen Fortschritt in der Behandlung der Rachitis ist die von *Huldschinsky* eingeführte Bestrahlung mit künstlicher Höhensonne zu bezeichnen. Aus Stoffwechseluntersuchungen von *Larsch* und *Wertheimer* geht hervor, daß bestrahlte Rachitiker eine starke Steigerung der Kalk- und Phosphorsäureretention zeigen.

Die Bestrahlungen werden ein um den andern Tag vorgenommen, man beginnt mit drei Minuten Dauer und steigt jedesmal um drei Minuten — wenn nicht örtliche Hautreize dies verbieten — bis zu 15 oder 20 Minuten Bestrahlungszeit, bei einem Lampenabstand von durchschnittlich 75 cm. Es wird Vorder- und Rückenseite jedesmal bestrahlt. Man sieht zunächst eine Rötung, dann eine Bräunung der Haut. Ist dies auch nur äußerliche Schminke, so zeigt sich doch bald — schon oft nach einigen Bestrahlungen — ein auffallender Wechsel. Die Kinder werden munterer und freundlicher. Die Eßlust regt sich, selbst wenn sie vorher ganz darnieder lag, die Muskelschlaffheit verliert sich und die Anfälligkeit zu Infekten läßt nach, kurz, die Kinder machen einen frischen und kräftigen Eindruck, heben den Kopf, während sie vorher passiv im Bett lagen und lernen im Verlauf von wenigen Wochen sitzen. Die Fontanelle schließt sich und eine Craniotabes verschwindet sehr bald. Zahnung und Laufen scheinen jedoch keine deutliche Beeinflussung zu erfahren.

Auch am Skelett lassen sich objektiv deutliche Veränderungen nachweisen, wenn die Kinder in Intervallen unter stets gleichen Bedingungen geröntgt werden. Wir wählten dazu die Hand mit dem Unterarm. Bei solchen Bildern sieht man vor der Behandlung den kalkarmen Knochen mit der typischen undeutlich verwaschenen und verbreiterten Epiphysengrenze, der pilzförmigen Auftreibung und becherförmigen Aushöhlung der Epiphysenzone. Schon bald nach Beginn der Bestrahlungen zeigt sich eine schärfere Konturierung der Epiphysenlinie, der ganze Knochen wird kalkhaltiger. Nach wenigen Wochen ist die Knorpelknochengrenze klar abgegrenzt und die Verkalkungszone gibt einen tiefen geradlinigen Schatten. Die pilzförmige Auftreibung der Epiphyse ist zurückgegangen, die Aushöhlung hat sich entsprechend dem Vorschreiten der Epiphysenlinie ausgeglichen, Knochenkerne sind neu aufgetreten, alte stark gewachsen. Es ist dies ein Beweis dafür, daß der subjektiven Besserung ein tatsächlicher Heilungsvorgang zugrunde liegt, und daß es gelingt, mit künstlicher Höhensonne selbst bei schweren Rachitikern in kurzer Zeit eine Heilung zu erreichen.

Es liegt auf der Hand, auch den Einfluß der Röntgenstrahlen auf die Rachitis zu prüfen. *Huldschinsky* unternahm Versuche mit weichen Röntgenstrahlen an sehr kalkarmen Knochen mit becherförmig ausgefranzten Epiphysengrenzen in Sitzungen zu je 60 Sekunden. Auch sie führten ebenfalls zu raschen Erfolgen, Verstärkung des Kalksaumes, Wachsen der Knochenkerne und zu einer baldigen Ausheilung, wie sie stärker auch nicht durch das Ultraviolettlicht der Quecksilberlampe erreicht wird. Bei der Gefährlichkeit der Röntgenbehandlung ist mit ihrer Allgemeineinführung aber nicht zu rechnen.

Wie ist die Strahlenwirkung zu erklären? Es scheint mir, daß hier alles, was wir über Beziehungen der Kalkretention, Stoffwechselumstimmung und innerer Sekretion zur Rachitis wissen, zusammenwirkt, mit dem Ziel, den intermediären Stoffwechsel zu beeinflussen. Unter dem Einfluß der Bestrahlung wird Kalk retiniert, das ergaben die Stoffwechseluntersuchungen von *Larsch* und *Wertheimer* und findet seine Bestätigung bei *O. Strauß*. Nach *Krauß* und *Zondek* führt Kalkübergewicht oder Kalkmangel zu einer Änderung der H-Ionenzahl. Da jedes Ferment und Endoferment ein Wasserstoffionenoptimum besitzt, müssen geringe Wasserstoffionenverschiebungen die Fermentwirkung wesentlich beeinflussen. Wo also innerhalb der Zelle Protoplasma und paraplastische Einflüsse sich berühren, wird die Wasserstoffionenkonzentration für den kolloidalen Zustand der Zelle Fällung, Quellung, Ionenadsorption, Viskosität, Oberflächenspannung usw., sowie für die spezifischen Eigenarten der Zelle wie Ladung, Hydratation, Dispersität Aufnahme und Abgabe anorganischer Salze von wesentlichster Bedeutung sein. Es ist somit auf diesem Wege ein unmittelbarer Einfluß auf die Kalkretention als auch ein mittelbarer über die endokrinen Drüsen gegeben.

Folgt man den Ausführungen *E. Hoffmanns* über die Esophylaxie der Haut, so ist die Vorstellung wohl sehr wahrscheinlich, daß eine innere Sekretion der Haut sowohl eine Förderung der Stoffwechselintensität im Sinne einer Beschleunigung zur Folge hat, als auch eine Fernwirkung auf die endokrinen Drüsen wie die Nebennieren ausübt.

Ein Eingehen auf die übrigen physikalischen Heilmethoden, wie Massage, Gymnastik usw., muß ich mir versagen. Hierbei käme der Orthopäde mehr zu seinem Recht.

Ich glaube gezeigt zu haben, welche neuen Bahnen der Forschung auf dem Gebiete der Rachitispathogenese in den letzten Jahren gewiesen worden sind. Die Azidose- und Hormontheorie, die Vitamin- und Strahlenlehren haben uns sehr bedeutungsvolle Einblicke in den Kalkstoffwechsel gestattet. So bedeutungsvoll diese Erkenntnisse auch sind, eine restlose Klärung und befriedigende Lösung bringen sie vorläufig noch nicht.

Glücklicher steht es mit der Therapie. Wie wir gesehen haben, sind die Faktoren, die für die Entstehung der Rachitis verantwortlich zu machen sind, sehr komplex. Es ist daher erklärlich, wenn sich auch die Therapie so gänzlich heterogener Faktoren wie Lebertran, Licht und Vitamin bedient und sie nicht einzeln, sondern kombiniert anwendet. Es gilt, sich auf nicht nur einen Faktor in der Behandlung zu verlassen.

Alwens, Unterernährung und Osteomalazie, Münch. med. Wochenschr., 1919. — *Aschenheim*, Das Wesen der Rachitis, Dtsch. med. Wochenschr., 1923. — *Birk*, Lehrbuch. — *Bittdorf*, Berl. med. Wochenschr., 1919. — *Bickel*, Zur pathologischen Physiologie der Avitaminosen, Dtsch. med. Wochenschr., 1922. — *Derselbe*, Experimentelle Untersuchung über den Einfluß der Vitamine usw., Klin. Wochenschr., 1. Jahrg., Nr. 3. — *Czerny-Keller*, Des Kindes Ernährung. — *Chick, Dalgell, Hume, Mackay* und *Smith*, Die Ätiologie der Rachitis, The Lancet, July 1922. — *Engel* und *Katzenstein*, Arch. f. Kinderheilk., 1921, H. 3. — *Fischl*, Der jetzige Standpunkt der Pathogenese und Therapie der Rachitis, Dtsch. med. Wochenschr., 1922. — *Fromme*, Dtsch. med. Wochenschr., 1919. — *Freudenberg* und *György*, Münch. med. Wochenschr., 1922. — *Freise* und *Rupprecht*, Untersuchungen über den Einfluß der Vegetabilienzufuhr aus dem Kalk- und Phosphorstoffwechsel des gesunden und rachitischen Kindes, Monatsschr. f. Kinderheilk. Bd. 19. — *Funck, Casimir*, Die Vitamine, II. Aufl., 1922. — *Glanzmann*, Wachstumsstoffe und Blutdrüsen, Jahrbuch f. Kinderheilk. Bd. 101. — *György*, Über den Einfluß von accessorischen Nährstoffen aus der Zellatmung, Jahrbuch f. Kinderheilk. Bd. 94. — *Derselbe*, Über den Einfluß der Ernährung auf die Säureausscheidung usw., Jahrbuch f. Kinderheilk. Bd. 99. — *Hoffmann, E.*, Über eine nach innen gerichtete Schutzfunktion der Haut, Dtsch. med. Wochenschr., 1919. — *Hochstetter*, Münch. med. Wochenschr., 1919. — *Hamburger, R.*, Therapie der Rachitis, Dtsch. med. Wochenschr., 1922. — *Huldschinsky*, Heilung der Rachitis durch künstliche Höhensonne, Dtsch. med. Wochenschr., 1919. — *Derselbe*, Zeitschr. f. orthop. Chir. 42. — *Derselbe*, Zur Röntgenbehandlung der Rachitis. — *Heß*, Der Einfluß des Lichts auf die Verhütung und Behandlung der Rachitis, The Lancet, Aug. 22. — *Japha*, Krieg und Rachitis, Dtsch. med. Wochenschr., 1919. — *Karger*, Zur zerebralen Rachitis, Jahrbuch f. Kinderheilk. — *Krauß*, Klin. Wochenschr. 22. — *Loew*, Die Kalkretention, Klin. therap. Wochenschr., 1919. — *Partsch*, Dtsch. med. Wochenschr., 1919. — *Schiff*, Die Vitamine in der Ernährungsbehandlung der Kinderkrankheiten, Dtsch. med. Wochenschr., 1922. — *Stölzner*, Die Rachitis als Avitaminose, Münch. med. Wochenschr., 1921. — *Strauß, O.*, Strahlentherapie, 14. — *Derselbe*, Dtsch. med. Wochenschr., 1923, Nr. 13. — *Vollmer*, Der Einfluß der Hormone auf den intermediären Stoffwechsel, Jahrbuch f. Kinderheilk. Bd. 99. — *Wollenberg*, Die orthopädische Behandlung usw., Dtsch. med. Wochenschr., 1922. — *Wengraf*, Über Rachitis und Wachstum, Klin. Wochenschr., 1922. — *Wimberger*, Bemerkungen über die Röntgenstrahlendiagnose der Rachitis, The Lancet, July 1922.

Die sportlichen Anstrengungsveränderungen des Herzens.

Von

Stabsarzt **Walter Weber** (Ludwigslust).

Über die große gesundheitliche Bedeutung der Leibesübungen bestehen nirgends mehr Zweifel, lediglich über die zweckmäßigste Form ihrer Ausübung gehen die Meinungen weit auseinander. Besonders gegen den Sport werden mannigfache Einwände erhoben, die um so begründeter erscheinen, als sie nicht zuletzt von ärztlicher Seite ausgehen. Da der Sport auch in unserer kleinen Armee unter zielbewußter Förderung seitens der verantwortlichen Dienststellen eine neue Pflegestätte gefunden hat, dürfte der Versuch angebracht sein, einen Teil dieser Bedenken zu zerstreuen.

Unter Sport verstehen wir das planmäßige Betreiben von Leibesübungen zwecks Steigerung der körperlichen Leistungsfähigkeit bis zur äußersten Grenze und Betätigung dieser Leistungsfähigkeit im Wettkampf. Es entspricht einer fast allgemeinen Gepflogenheit, davon belehrt uns jeder Blick in die medizinische Literatur, körperliche Leistungen, sobald sie ein gewisses Maß überschreiten, als übermäßig und damit als gesundheitswidrig zu bezeichnen. Wo im einzelnen Falle die Grenze zu ziehen ist, wird dabei dem subjektiven Ermessen des einzelnen überlassen. Wenn zahlreiche Ärzte in dieser Frage noch allzu ängstlich denken, so mag es zum Teil daran liegen, daß die Tätigkeit am Krankenbette dazu verleitet, die Leistungsfähigkeit des menschlichen Organismus zu unterschätzen, sicherlich spielt aber hierbei ein anderer Umstand eine noch bedeutsamere Rolle. So hält es Müller (25) für nötig, eine gymnastische Übung zu unterbrechen, sobald Herzklopfen eintritt, und sieht im Auftreten von Atemnot ein Zeichen dafür, daß die Übung zu schwer ist, obwohl er sicherlich weiß, daß selbst kleine Kinder keinen Schaden an ihrer Gesundheit leiden, wenn sie sich beim frohen Spiel um eine solche Forderung herzlich wenig kümmern. Ganz offensichtlich werden die gleichen Erscheinungen am Organismus häufig nur deshalb ganz verschieden beurteilt, weil sie in dem einen Falle bei einer wohlbekannten, das andere Mal bei einer ungewöhnlichen körperlichen Betätigung auftreten. In weitaus größerem Maßstabe konnte diese Beobachtung im Weltkriege gemacht werden. Hier wichen die anfänglichen Besorgnisse bald einem großen Optimismus hinsichtlich der schier unbegrenzten Leistungsfähigkeit des menschlichen Organismus. Beim Sport liegen die Verhältnisse nicht anders, und wenn *George Kolb* (1) die Forderung aufstellte, daß nur derjenige das Recht habe, über den

Sport zu urteilen, der sich selbst den enormen Anstrengungen eines Trainings unterworfen habe, so ließ er sich zweifellos von dem eben gekennzeichneten Gesichtspunkte leiten. In gleicher Weise tut dies *R. Du Bois-Reymond* (2), wenn er eindringlich daran erinnert, wie einfach die Erwägung sei, daß schon zu allen Zeiten, wenn auch in anderen Ländern, sportliche Höchstleistungen vollbracht wurden, ohne daß nachteilige Folgen bekannt geworden wären. Ganz zweifellos ist ein großer Teil des Laienpublikums in dieser Beziehung unbefangener und darum fortgeschrittener als zahlreiche Ärzte. Der Umstand, daß in ernsten Sportzeitungen in letzter Zeit des öfteren über die Ängstlichkeit der Ärzte gespöttelt wird, gibt zu denken und läßt die Besorgnisse *Biers* (3) gerechtfertigt erscheinen, daß Kurpfuscher die Stelle einnehmen könnten, die dem Arzte vorbehalten bleiben muß.

Die Schwierigkeiten, denen der Arzt auf dem Gebiete der Leibesübungen fortgesetzt begegnet, sind von *R. Du Bois-Reymond* (2) näher besprochen worden. Sie beruhen auf der Unvollkommenheit unseres Wissens. Das Bestreben, die bestehenden Lücken zu schließen, wird am erfolgreichsten dann sein, wenn das Augenmerk nicht einseitig auf die Erforschung etwaiger pathologischer Verhältnisse gerichtet wird. Auch muß man sich natürlich vor dem Fehler hüten, Erscheinungen nur deshalb als pathologisch anzusprechen, weil sie vielleicht denen völlig gleichen, die wir bisher nur am Krankenbette zu sehen gewöhnt waren. Es ist selbstverständlich, daß es nicht ohne weiteres angängig ist, auf ein überanstrengtes Herz zu schließen, wenn der Puls nach einem 400-m-Lauf sich anders verhält als nach 10 Kniebeugen und nicht in der sonst als normal geltenden Zeit wieder zur Ruhelage absinkt. Es fehlen noch die Anhaltspunkte für die Beurteilung des Verhaltens unseres Organismus gegenüber vermehrter körperlicher Beanspruchung. Einwandfreie Aufschlüsse in dieser Richtung sind, wie *Kolb* (1) richtig erkannt hat, nur dann zu erwarten, wenn maximale Leistungen zum Gegenstand der Betrachtung gemacht werden. Nur dann können all die unkontrollierbaren Nebenumstände, die ja auch der Grund sind, daß für gewöhnlich die Ruhelage als Normalzustand angesehen wird, mit einiger Sicherheit ausgeschaltet werden. Die Möglichkeit, in diesem Sinne Untersuchungen anzustellen, bietet sich in denkbar günstigster Weise wohl nur beim Sport.

I. Die akuten Anstrengungsveränderungen.

Mit Einführung der sportlichen Wettkämpfe wandte sich das Interesse alsbald der Frage zu, ob derartig ungewöhnliche Anstrengungen einen akuten Einfluß auf die Herzgröße auszuüben vermögen. Nachdem anfänglich von zahlreichen Autoren Herzerweiterungen festgestellt wurden, mehrten sich bald die Stimmen, die das Gegenteil behaupteten. Die äußerst zahlreichen Untersuchungen auf diesem Gebiete werden in einer Arbeit von *L. Katz* und *N. Leyhoff* (4) wohl ziemlich vollzählig aufgeführt. Die Versuche der einzelnen Autoren, die unterschiedlichen Untersuchungsergebnisse zu erklären, waren zum Teil nur geeignet, den

Wert der Perkussion als Untersuchungsmittel einzuschränken, bedeuteten aber auch sonst bei aller Beachtlichkeit für den einzelnen Fall keine befriedigende Lösung. Es war daher ein entscheidender Fortschritt, als *Bruns* (5) nachweisen konnte, daß sowohl Herzverkleinerung wie auch Herzvergrößerung lediglich die Folge stärkerer Beanspruchung sein kann. Im Experiment an ausgeschnittenen Froschherzen zeigte *Bruns* folgendes:

1. Mit steigender Schlagfrequenz behält das Herz einen zunehmenden Verkürzungsrückstand bei, d. h. es wird immer systolischer, weil es immer weniger Zeit findet, sich diastolisch zu entfalten (experimentelle Darstellung der *Moritzschen* Herzverkleinerung).

2. Ein längere Zeit hindurch stark beanspruchtes Herz zeigt im Vergleich zum frischen Herzen größere Dehnbarkeit. Während das frische Herz nach Aufhören des abnorm hohen Belastungs- (Füllungs-) Druckes sofort wieder seine ursprüngliche Gestalt annimmt, behält das erstere einen Dehnungsrückstand.

3. Beim »überanstrengten« Herzen tritt bei Fortdauer der Anstrengung auch zunehmende Dilatation der Herzhöhlen ein.

Auf Grund dieser Ergebnisse kommt *Bruns* zu dem sicherlich berechtigten Schluß, daß Herzverkleinerung bei Anstrengungen keine Erschöpfung und Schwäche des Herzens bedeute. Dagegen faßt er die Dilatation der Herzhöhlen nach dem Vorgange von *Moritz* und entsprechend der wohl auch heute noch vorherrschenden Ansicht als myogen, d. h. als durch Muskelschädigung bedingt, auf und sieht das Wesen einer solchen Muskelschädigung in einer durch Überanstrengung hervorgerufenen Schädigung der elastischen Eigenschaften des Herzmuskels. Im Gegensatz hierzu möchte ich annehmen, daß die infolge vermehrter Tätigkeit eintretende Herzdilatation lediglich auf einer Herabsetzung des Herzmuskeltonus beruht. Als Beweis seien zunächst folgende von *Bruns* selbst gemachte Beobachtungen angeführt:

1. »An einem erschöpften Herzen wird nach völliger Entlastung die Reizung sistiert. Eine beträchtliche Nachdehnung bleibt zurück. Nach einiger Zeit erfolgen schwache automatische Kontraktionen. Unter einer solchen automatischen Kontraktion zieht sich das Herz nach minutenlanger Dauer der Nachdehnung in kaum 2 Sekunden auf die Ausgangsgröße zusammen.

2. Bei einem Herzen wie unter 1 geschildert, wartet man minutenlang auf eine spontane Kontraktion; da diese nicht erfolgt, wird ein mechanischer Reiz auf das Herz durch Einführung eines Drahtes ins Herzinnere ausgeübt. Was den elektrischen Kontraktionsreizen nicht mehr gelungen war, gelingt dem direkten mechanischen Reiz im Herzinnern: es erfolgt eine Kontraktion und beseitigt in kürzester Zeit den ganzen Nachdehnungsrest.«

Als weiterer Beweis sei die ebenfalls von *Bruns* (6) mehrere Jahre später festgestellte Tatsache angeführt, daß beim Menschen Herzverkleinerung im Gefolge körperlicher Anstrengung auch nach dem

Absinken des Pulses zur Ruhelage noch einige Zeit bestehen bleibt.
Hier dürfte kaum etwas anderes als eine Tonussteigerung eine befriedigende Erklärung abgeben. *Bruns* kommt ebenfalls zu Schlußfolgerungen, die in diesem Sinne gedeutet werden können. Wenn aber
Muskelarbeit eine Steigerung des Tonus bewirken kann, dürfen wir
beim Vorliegen entsprechender Verhältnisse auch das Gegenteil annehmen.

Schließlich verdient als Beweis noch die von zahlreichen Autoren
festgestellte Tatsache Erwähnung, daß beim Menschen die im Anschluß
an körperliche Anstrengungen beobachteten Herzdilatationen sich in
kürzester Zeit (bei *Bruns* in 1 Stunde) zurückbilden. Es fällt schwer,
an die Reparation einer Muskelschädigung in so kurzer Zeit zu glauben, ganz abgesehen davon, daß eine solche auch in absolutem Widerspruch zu der Gesundheit und Leistungsfähigkeit der Sportsleute steht.

Die Wichtigkeit einer derartigen Deutung der akuten Herzdilatation
für unsere klinischen Anschauungen liegt auf der Hand. Während bei
einer durch Dehnung bedingten Schädigung der Herzwand bestenfalls
eine Restitutio ad integrum möglich ist, bis zu deren Eintritt die geschädigten Stellen einen Locus minoris resistentiae abgeben, hätten wir
es im anderen Falle höchstens mit einer Ermüdungserscheinung zu tun.
Es bliebe dann nur die Frage offen, ob eine derartige Ermüdung noch
als physiologisch oder als Zeichen einer gefährlichen Überanstrengung
anzusehen ist. Die Frage, ob eine Überanstrengung des Herzens überhaupt möglich ist, ob nicht stets vorher ein Versagen der Skelettmuskulatur eintrete, ist wiederholt aufgeworfen, aber stets bejaht worden.
Man hat hierbei darauf hingewiesen, daß im Anschluß an sportliche
Anstrengungen nicht selten die bekannten Symptome der Herzschwäche
auftreten, wie Herzbeklemmung, blasse oder zyanotische (?) Gesichtsfarbe, kalter Schweiß, irregulärer, fadenförmiger oder überhaupt nicht
fühlbarer Puls, Herzgeräusche, Blutdrucksenkung, sogenannter Stauungsurin usw. Da wir wissen, daß diese Symtome beim Kranken häufig
auch durch ein Versagen des Gefäßapparates bedingt sind, muß es
eigentlich wundernehmen, daß ihr Auftreten bei sportlichen Anstrengungen ganz allgemein als Zeichen von Herzschwäche gedeutet wird.
Selbst wenn diese Annahme zutreffen sollte, bleiben aber immer noch
Umstände zu berücksichtigen, die einen recht erheblichen Unterschied
in der Bewertung erfordern. Für das Verständnis dieser Frage bietet
uns das Verhalten der Skelettmuskulatur wichtige Anhaltspunkte.

Jeder Mensch wird es ganz natürlich finden, daß die Arme eines
Schmiedes trotz ihrer kräftigen Muskulatur beim Heben eines besonders schweren Eisenstückes in kürzester Zeit den Dienst versagen und
das Eisenstück zu Boden fällt, daß dagegen ein Schneider sehr lange
nähen muß, bis ihn die Ermüdung zum Aufgeben der Arbeit zwingt.
Ganz offensichtlich ist der Vorgang in beiden Fällen ein ganz verschiedener. Von einer wirklichen Erschöpfung des Schmiedes kann keine
Rede sein, weil er ja ein weniger schweres Eisenstück sehr gut noch
heben kann. Dagegen ist der Schneider tatsächlich außerstande, noch

irgendeine Arbeit zu leisten. Auf den Unterschied zwischen diesen beiden Arbeitsformen hat bereits *La Grange* (7) hingewiesen, und hinsichtlich der Skelettmuskulatur unterscheidet man seitdem in den Lehrbüchern der Leibesübungen grundsätzlich zwischen Kraft- und Dauerübungen. Während bei einer Kraftleistung eine möglichst große Arbeit in der Zeiteinheit geleistet wird, besteht das Wesen der Dauerleistung darin, daß die Arbeit möglichst lange fortgesetzt wird, wobei natürlich die Menge der in der Zeiteinheit geleisteten Arbeit erheblich kleiner ist. Auch beim Herzen müssen wir zwischen diesen beiden Arbeitsformen deutlich unterscheiden, nur daß hier die Verhältnisse insofern etwas anders liegen, als das Herz von Natur Dauerarbeit leistet, und demgemäß von Dauerarbeit wie bei der Skelettmuskulatur bei ihm nur dann die Rede sein kann, wenn es längere Zeit hindurch unter erschwerten Verhältnissen arbeiten muß.

Am besten machen wir uns die Verhältnisse an einer wenig verwickelten sportlichen Übung wie dem Lauf klar. Hier sind alle Vorbedingungen für eine wirkliche Mehrbeanspruchung des Herzens gegeben, und zwar je nach dem Charakter des Laufes, entweder im Sinne einer Kraft- oder einer Dauerleistung. Mit jedem Sprunge wird eine recht erhebliche Arbeit geleistet, indem das ganze Körpergewicht einige Zentimeter gehoben und eine gewisse Strecke vorwärts geschleudert wird. Der Umstand, daß sich diese Arbeit auf große Muskelmassen verteilt, schließt wenigstens für den Geübten unter allen Umständen ein vorzeitiges Versagen der Skelettmuskulatur aus. Die Größe der vom Herzen in der Zeiteinheit zu leistenden Arbeit wird bestimmt durch die Schnelligkeit und die mehr oder weniger rasche Folge der einzelnen Bewegungen sowie durch die Kraft, die aufgewendet wird, um den Körper vom Boden abzustoßen. Da diese Faktoren die Schnelligkeit des Laufes bestimmen, veranschaulicht uns letztere in sinnfälliger Weise die Arbeit, die das Herz in der Zeiteinheit leisten muß, d. h. ein sportlicher Kurzstreckenlauf stellt eine Kraftleistung, ein sportlicher Langstreckenlauf eine Dauerleistung des Herzens dar.

Nun kommt es aber, wie die Erfahrung gezeigt hat, nicht nur nach Langstreckenläufen, sondern auch nach Kurzstreckenläufen, insbesondere nach dem 400-m-Lauf, nicht selten zu den obenerwähnten Symptomen der »Herzinsuffizienz«. Beim Langstreckenlauf braucht uns dies nicht zu wundern, da er wohl regelmäßig eine Herzerweiterung im Gefolge hat, die ja entsprechend der bisherigen Auffassung ohne weiteres ein Versagen des Herzens erklären würde. Dagegen tritt beim Kurzstreckenlauf keine Vergrößerung, sondern eher eine Verkleinerung des Herzens ein. Dies beweist nicht nur der Umstand, daß hier das Herz bis kurz vor dem Zusammenbruch in rasender Folge schlägt, wobei es nach den obenerwähnten Experimenten *Bruns'* zur Verkleinerung des Herzens kommen muß, sondern geht auch aus den Arbeiten der Autoren hervor, die ihre Untersuchungen an solchen Übungen anstellten, die in ihrem Wesen dem Kurzstreckenlauf nachstehen. Ferner hat *Herxheimer* (8) nachgewiesen, daß Kurzstreckenläufer nicht nur

im Vergleich zu Langstreckenläufern, sondern auch absolut ein kleines Herz
haben, so daß ohne weiteres der Rückschluß gestattet ist, daß auch keine
akute Herzvergrößerung beim Kurzstreckenlauf auftritt. Die Symptome
der Kreislaufinsuffizienz, insbesondere der ohnmacht ähnliche Zustand
mit all seinen Begleiterscheinungen, müssen demnach beim Kurzstreckenlauf auf anderen Momenten als einer Herzschädigung beruhen.

Welcher Anteil hierbei auf die Atmung entfällt, soll nicht näher er-
örtert werden. Den Vorteil einer richtigen Atemtechnik weiß jeder
Sportsmann zu schätzen. Daß die Atemnot gerade beim Kurzstreckenlauf, wo von Atemtechnik allerdings kaum die Rede ist, eine bedeut-
same Rolle spielt, obwohl sie in der Herzliteratur stets nur als Symptom
der Herzschwäche erwähnt wird, geht schon daraus hervor, daß der
Thorax sich nach dem Lauf fast vollständig in Exspirationsstellung befindet. Die Atmung ist derart oberflächlich, und die »Atemzüge« folgen
sich so rasch, daß man sie zunächst kaum zählen kann. Es hat den
Anschein, als ob der ganze Mensch nur nach Luft schnappt wie ein Fisch
auf dem Trockenen. Es soll jedoch die Atemnot vollkommen ausgeschaltet und lediglich die Kreislaufstörung als primäre Ursache des
Zusammenbruchs des Kurzstreckenläufers berücksichtigt werden.

Jede Muskelarbeit hat nicht nur einen vermehrten Blutbedarf der
arbeitenden Muskeln zur Folge, sondern gleichzeitig tritt im gesamten
Körper eine Blutverschiebung im Sinne einer vermehrten Blutfüllung
der Extremitäten und des Rumpfes ein. Dieser Vorgang wird, wie
E. Weber (9) gezeigt hat, vom Zentralnervensystem reguliert und beruht
auf einer Verengerung der Baucharterien, die gewissermaßen das Blut-
reservoir des Körpers darstellen. *E. Weber* konnte ferner nachweisen,
daß im Gefolge ermüdender Übungen (Dauerlauf von viertelstündiger
und längerer Dauer) »zentrale« Ermüdung eintritt, die eine Umkehrung
der normalen Blutverschiebung im Gefolge hat, bei der also das Blut
wieder in die Bauchgefäße zurückströmt, und zwar um so mehr, je länger
die Muskelarbeit fortgesetzt wird. Es muß angenommen werden, daß
die Blutverteilung, wie sie für gewöhnlich besteht, also eine relativ reichliche Blutfüllung der Gefäße des Splanchnikusgebietes, eine Ersparnis
an Herzkraft darstellt, weil die größere Weite der Gefäße und Kapillaren günstige mechanische Bedingungen für die Fortbewegung des
Blutes schafft, und weil hier eine große Blutmenge ohne Schaden langsamer fließen kann als im übrigen Gefäßsystem. Auf jeden Fall stellt
bei gesteigerter körperlicher Tätigkeit der vermehrte Blutbedarf der
an der Muskelarbeit beteiligten Organe erhöhte Anforderungen an den
Zirkulationsapparat, die natürlich nur unter Steigerung des Druckes
im Gefäßsystem des ganzen Körpers bewältigt werden können. Mit
Eintritt der normalen Blutverschiebung erweitern sich die Kapillaren
der Extremitäten und des Rumpfes, insbesondere auch der Lungen, um
einen besseren Gasaustausch bzw. eine bessere Wärmeabgabe von
Seiten der Körperoberfläche zu ermöglichen. Damit wächst nicht nur
die Arbeit des Herzens, sondern auch der Arterien, auf deren wichtigen
Anteil an der Zirkulation *Hirsch* aufmerksam gemacht. Sie müssen

jetzt entsprechend der Vergrößerung des Gesamtquerschnittes der Kapillaren eine größere Menge Blut vor sich herschieben und vermehren, um dieser Aufgabe gerecht zu werden, ihre »elastische Kraft« durch Steigerung des Tonus ihrer Wandungen, was natürlich eine Verengerung des Gefäßrohres bedeutet. Dieses Verhalten der Arterien, das nicht ohne Einfluß auf den Blutdruck bleiben kann, verdient hier insofern besondere Erwähnung, als bei Besprechung der Zirkulationsverhältnisse speziell bei sportlichen Leistungen die Sache fast regelmäßig so dargestellt wird, als ob das Verhalten des Blutdruckes lediglich vom Herzen abhängig sei. Selbstverständlich wird ein hoher Blutdruck auch gute Herzkraft zur Voraussetzung haben, aber sein Absinken kann auch durch andere Momente als durch ein Nachlassen der Herzkraft bedingt sein. Daß die Arterien in unserem Falle tatsächlich eine Verengerung erfahren, geht daraus hervor, daß bei intensiver Muskelarbeit, obwohl sie mit einer starken Beschleunigung der Herztätigkeit und demzufolge auch mit einer Verkleinerung des Schlagvolumens einhergeht, der Blutdruck eine erhebliche Steigerung erfährt. Das *Steigen* des Blutdruckes trotz Kleinerwerdens des Schlagvolumens ist zugleich aber auch ein Beweis für die Verengerung der Arterien im Sinne einer kräftigeren Unterstützung der Herzarbeit. Eine Erweiterung der Arterien bei normaler Blutverschiebung, an die z. B. *E. Gelhorn* und *H. Lewin* (10) glauben, würde m. E. die »elastische Kraft« der Gefäßwände vermindern, und dem Herzen, das bei gesteigerten Anforderungen auch gesteigerter Mitwirkung der Gefäße bedarf, würde die Arbeit nicht nur nicht erleichtert, sondern erschwert oder gar unmöglich gemacht. Natürlich bedeutet eine Verengerung des Gefäßrohres eine Vergrößerung des Widerstandes und damit immer noch eine Mehrarbeit für das Herz. Aber diese ist jetzt relativ gering, die Arbeit erfolgt unter den günstigsten Bedingungen, wie ja auch ein Bogenschütze eine stärkere Beanspruchung seiner Muskulatur gern in den Kauf nimmt, wenn er sich eines stärkeren Bogens bedient, um dem Pfeil größere Durchschlagskraft zu verleihen. Es liegt auf der Hand, daß bei einem derartigen Verhalten des Kreislaufs ähnlich wie bei der Atmung der eigentliche Nutzeffekt, nämlich die vom Herzen ausgeworfene Blutmenge, bei Zunahme der Schlagfrequenz von einem gewissen Zeitpunkt an immer geringer wird. Vielleicht können wir aber annehmen, daß eine solche Arbeitsweise, d.h. die rasche Folge kurzer kraftvoller Schläge, für das Herz die zweckmäßigste oder einzig mögliche Art darstellt, bei großem Widerstande im Gefäßsystem die Zirkulation des Blutes aufrechtzuerhalten.

Nach dem Gesagten können als Ursache der Kreislaufstörungen beim Kurzstreckenlauf entsprechend der enormen Arbeit, die hier in der Zeiteinheit geleistet werden muß, nur folgende Fälle in Frage kommen:

1. Das Herz ist vollkommen oder fast systolisch geworden und wirft überhaupt keine oder nur minimale Schlagvolumina aus.
2. Der auf maximaler Blutfüllung der Kapillaren beruhende Widerstand bzw. der Blutdruck ist derart hoch, daß selbst das kräftigste Herz ihn nicht mehr überwinden kann.

3. Das Herz ist ermüdet in gleicher Weise wie die Arme des Schmiedes nach dem Heben eines schweren Gewichtes, d. h. es wäre zu keiner Kreislaufstörung gekommen, wenn die Schnelligkeit des Laufs nur etwas gemindert worden wäre.

Für Punkt 1 und 2 spricht die Tatsache, daß Kurzstreckenläufer, sobald sie nach dem Lauf keine Kreislaufstörung, sondern nur das regelmäßig vorhandene Symptom der Atemnot aufweisen, einen hohen Blutdruck haben (240 mm Hg und darüber bilden die Regel) und daß der Puls in den ersten Sekunden überhaupt nicht fühlbar ist (der allmählich fühlbar werdende Puls darf nicht als »fadenförmig« angesprochen werden). Welcher der drei Punkte die eigentliche Ursache für das Versagen des Kreislaufs ist, dürfte schwer zu entscheiden sein. Jeder einzelne genügt, um ein Aufhören der Zirkulation und als sekundäre Folge eine Anämie des Gehirns herbeizuführen, die die Zeichen der Kreislaufstörung beim Kurzstreckenlauf und den unter Umständen eintretenden Zusammenbruch des Läufers befriedigend erklärt. Vielleicht ist es aber auch richtiger, anzunehmen, daß die Blutverschiebung in die Kapillargefäße einen derartigen Umfang annimmt, daß aus ihr allein eine Anämie des Gehirns resultiert. Die Wirkung prolongierter heißer Bäder könnte hier zum Vergleich herangezogen werden. Auch die Tatsache, daß allein beschleunigtes tiefes Atmen genügen kann, um eine Ohnmacht auszulösen, verdient in diesem Zusammenhange Beachtung.

Unter den eben erörterten Verhältnissen erscheint eine Schädigung des Herzens ausgeschlossen. Im Gegenteil, wir können annehmen, daß die Kreislaufstörungen bei Übungen, die eine Kraftleistung des Herzens erfordern, eine schädliche Überanstrengung mit Sicherheit verhindern. Es ist darum auch völlig überflüssig, einem Kurzstreckenläufer, der leichenblaß zu Boden stürzt, irgendwelche Hilfe angedeihen zu lassen. Das beste ist, man läßt ihn liegen. Er weiß selbst, daß sein Zustand nicht bedrohlich ist, und daß er im Verlaufe desselben Nachmittags die gleiche Leistung noch mehrere Male vollbringen kann.

Es wird nach dem bisher Gesagten berechtigt sein, auch in den bei Dauerleistungen auftretenden Symptomen der Kreislaufstörung nicht ohne weiteres sichere Zeichen von Herzüberanstrengung zu erblicken. Am besten halten wir uns bei den nachfolgenden Betrachtungen die Verhältnisse beim Marathonlauf, der über die größte beim Sport übliche Laufstrecke (42 km) führt, vor Augen. Entsprechend der relativ geringen Schnelligkeit des Laufs (Weltrekord 152 Minuten 35,8 Sekunden) ist auch die Mehrarbeit in der Zeiteinheit geringer, d. h. der Lauf hat den Charakter als Kraftleistung verloren, und das Herz leistet nunmehr Dauerarbeit.

Auch hier liegen die Verhältnisse im Anfange genau so wie bei jeder vermehrten Muskeltätigkeit. Es tritt normale Blutverschiebung ein, der Blutdruck steigt, und das Herz wird eine Verkleinerung aufweisen, wenn die Schnelligkeit des Laufs groß genug ist, um eine wesentliche

Steigerung der Schlagfrequenz und des Herzmuskeltonus hervorzurufen. Aber allmählich läßt der Tonus nach, das Herz füllt sich nun reichlicher mit Blut und vergrößert sein Schlagvolumen. Daß eine Vergrößerung des Schlagvolumens tatsächlich erfolgt, darf daraus geschlossen werden, daß in den von *Bruns* (5) angestellten Experimenten auch das überanstrengte dilatierte Herz noch dem *Frankschen* Gesetze gehorcht, d. h. noch die Kraft besitzt, entsprechend der Erweiterung seiner Höhlen ein größeres Schlagvolumen auszuwerfen. Da der Blutbedarf der Organe inzwischen aber keine Steigerung erfahren hat, kann sich die Schlagfolge verlangsamen, das Herz schlägt ruhiger, und in diesem Sinne könnte die Herzerweiterung sogar als günstiger Vorgang aufgefaßt werden. Auch die Arterien passen sich dem vergrößerten Schlagvolumen durch Erweiterung ihres Querschnittes an und vermindern so den Widerstand für das Herz. Die dadurch bedingte Verminderung ihrer elastischen Kraft ist unbedenklich, da die Blutverschiebung bei Dauerleistungen nicht so intensiv ist wie bei Kraftleistungen und entsprechend der langsameren Herzaktion den Arterien jetzt mehr Zeit für den Weitertransport der größeren Schlagvolumina zur Verfügung steht. Herz und Arterien stellen sich so auf die den Verhältnissen nach günstigste Arbeitsweise ein, bei der also der Energieverbrauch am geringsten ist, und die Arbeit am längsten fortgesetzt werden kann.

Auf welche Umstände ist nun das Auftreten von Kreislaufstörungen beim Langstreckenlauf zurückzuführen? *Bruns* beobachtete an Froschherzen, die durch langdauernde, unter erschwerenden Umständen geleistete Arbeit dilatiert waren, schließlich eine Abnahme der Kontraktionskraft, die sich in einer Verkleinerung der Schlagvolumina äußerte. Zweifellos muß eine Abnahme der Kontraktionskraft nach langdauernder Muskelarbeit auch beim Menschen in den Bereich der Betrachtung gezogen werden. Nur scheint es unberechtigt, beim Herzen den Begriff der Ermüdung auszuschalten und sofort von einer Erschöpfung — schon die unterschiedliche Bedeutung dieses Wortes zwingt zu größter Zurückhaltung in seiner Anwendung — zu sprechen. Daß eine solche ausgeschlossen ist, geht schon daraus hervor, daß auch diejenigen Langstreckenläufer, die in denkbar schlechtester körperlicher Verfassung den Lauf beenden, bereits nach kurzer Zeit wieder wohlauf sind, so daß man ihnen wenigstens äußerlich nichts mehr von Herzschwäche anmerkt. Dieser Umstand kann als Hinweis gedeutet werden, daß die Kreislaufstörungen nach Dauerleistungen wenigstens teilweise eine außerhalb des Herzens liegende Ursache haben.

Da beim Kurzstreckenlauf nur die intensive normale Blutverschiebung als ursächliches Moment in Frage kommt, scheint es gerechtfertigt, auch hier den Vorgang der Blutverschiebung als wichtigen Faktor in Rechnung zu stellen. Wie schon erwähnt, hat *E. Weber* nachgewiesen, daß im Gefolge langdauernder allgemein ermüdender Übungen eine auf »zentraler Ermüdung« beruhende Umkehrung der Blutverschiebung eintritt. Je stärker das Blut in die erschlafften Bauchgefäße zurückströmt, um so mehr muß es zu einem Leerlaufen des Herzens und

schließlich auch zu einer ungenügenden Füllung der Arterien mit allen
Folgeerscheinungen kommen, obgleich wahrscheinlich die Arterien so
lange als möglich bestrebt sein werden, durch Verkleinerung ihres Querschnitts die Zirkulation aufrecht zu erhalten. Wenn weiter berücksichtigt wird, daß der gesteigerte Blutbedarf der Muskeln, der Körperoberfläche und der Lungen unvermindert fortbesteht, und demzufolge
die Kapillaren dieser Gebiete höchstwahrscheinlich noch immer erweitert sind, dann liegt es vielleicht sogar näher, die Ursache der Kreislaufstörungen auch beim Dauerlauf im Verhalten des Gefäßsystems
statt in einer Überanstrengung des Herzens zu erblicken. Eine Stütze
erhält diese Annahme dadurch, daß gewisse Umstände ein Nachlassen
des Muskeltonus nicht allein als Zeichen beginnender Ermüdung, sondern
auch als durchaus zweckmäßigen Vorgang erscheinen lassen, insofern
als ein geringer Tonus vielleicht mit einer geringeren Ermüdbarkeit des
Muskels verknüpft ist. Um Wiederholungen zu vermeiden, soll auf
diesen Punkt erst später eingegangen werden.

Die im vorstehenden gegebene Darstellung der Kreislaufvorgänge bei
sportlichen Anstrengungen beruht zum Teil auf theoretischen Erwägungen und steht im Widerspruch zu manchen bisherigen Anschauungen.
Es würde zu weit geführt haben, hierauf im einzelnen näher einzugehen.
Nur auf einige wesentliche Punkte sei noch kurz hingewiesen.

Der Widerspruch zu vielen experimentellen Beobachtungen erklärt
sich daraus, daß die Versuche nicht bei maximaler Muskelarbeit bzw.
nicht bei solcher Muskelarbeit angestellt wurden, die eine maximale
Beanspruchung des Kreislaufs zur Folge hat. So würde sich die Annahme, daß jede Muskelarbeit auch bei umgekehrter Blutverschiebung
mit einer Steigerung des Blutdruckes einhergeht, vielleicht schon als
unrichtig erwiesen haben, wenn die Experimente sich auch auf solche
Fälle erstreckt hätten, in denen die Umkehrung eine maximale oder
doch wenigstens vollständigere geworden ist. Ferner sind viele Beobachtungen deshalb nicht eindeutig, weil sie lediglich die Verhältnisse
vor und nach der Anstrengung berücksichtigen, die dazwischen liegenden
Stadien, deren Kenntnis für die richtige Beurteilung häufig ausschlaggebend sein dürfte, aber außer Betracht lassen. Bei jeder Muskelarbeit
steigt im Anfange der Blutdruck. Sein allmähliches Absinken im Verlauf einer Dauerleistung wird verborgen bleiben, wenn am Schluß noch
immer eine Steigerung besteht. Umgekehrt ist es auch möglich, daß
der Blutdruck, der bereits unter den Anfangswert gesunken ist, durch
eine besondere Kraftanstrengung, z. B. am Ende des Wettkampfes, noch
einmal eine Steigerung erfährt. Ganz abgesehen davon, daß auch dieser
Vorgang nicht bemerkt wird, wenn der Blutdruck nur am Ende der
Leistung gemessen wird, kann eine auf diese Weise bewirkte Steigerung gegenüber dem Anfang ebenfalls zu falschen Vorstellungen führen.

Viele Widersprüche zu früheren Arbeiten ergeben sich einfach daraus,
daß die betreffenden Autoren annehmen, daß das Herz auf Grund rein
mechanischer Verhältnisse seine Größe ändern, insbesondere gesteigerten
Anforderungen ohne weiteres durch Vergrößerung seines Schlagvolumens

gerecht werden könne. Der sogenannte diastolische Füllungsdruck kann zwar im Experiment am ausgeschnittenen Herzen beliebig gesteigert werden, vermag aber beim Menschen (entsprechend dem niedrigen Druck, der in den großen Venen in der Nähe des Herzens herrscht), das Herz nicht zu dehnen, sondern nur zu entfalten. Eine Vergrößerung des Herzens und des Schlagvolumens erfolgt nur dann, wenn infolge länger dauernder Mehrbeanspruchung eine Herabsetzung des Muskeltonus eingetreten ist. Sonst kommt es, wenn wir von den geringfügigen regellosen Schwankungen der Herzgröße im Ruhezustande oder bei nur mäßig gesteigerter Beanspruchung absehen, bei gesteigerter Muskeltätigkeit entsprechend der Beschleunigung der Herztätigkeit und der gleichzeitig erfolgenden Tonussteigerung stets nur zur Verkleinerung des Herzens und seines Schlagvolumens, obwohl in diesem Falle auch der Blutdruck regelmäßig gesteigert ist. Wir können sogar sagen, daß Herz und Schlagvolumen um so kleiner sind, je höher der Widerstand im Gefäßsystem ist. Dieses Verhalten, das eine Widerlegung des *Frankschen* Gesetzes bedeutet, beweisen nicht allein die zahlreichen sicheren Beobachtungen von Herzverkleinerung nach sportlichen Anstrengungen, sondern es ist auch experimentell bestätigt worden. *Bruns* (6) konnte, nachdem er ursprünglich das Vorkommen von Herzverkleinerung an die bei sportlichen Anstrengungen unmögliche Bedingung eines »nicht wesentlich gesteigerten Blutdruckes« geknüpft hatte, durch Versuche am Menschen feststellen, daß »gerade hohe Blutdrucksteigerungen von 40 mm Hg und darüber niemals von entsprechender Herzschattenvergrößerung begleitet waren«.

II. Die bleibenden Anstrengungsveränderungen.

Ebenso wie im Verlaufe von Krankheiten kommt es auch im Gefolge oft wiederholter vermehrter Muskelarbeit zu Veränderungen des Herzens, die mit der Einschränkung, daß sie sich unter gewissen Umständen zurückbilden, als bleibend anzusehen sind. Die Feststellung derartiger Veränderungen wird dadurch erschwert, daß wir kein absolutes Maß für die normale Größe des Herzens haben. Bekanntlich besitzen Menschen mit verschiedener Körperkonstitution auch verschieden große Herzen. *Hirsch* (11) hat den Satz aufgestellt, daß muskelstarken Menschen auch ein muskelstarkes Herz zu eigen ist und umgekehrt. Auch andere Körpermaße wurden zum Vergleich herangezogen und für manche ein gewisses, unter gewöhnlichen Verhältnissen gleichbleibendes Verhältnis zur Herzgröße festgestellt. So setzt *Brugsch* (12) das Herz, wobei er dieses, um die Berechnung zu vereinfachen, nach dem Vorgange von *Nikolai* und *Zuntz* (13) als Kugel mit dem halben Transversaldurchmesser als Radius betrachtet, in Beziehung zum Rumpfvolumen, *Groedel* (14) den Transversaldurchmesser des Herzens zur Breite der Lungenbasis. (Leider ist, wie *Herxheimer* gezeigt hat, die letztere Herzrelation, die sich am einfachsten errechnen läßt, gerade bei sportlichen Untersuchungen nicht völlig einwandfrei.) Andere Autoren (*v. Teubern, Otten, Hammer, Rautmann*) (15) stellten auf Grund umfang-

reicher Untersuchungen bestimmte normale Herzrelationen fest und
schufen so einen Maßstab für die Beurteilung der Herzgröße. Man
könnte nun annehmen, daß »normalerweise« bei vermehrter Muskelarbeit die relative Herzgröße nicht verändert wird, weil sowohl das
Herz wie auch das Körpermaß, mit dem es in Beziehung gesetzt ist, sich
im gleichen Umfange ändern. In diesem Sinne wird vielfach eine Arbeit
von *Dibbelt* zitiert, der den Nachweis versucht hat, daß bei Muskelarbeit
die Zunahme des Herzgewichtes direkt proportional der Zunahme des
Körpergewichtes ist. Wäre ein solches Verhalten wirklich »normal«,
dann wäre es z. B. krankhaft, wenn das Herz bei Muskelarbeit relativ
mehr an Gewicht zunimmt als der Körper. *Dibbelt* bleibt aber den
Nachweis völlig schuldig, daß in den von ihm untersuchten Fällen (es
handelt sich um im Felde gefallene Soldaten mit meist vergrößertem
Herzen) das Körpergewicht sich vergrößert hat. Außerdem beweisen
seine Befunde gerade das Gegenteil von dem, was *Dibbelt* festzustellen
glaubt, denn fast sämtliche Herzen, die schwerer als normal (über 300 g)
oder leichter als normal (unter 200 g) waren, wiesen auch eine in dieser
Richtung unnormale Herzrelation auf. Es ist durchaus nicht berechtigt,
lediglich aus einer Veränderung der Herzrelation auf einen unnormalen
Vorgang zu schließen. Schon *Schieffer* (17) hat nachgewiesen, daß von
gleich schweren Menschen diejenigen ein größeres Herz haben, die lange
und intensiv Radfahren betrieben haben. *V. Teubern* und *Otten*, *Hammer* und *Rautmann* kamen schon bei dem Versuche, die normale Herzgröße für Gesunde festzustellen, zu verschiedenen Werten, je nachdem
sie ihre Untersuchungen an Rekonvaleszenten innerer Krankheiten,
chirurgischen Kranken oder, wie *Rautmann*, der die größten Werte für
die Herzgröße fand, an Angehörigen der Fliegertruppe anstellten. *Rößle*
(18) erscheinen die *Rautmannschen* Normalherzen bereits als zu groß,
aber nicht weil er sie als krankhaft verändert ansieht, sondern lediglich
aus der Erwägung, daß Angehörige der Fliegertruppe bereits ein zu
auserlesenes Menschenmaterial darstellen, um der Wirklichkeit, d. h.
der großen Masse der übrigen Menschen, zu entsprechen, deren Körpermaße aus rein praktischen Gründen als Norm angesehen werden müssen.
Lediglich aus diesem Grunde lehnt *Rößle* es auch ab, ein Normideal, d. h.
den Gipfel der Entwicklungsmöglichkeit als Normalzustand anzuer-
kennen.

Es kann nicht zweifelhaft sein, daß ein großes Herz, wenn seine Größe
den äußeren Verhältnissen entspricht, unter denen das Individuum bisher
gelebt hat, durchaus etwas Normales darstellt, und daß unter der gleichen
Voraussetzung die größten Herzen auch als ideale Herzen angesehen
werden können. Hier sei an die Befunde *Rankes* (19) erinnert, nach
denen beim Schwein auf 1000 g Körpergewicht 4,5 g, beim Menschen
über 5 g, beim Hasen 7,7 g und beim Reh 11,5 g Herzgewicht kommen,
und daß nach *Grober* (20) sich ähnliche Verhältnisse auch bei verwandten
Tierarten je nach ihrer Lebensweise vorfinden. So entfallen bei der
Hausente 6,98 g, bei der Wildente dagegen 11,02 g Herzgewicht auf
1000 g Körpergewicht.

Natürlich bereitet die richtige Einschätzung der äußeren Einflüsse für gewöhnlich recht erhebliche Schwierigkeiten. Wesentlich günstiger liegen die Verhältnisse beim Sport. Der Umstand, daß fast jeder Sportsmann Spezialist ist und nur eine Art von Muskelübung und diese in maximaler Weise betreibt, berechtigt, all die anderen Umstände, die sonst noch von Einfluß auf die Herzgröße sein könnten, außer Betracht zu lassen. Wenn trotzdem gerade beim Sport eine Herzvergrößerung bisher wenigstens von klinischer Seite nicht als Zeichen natürlicher Anpassung, sondern als Zeichen einer Herzschädigung angesehen wurde, lag dies wohl an der scheinbaren Regellosigkeit des Ausbleibens bzw. Auftretens einer Herzdilatation bei anscheinend gleicher Beanspruchung, die denen Recht zu geben schien, die in der Dilatation etwas Gesundheitswidriges erblickten.

Wir haben gesehen, daß die Verschiedenartigkeit der akuten Anstrengungsveränderungen des Herzens eine Folge durchaus verschiedenartiger Beanspruchung ist. Ich hatte die Absicht, die Gesetzmäßigkeit eines solchen Verhaltens auch für die bleibenden Anstrengungsveränderungen des Herzens darzulegen. Allerdings hätte ich mich dabei auf eine entsprechende Zusammenstellung früherer Untersuchungsergebnisse beschränken müssen, da mir selbst die Gelegenheit zu derartigen Untersuchungen fehlte. Eine erst kürzlich erschienene Arbeit von *Herxheimer* (8) erfüllt diesen Zweck zweifellos in beweiskräftigerer Form und mit kaum zu übertreffender Eindeutigkeit. *Herxheimer* weist durch röntgengenologische Untersuchungen von 271 Teilnehmern an den deutschen Kampfspielen 1922, also Leuten, die sämtlich lange genug unter der Einwirkung ihrer Spezialübungen standen, folgendes nach: Die relativ kleinsten Herzen haben die Boxer, es folgen (in dieser Reihenfolge) Mehrkampf, Schwimmen, Schwerathletik, Mittelstreckenlauf (800—1500 m), Langstreckenlauf, Marathonlauf (42 km) und endlich mit den größten Herzen die Ski-Langläufer. Bei einem Vergleich der von ihm gefundenen Werte mit den »normalen« Herzrelationen stellt *Herxheimer* fest, daß sie bei keiner Sportart unter dem Mittelwert, lediglich beim Boxen hart an der unteren Grenze liegen. Die Untersuchungen von *Herxheimer* beweisen einwandfrei, daß lediglich eine verschiedene Beanspruchung bei den einzelnen Sportarten die Ursache der Größenveränderung des Herzens sein kann, und daß wir es hier mit einem natürlichen Anpassungsvorgang zu tun haben. Es bleibt somit nur übrig, auf das Wesen der Anpassung des Herzens näher einzugehen und insbesondere die Frage zu prüfen, ob eine Herzerweiterung entsprechend der klinischen Auffassung unter allen Umständen auf einer vorausgegangenen schädlichen Dehnung der Herzwände beruht.

Herxheimer unterscheidet bei Beurteilungen seiner Untersuchungsergebnisse nicht zwischen Hypertrophie (Dickenwachstum) und Herzerweiterung und kommt daher zu der offensichtlich irrigen Annahme, daß im Mehrkampf, Schwimmen und Schwerathletik wahrscheinlich Übungen zu erblicken seien, die keinen über das mittlere Maß hinausgehenden Einfluß auf die Herzgröße ausüben, und sieht nur in der gleichmäßigen Zunahme der Herzgröße bei den einzelnen Laufarten einen klaren Beweis dafür, daß die Herzgröße entsprechend der geleisteten Arbeit zunimmt. Es darf wohl ohne weiteres angenommen werden, daß die zunehmende Herzgröße auf einer zunehmenden Erweiterung der Herzhöhlen beruht, um so mehr als die anfangs erwähnten Versuche *Bruns'* zeigen, daß auch die akute Herzdilatation immer größer wird, je länger die Anstrengung dauert. Die Tatsache, daß die akuten Herzerweiterungen sich schon nach kürzester Zeit zurückbilden, zwingt zu der Annahme, daß die bleibenden Vergrößerungen des Herzens nicht auf einer einfachen Dehnung beruhen.

Wir wissen, daß ein Muskel die Fähigkeit besitzt, sich vermehrten Anforderungen bis zu einem gewissen Grade durch Vergrößerung seines Querschnittes anzupassen. Während man nun bisher fast allgemein annahm, daß jede vermehrte Arbeitsleistung den Muskel dicker mache, unterschied in dieser Hinsicht schon seit *Lagrange* der verhältnismäßig enge Kreis derer, die mit dem Wesen der Leibesübungen näher vertraut waren, zwischen Kraft- und Dauerübungen. Die Unterschiede in der Muskulatur eines Schwerathleten und eines Dauerläufers waren zu offensichtlich, um übersehen zu werden. Merkwürdigerweise wurde dieser Punkt von denen, die sich wissenschaftlich mit der Frage der Arbeitshypertrophie befaßten, entweder gar nicht beachtet oder mit recht unzulänglichen Gründen bestritten. Sogar *F. A. Schmidt* (23), der im übrigen sehr wohl zwischen Kraft- und Dauerübungen unterscheidet, glaubt, daß Kraftübungen nicht immer Arbeitshypertrophie bewirken, weil ihre Ausübung unter Umständen nicht dicke, sondern lediglich besonders lange Muskeln erfordere. Er folgert dies daraus, daß viele Hochspringer sehr lange, aber auffällig dünne Beine haben. Das Abwegige einer derartigen Folgerung wird sich später von selbst ergeben. Auch auf die Umstände, die den Hochsprung in vieler Beziehung seines Charakters als Kraftübung entkleiden, soll nicht näher eingegangen werden. *Schmidt* übersieht aber auch, daß jeder Hochspringer nur ein Sprungbein hat, d. h. daß er die eigentliche Kraftarbeit, den Abstoß von der Erde, stets nur mit demselben Beine leistet. Trotzdem müßten die beiden Beine des Hochspringers gleich dünn sein, wenn die Annahme von *Schmidt* richtig wäre. Ein Blick auf das in seinem Werke wiedergegebene Bild des amerikanischen Springers *Baxter* zeigt deutlich, daß die linke Wade erheblich dicker ist als die rechte. Zweifellos war *Baxter* gewohnt, sich beim Springen stets mit dem linken Bein vom Boden abzustoßen.

Allerdings fehlte es an einer einleuchtenden Erklärung für die unterschiedliche Wirkungsweise von Kraft- und Dauerübungen. Einer solchen stand vor allen Dingen die Annahme im Wege, daß lediglich die reichlichere Blutversorgung die Ursache der Arbeitshypertrophie sei. Als Beweis für diese schon von *Roux* widerlegte Anschauung wird noch heute vielfach angeführt, daß nicht nur die arbeitenden Muskeln, sondern auch fernerliegende, an der Arbeit nicht beteiligte Muskeln hypertrophieren, daß z. B. beim Bergsteigen, Radfahren und Fechten auch die Arme bzw. die Beine an Umfang zunehmen, allerdings in erheblich geringeren Graden. In diesen Fällen an die Wirkung vermehrter Blutzufuhr oder auch an andere Einflüsse zu glauben, ist erst statthaft, wenn die betreffenden Muskelgruppen wirklich keine Arbeit leisten. Der sportliche »Bergsteiger« gebraucht seine Arme fast mehr als die Beine, der Radfahrer umklammert die Lenkstange nicht nur auf holprigen Wegen, sondern besonders auch dann mit nicht geringer Kraft, wenn er die Schnelligkeit auf äußerste steigert. Die Muskelschmerzen in den Beinen nach der ersten Fechtstunde belehren uns eindringlich, welch intensive Beinarbeit wenigstens beim sportlichen Fechten geleistet wird. Sogar das militärische Stillstehen löst zweifellos Arbeitshypertrophie aus, obwohl der Unerfahrene meinen könnte, daß hier entsprechend der Bezeichnung keinerlei Arbeit geleistet wird. Auf dem richtigen Wege waren zweifellos *Peltret* und *R. Du Bois-Reymond* (21), als sie feststellten, daß der Turner in einer normalen Turnstunde nicht mehr Arbeit leistet als ein Spaziergänger, der die gleiche Zeit spazierengeht. Sie zogen hieraus den Schluß, daß das Wirksame, was die Muskeln des Turners dicker macht, die Anstrengung sei. Aber sie hoben nicht hervor, daß die Anstrengung, um solche Wirkung auszuüben, auf Vollbringung von Kraftleistungen gerichtet sein muß, wie dies beim Turnen allerdings die Regel ist, und so finden wir jetzt vielfach die Ansicht vertreten, daß auch Dauerübungen Dickenwachstum auslösen und damit zu Kraftübungen werden können, wenn ihre Ausführung, wie z. B. am Ende eines Wettkampfes mit Anstrengung verknüpft ist. Daß ein Dauerläufer niemals dicke Muskeln bekommt, und daß sich bei ihm die Anstrengung gegen einen ganz anderen Faktor, nämlich das Ermüdungsgefühl richtet, wird vielfach heute noch nicht beachtet.

Es ist das Verdienst von *W. G. Lange* (22), die vollständig verschiedene Wirkungsweise von Kraft- u. Dauerleistung wirklich klargestellt und dadurch die Kenntnis vom Wesen der Anpassung erheblich gefördert zu haben.

Nach dem morphologischen Grundgesetz von *Roux* vergrößert stärkere Funktion ein Organ nur in den Dimensionen, welche die stärkere Funktion leisten. *Lange* hat nachgewiesen, daß die Vergrößerung in der einen oder anderen Dimension nur davon abhängt, ob die stärkere Funktion in einer Kraft- oder Dauerleistung besteht, daß z. B. eine Sehne dicker wird, wenn sie *stärker* belastet, dagegen länger, wenn sie *dauernd* belastet wird. In gewissem Sinne wird dieser Satz im täglichen Leben stets beachtet. Wir bemessen z. B. die Stärke eines Fadens, der ein Gewicht tragen soll, ganz ohne weiteres nur nach dessen Schwere, setzen aber nur ungern ein Gummiband auf längere Zeit der Belastung aus, wenn wir eine Dehnung vermeiden wollen. In der Technik wird die Kraft einer Maschine bemessen nach der Arbeit, die sie in der Zeiteinheit zu leisten vermag. *Lange* weist sehr richtig darauf hin, daß eine Maschine nur dann stärker sein kann als eine andere von gleicher Konstruktion, wenn sie größere Dimensionen ihrer Kraft erzeugenden Teile aufweist. Das gleiche gilt für den Muskel: »Nur dann also, wenn ein Muskel mit

größerer Kraft als vorher, d. h. durch Überwindung eines größeren
Widerstandes in der Zeiteinheit, eine Mehrarbeit leistet, müßte sein tätiger Querschnitt zunehmen. Schafft der Muskel dagegen mehr, indem
er gegen die gleiche Belastung wie vorher, aber längere Zeit tätig ist,
so ist eine Zunahme seiner kontraktilen Substanz nicht erforderlich;
es muß jetzt nur seine Fähigkeit, längere Zeit als vorher ohne Ermüdung
zu arbeiten, sich vergrößern.« Mit Recht betont *Lange* sodann, daß beim
Übergang von Kraft- zur Dauerarbeit die Muskelmasse sogar abnehmen
kann, obwohl die absolute Arbeit, die Tagesarbeit, dabei eine Steigerung
erfährt. Es zeigt sich jetzt der Fehler, den *Dibbelt* in seiner oben erwähnten Arbeit machte, als er bei den von ihm untersuchten Soldaten
ohne weiteres eine vergrößerte Masse der Skelettmuskulatur voraussetzte.

Eine Vergrößerung in der Dimension der Länge tritt dagegen nur ein,
wenn die Beanspruchung zeitlich verlängert ist. *Lange* führt hierfür
zahlreiche Beispiele an, u. a. das häufige Vorkommen von Plattfüßen
bei Berufen und Sportarten, die langes Stehen oder Laufen erfordern,
und betont richtig, daß im Gegensatz zum Langstreckenlauf beim
Kurzstreckenlauf niemals Plattfußbildung beobachtet wird, obwohl
hier die einzelne Belastung ungleich stärker ist.

An der Gültigkeit dieser von *Lange* gefundenen Gesetze der funktionellen Anpassung auch für das Herz besteht kein Zweifel. Da die Art
der Anpassung an Kraftarbeit, also Dickenwachstum oder Hypertrophie
im gewöhnlichen Sinne hinlänglich bekannt ist und auch allgemein als
zweckmäßig angesehen wird, dürfte es genügen, wenn nur auf die Anpassung an Dauerarbeit näher eingegangen wird. Offenbar beeinflußt
dadurch, daß diese am sinnfälligsten in Erscheinung tritt an Gebilden,
denen keine Eigenbewegung zukommt (Sehnen, Gelenkbänder usw.),
und wohl auch durch die Annahme, daß die Herzerweiterung auf einer
passiven Dehnung beruhe, glaubt *Lange* an das Vorkommen morphologischer Anpassung an Dauerarbeit nur bei passiver Beanspruchung
der Organe. Er kann sich infolgedessen auch nicht von der Anschauung
freimachen, daß die einzig zweckmäßige Form der Anpassung die
»aktive Hypertrophie« (Dickenwachstum) sei. Den die letztere auslösenden Reiz erblickt *Lange* nach dem Vorgange von *Roux* in einer
erhöhten Spannung der Fasern. Wir haben gesehen, daß beim Herzen
weder der Widerstandsdruck noch der diastolische Füllungsdruck eine
passive Dehnung bewirken kann, und es erscheint daher bei diesem
Organe nur gestattet, den Reiz für die Anpassung an Dauerleistungen
ebenfalls in der aktiven Spannung zu suchen, die in diesem Falle natürlich zeitlich verlängert sein muß. Praktisch ist — wenigstens in diesem
Zusammenhange — eine solche Unterscheidung nur insofern von Wichtigkeit, als bei der Annahme einer aktiven Spannung als Ursache der
Anpassung das Moment der passiven Dehnung, in dem zumeist von
vornherein etwas Gesundheitswidriges erblickt wird, in Fortfall kommt.
In Wahrheit dürfte in beiden Fällen die Wirkung morphologisch die
gleiche sein. *Roux* (24) hat nicht nur nachgewiesen, daß bei Muskel-

varietäten die »Muskelfaserbündel, welche auf beweglichere Teile aber-
riert sind, entsprechend länger als die benachbarten, normal inserierten
Fasern sind«, sondern auch daß die Faserbündel »der gewöhnlich fast
unbewußt gebrauchten Muskeln: Atemmuskeln, lange Rückenmuskeln,
Zwerchfell«, bei denen eine vermehrte passive Beanspruchung gar nicht
oder doch erst in zweiter Linie in Frage kommt, länger sind als die der
übrigen Skelettmuskeln. In beiden Fällen besteht die Verlängerung
»nicht etwa in dauernd gewordenem Dehnungszustand, also in primär
funktionellen Änderungen, sondern sie besteht in Vermehrung der Zahl
der die Länge bildenden Fleischprismen, also in der Zahl der Querscheiben, sie ist also besonderer morphologischer Art«. Normalerweise
ist nach *Weber* und *Fick* ein Muskelfaserbündel so lang, daß es sich bei
gewöhnlicher Tätigkeit um die Hälfte verkürzt. *Roux* (24) hat berechnet,
daß diese »gewöhnliche prozentische Verkürzungsgröße« bei den obengenannten Muskeln infolge der relativ großen Faserlänge statt $50^0/_0$
nur 25 bis $30^0/_0$ beträgt. Er erblickt die funktionelle Eigenart dieser
Muskeln darin, daß sie für gewöhnlich unbewußt arbeiten, und sieht
in der relativ geringeren Verkürzung »eine Anpassung der Länge an
schwache Impulse, also eine Ersparnis an Impuls, somit eine Entlastung
des Nervensystems«. Ich glaube, daß bei Muskeln eine solche Entlastung des Nervensystems um so weniger in Betracht kommt, je mehr
sie unbewußt arbeiten. Viel wichtiger scheint mir hier die Tatsache,
daß die genannten Muskeln nicht nur unbewußt arbeiten, sondern auch
Dauerarbeit leisten. Bei einem Muskel, der sich Dank seiner größeren
Faserlänge relativ weniger zu verkürzen braucht, um den gleichen
Effekt zu erzielen wie ein kürzerer Muskel mit kürzeren Fasern, muß
notwendigerweise die auf die einzelne Muskelquerscheibe entfallende
Arbeit der Verkürzung und somit auch deren Ermüdung geringer sein.
Ein langer Muskel kann also die gleiche Arbeit länger fortsetzen als
ein kurzer Muskel.

Nach *Lange* muß ein Muskel bei Anpassung an Kraftarbeit seinen
tätigen Querschnitt vergrößern, bei Dauerarbeit lediglich seine Ermüdbarkeit herabsetzen und zwar durch besseren und andauernderen An-
bzw. Abtransport der Nähr- und Ermüdungsstoffe. Das als Folge von
Dauerarbeit auftretende Längenwachstum erfüllt den Zweck, die Ermüdbarkeit herabzusetzen, ebenfalls und ist darum kein unzweck-
mäßiger Vorgang.

Daß der Herzerweiterung ebenfalls eine reine Längenhypertrophie
zugrunde liegt, darf m. E. nicht bezweifelt werden. Die Tatsache, daß
die akuten Herzerweiterungen sich schnell und vollständig zurückbilden,
dürfte kaum eine andere Annahme zulassen.

Während beim Skelettmuskel die Verlängerung für gewöhnlich nicht
nur unbemerkt bleibt, weil sie nach *Roux* unter Umwandlung der Sehne
in Muskelgewebe erfolgt, sondern auch naturgemäß keine räumlich aus-
giebigere Zusammenziehung stattfinden kann, liegen die Verhältnisse
beim Herzen etwas anders. Nicht allein, daß hier die Vergrößerung
leicht nachweisbar ist, es muß auch eine Vergrößerung des Schlag-

volumens eintreten, weil entsprechend dem »Alles-oder-Nichts«-Gesetz die Zusammenziehung jedesmal eine vollständige ist. Die auf die einzelne Muskelquerscheibe entfallende Arbeit wird also nicht geringer. Trotzdem bedeutet die Erweiterung des Herzens eine Herabsetzung seiner Ermüdbarkeit, weil entsprechend der Vergrößerung des Schlagvolumens die Schlagfrequenz verringert wird. Wenn auch nach dem, was bisher gesagt ist, die Annahme, daß Sportsleute »vornehmlich mit dem Schlagvolumen regulieren« in diesem Sinne unzutreffend ist, so hat doch die Erfahrung gezeigt, daß viele Sportsleute — nach meiner Ansicht nur solche mit großem Herzen — einen auffällig langsamen Puls haben. Daß ein solcher tatsächlich eine Anpassung an das vergrößerte Schlagvolumen darstellt, beweist m. E. die nicht selten vorhandene Arythmie und das häufige Auftreten von Extrasystolen. *Lange* leugnet allerdings den Vorteil einer Herzdilatation, selbst wenn sie auf wirklicher Längenhypertrophie der Fasern beruhen sollte, in den Fällen, in denen sie nicht mit gleichzeitigem Dickenwachstum der Fasern einhergehe, weil ja trotz vermehrter Muskelmasse die Kraft des Herzens nicht vergrößert sei. Natürlich ist es richtig, daß die Austreibung eines größeren Schlagvolumens auch größeren Kraftaufwand erfordert, wenn die Arbeit in der gleichen Zeit geleistet werden soll. Mir scheint aber die Annahme gerechtfertigt, daß bei Herzen mit großem Schlagvolumen, entsprechend der verringerten Schlagfrequenz, die Dauer der Austreibung verlängert ist, so daß tatsächlich keine Vermehrung der Arbeit in der Zeiteinheit eintritt. Hierbei ist der Umstand, daß die Arterien ihren Querschnitt einem dauernd vergrößerten Schlagvolumen sicherlich auch anpassen, noch gar nicht in Betracht gezogen.

Praktisch ist die Frage, ob ein vergrößertes Schlagvolumen einen größeren Kraftaufwand erfordert oder nicht, insofern belanglos, als im ersteren Falle natürlich auch Anpassung an Kraftarbeit, neben dem Längenwachstum also auch Dickenwachstum eintritt. *Lange* leugnet allerdings eine gleichzeitige Anpassung an Kraft- und Dauerleistung und zwar auf Grund der falschen Vorstellung, daß bei Dauerleistungen die zum Dickenwachstum notwendige Reizschwelle nicht erreicht wird, weil jeder Reiz, der mit gleicher Stärke andauernd wirkt, die Reizbarkeit herabsetzt, so daß er schließlich unter die Reizschwelle herabsinkt. Er zieht hieraus den irrigen Schluß, daß Dickenwachstum nur da eintreten kann, wo Kraftarbeit mit Unterbrechung geleistet wird. Daß die einmal ausgeübte Wirkung eines Reizes nicht verloren geht oder aufgehoben wird, wenn der Reiz aufhört ein Reiz zu sein oder, wie in diesem Falle, seine Richtung ändert, zeigt die Erfahrung zur Genüge an der Skelettmuskulatur in den Fällen, wo, wie z. B. bei zahlreichen Berufen, die Arbeit eine Übergangsform zwischen Kraft- und Dauerarbeit darstellt. Hinsichtlich des Herzens bestätigen die anatomischen Befunde, daß Herzerweiterung zumeist — die Fälle mit akuter Kreislaufstörung natürlich ausgenommen — auch mit Verdickung der Herzwand einhergeht. Ebenso irrig ist die von der gleichen Voraussetzung ausgehende Annahme *Langes*, die ihrer praktischen Bedeutung wegen Erwähnung verdient, daß nämlich eine zu allmähliche Steigerung der Anforderungen, ein allzu vorsichtiges Üben die gewünschte Anpassung an Kraftleistungen verhindern könne. Natürlich bleibt auch hier der gewünschte Erfolg nicht aus, nur wird er länger auf sich warten lassen. Nur von diesem letzteren Standpunkte aus kann *Lange* beigepflichtet werden, wenn er meint, daß beim Üben fast allgemein viel zu ängstlich verfahren wird. Tatsächlich würde sich der Erfolg zumeist in viel kürzerer Zeit ohne jeden Nachteil für die Gesundheit erzielen lassen.

Jedem Muskel wohnt ohne weiteres die Fähigkeit inne, über das gewöhnliche Maß hinaus ein gewisses Mehr an Kraft- und Dauerarbeit zu leisten. In der vermehrten Inanspruchnahme dieser Fähigkeit müssen wir das die Anpassung auslösende Moment erblicken. Wie erwähnt, hatten *Peltret* und *R. Du Bois-Reymond* angenommen, daß nicht die Größe der Arbeitsleistung, sondern die Anstrengung dasjenige sei, was die Vermehrung der Muskelmasse beim Turnen hervorruft. Sie hatten damit sicherlich nicht ganz unrecht, insofern das Gefühl der Anstrengung zweifellos der Indikator ist, der uns orientiert, ob die geleistete Arbeit einen genügenden Reiz zur Anpassung ausübt. Dies gilt aber nicht nur für die Anstrengung bei Kraftleistungen, sondern für jede Art der Betätigung insbesondere auch für Dauerleistungen, nur daß im letzteren Falle das Gefühl der Anstrengung uns nicht den Kraftaufwand in der Zeiteinheit anzeigt, sondern den Zeitpunkt, von dem ab die Fortsetzung der Arbeit Anpassung an Dauerarbeit auslöst. Man kann also sagen, daß Leibesübungen eine Steigerung der körperlichen Leistungsfähigkeit sowohl in der einen wie in der anderen Richtung nur dann bewirken können, wenn sie mit Anstrengung betrieben werden.

Wir waren ausgegangen von den Untersuchungsergebnissen *Herxheimers*. Nach dem bisher gesagten kann es nicht zweifelhaft sein, daß die Boxer — die Umstände, die wenigstens das Amateurboxen zu einer reinen Kraftübung für das Herz machen, können hier nicht näher besprochen werden — und sicherlich auch die von *Herxheimer* nicht untersuchten Kurzstreckenläufer die muskelstärksten Herzen haben. Die geringe Größe ihrer Herzen im Vergleich zu denen bei den anderen Sportarten erklärt sich ohne weiteres aus dem völligen Fehlen einer Herzerweiterung, auf deren Konto besonders beim Marathonlauf und noch mehr beim Ski-Langlauf der bei weiten überwiegende Anteil an der Vergrößerung des Herzschattens zu setzen ist. Daß beim Ski-Langlauf das Herz eine noch größere Erweiterung erfährt als beim Marathonlauf, erklärt *Herxheimer* sicherlich mit Recht durch die im bergigen Gelände notwendige Überwindung von Höhendifferenzen. Natürlich weisen auch die Herzen der Marathon- und Ski-Langläufer eine nicht geringe Verdickung ihrer Wandungen auf, weil auch bei diesen Übungsarten die Arbeit in der Zeiteinheit weit über das übliche Mittelmaß vermehrt ist. Alle übrigen Übungsarten stellen in den verschiedensten Abstufungen Übergangsformen zwischen Boxen und Ski-Langlauf mit entsprechenden Anpassungserscheinungen von Seiten des Herzens dar.

Auf diese Weise werden zwar die Größenunterschiede des Herzens bei den einzelnen Sportarten befriedigend erklärt, noch nicht aber die schon erwähnte gleichfalls von *Herxheimer* festgestellte Tatsache, daß nämlich das Herz des Boxers nicht nur klein im Vergleich zu dem der anderen Sportsleute ist, sondern auch absolut klein, insofern seine Größe hart an der unteren Grenze der Mittelwerte liegt, die von den obengenannten Autoren als »normal« festgestellt worden sind. Bei Erklärung dieser Erscheinung, die um so auffälliger ist, als das Boxerherz ja dicke Muskelwände besitzt, müssen wir uns erinnern, daß als Ursache der akuten Anstrengungsveränderungen des Herzens eine Änderung des Muskeltonus festgestellt worden war. Es darf also nicht überraschen, wenn sich als weitere Anpassungserscheinung auch eine bleibende Änderung des Herzmuskeltonus findet. In Sportkreisen ist seit langem bekannt, auch *Lange* macht in seiner Arbeit darauf aufmerksam, daß die Muskeln der Schwerathleten nicht nur besonders dick sind, sondern auch einen besonders starken Tonus aufweisen, im Gegensatz zu den Dauerläufern, Dauergehern usw., deren Muskeln auffallend schlaff und weich sind. Es muß angenommen werden, daß die geringe Größe des Boxerherzens auf einer Steigerung des Muskeltonus beruht. Ob dementsprechend neben der Längenhypertrophie ein gewisser Anteil an der Größe des Dauerläuferherzens auf einen verminderten Tonus entfällt, wird nicht leicht zu entscheiden sein. Es muß hierbei berücksichtigt werden, daß bei sportlichen Dauerleistungen auch die Arbeit in der Zeiteinheit erheblich vermehrt ist und demzufolge der auf Anpassung beruhende bleibende Muskeltonus eine Resultante aus der anfänglichen Steigerung und dem späteren Nachlassen des Tonus darstellen dürfte. Jedenfalls ist wohl anzunehmen, daß beim Dauerläufer der Herzmuskeltonus kaum über das Mittelmaß gesteigert ist.

Als Beweis dafür, daß die akute Herzerweiterung auf einem Nachlassen des Muskeltonus beruht, waren zwei Experimente von *Bruns* angeführt worden. In beiden Fällen handelte es sich um völlig ermüdete Herzen, die einen beträchtlichen Dehnungsrückstand aufwiesen und keiner Kontraktion mehr fähig waren. Mit Wiederauftreten der Kontraktionen, das im einen Falle spontan, im anderen auf starken mechanischen Reiz erfolgte, hatten beide Herzen sofort auch ihren Dehnungsrückstand beseitigt. Aus diesen Zusammentreffen kann m. E. auf einen Zusammenhang zwischen Anspruchsfähigkeit des Muskels auf Reize und dem Tonus des Muskels in dem Sinne geschlossen werden, daß eine Tonussteigerung eine größere, eine Herabsetzung des Tonus eine geringere Reizbarkeit des Muskels im Gefolge hat. Als Beweis kann vielleicht auch der Umstand gelten, daß besonders Hochspringer sich ängstlich vor jedem Dauerlauf hüten, weil sie wissen, daß eine Verminderung der Schnellkraft ihrer Muskeln die unausbleibliche Folge ist. In gleichem Sinne möchte ich die Wirkung der verschiedenen Arten von Massage deuten. Dem bekannten Sportlehrer *Schaer* verdanke ich die Mitteilung einer Erfahrung, die er am eigenen Leibe machen mußte. *Schaer*, früher einer unserer besten Kurzstreckenläufer, ließ sich zu Beginn eines Rennens, das er nicht verlieren konnte, weil er seine Gegner sämtlich schon früher geschlagen hatte, zum ersten Male in seinem Leben die Beine massieren, weil zufällig ein Masseur am Platze war. Dieser machte seine Sache so gründlich, daß *Schaer* sofort bei Beginn des Laufes spürte, daß die Beine nicht wie sonst dem Willen gehorchten, und er infolgedessen zur eigenen und seiner Anhänger Enttäuschung weit abgeschlagen als letzter das Ziel passierte. Heute weiß jeder wirklich erfahrene Sportmasseur, daß vor Beginn von Kraft- und Schnelligkeitsübungen nur eine kurze, nichteingreifende Massage günstig oder, wie es nicht mit Unrecht heißt, »anregend« wirkt. Ein Muskel mit starkem Tonus wäre also in der Lage, auf einen gleich starken Reiz mit größerer Kraftentfaltung zu antworten als ein anderer Muskel mit weniger starkem Tonus.

Höchstwahrscheinlich ist neben der Dicke der Wandungen der starke Muskeltonus der Hauptfaktor, der das Herz des Boxers und des Kurzstreckenläufers in den Stand setzt, die maximalen Widerstände im Gefäßsystem zu überwinden. Der geringe Muskeltonus und die dadurch bedingte geringere Reizbarkeit bedeutet bei Dauerleistungen keinen Nachteil, weil hier der Kraftaufwand in der Zeiteinheit relativ gering ist, vor allen Dingen aber deshalb, weil bei Dauerübungen die Arbeit schließlich rein automatisch geleistet wird, und darum eine Schonung des Nervensystems, wie sie *Roux* bei Atemmuskeln, langen Rückenmuskeln und Zwerchfell für bedeutungsvoll hält, doch wohl erst in letzter Linie in Frage kommt.

Der Umstand, daß auch die Verminderung des Muskeltonus eine Anpassungserscheinung darstellt, legt es nahe, auch hier die Frage der Zweckmäßigkeit aufzuwerfen. *Lange* sieht den Vorteil darin, daß ein schwacher Muskeltonus dem Antagonisten die Arbeit der Zurückführung eines Gliedes in die Ausgangsstellung erleichtert. Dieses Moment ist zweifellos bei der Skelettmuskulatur von Bedeutung, entbehrt aber beim Herzmuskel der entsprechenden Voraussetzungen. Mir scheint es gerechtfertigt, die Herabsetzung der Ermüdbarkeit, und auf diese allein kommt es bei Dauerarbeit ja an, nicht nur in außerhalb des Muskels liegenden Ursachen zu suchen. Ich möchte annehmen, daß in den erschlafften Querscheiben eines schlaffen Muskels der Austausch der Stoffwechselprodukte leichter vonstatten geht, und daß ein an Dauerarbeit gewöhnter Muskel seine geringe Ermüdbarkeit nicht nur seiner morphologischen Anpassung, der Längenhypertrophie, sondern auch der bei schlaffem Muskeltonus besser vonstatten gehenden Aufnahme bzw. Abgabe der Nähr- und Ermüdungsstoffe verdankt. Die Gepflogenheit vieler Dauerläufer, sich auch vor dem Wettkampf einer wirklich energischen und langdauernden Massage zu unterwerfen, muß unter diesen Umständen sehr berechtigt erscheinen. Noch ein anderer Umstand, für den es bisher an einer ausreichenden Erklärung fehlte, darf hier herangezogen werden. Bekanntlich langt jeder, der Dauerarbeit leistet, insbesondere auch der Langstreckenläufer, nach relativ kurzer Zeit am sogenannten »toten Punkt« an, wo es nicht mehr vorwärts gehen will. Wird dieser Punkt mit Willenskraft überwunden, so tritt alsbald eine merkliche Erleichterung ein, und die Arbeit kann nun noch lange fortgesetzt werden. M. E. wird diese Erscheinung durch die oben erwähnten Erleichterungen des Stoffwechselaustausches infolge Nachlassens des (anfangs gesteigerten) Muskeltonus noch am befriedigendsten erklärt. Daß bei einer solchen Annahme in einem geringen Herzmuskeltonus etwas durchaus zweckmäßiges, insbesondere also auch in der akuten Herzerweiterung nicht lediglich ein Zeichen von Ermüdung zu erblicken ist, bedarf keiner weiteren Darlegung.

Schließlich muß auch noch der Beziehungen gedacht werden, die zweifellos zwischen Tonus und morphologischer Anpassung des Muskels bestehen. Als erwiesen ist anzusehen, daß die durch Kraftarbeit verdickten Muskelfasern einen stärkeren, die durch Dauerarbeit verlängerten Muskelfasern einen verminderten Tonus haben. Ferner geht aus den Ausführungen über die akuten Anstrengungsveränderungen des Herzens ohne weiteres hervor, daß jeder morphologischen Anpassung an Kraft- bzw. Dauerarbeit zum mindesten eine entsprechende akute Tonusänderung vorausgeht. Sicherlich tritt aber wohl auch eine bleibende Tonusänderung schon vor der morphologischen Anpassung ein; so wird z. B. ein Muskel durch Übung schon kräftiger noch ehe er an Dicke zugenommen hat, ein Umstand, der auf eine Tonussteigerung und die damit verbundene größere Reizbarkeit zurückzuführen sein dürfte. Nach der Ansicht *Langes* ist ein »Hypertoniker zum Athleten geboren«, nicht allein wegen der von vornherein besser entwickelten Muskelmasse, sondern vor allem »wegen der Fähigkeit der Muskulatur, auf dieselbe Mehrarbeit stärker zu hypertrophieren«, während dagegen »ein Hypotoniker viel leichter eine höhere Unermüdbarkeit durch Dauerarbeit erlangt«. Wer genügend Gelegenheit zur Beobachtung hat, wird diese Annahme *Langes* bestätigen. Aus all dem scheint hervorzugehen, daß die Tonusänderung eine entsprechende morphologische Anpassung nicht nur begünstigt, sondern als deren Vorbedingung, wenn nicht gar als Ursache anzusehen ist. So könnte m. E. bei starkem Tonus die auf nervösen Einflüssen beruhende besondere Dicke der Muskelquerscheiben das eigentliche Dickenwachstum, bei schwachem Tonus die besondere Länge der Querscheiben ihr Längenwachstum und die anschließende Teilung auslösen. Vielleicht sind auch diese Betrachtungen geeignet, den »schlechten« Muskeltonus, soweit er die Folge von sportlicher Betätigung ist, in ein besseres Licht zu setzen.

Jede Anpassung hat ihre natürlichen Grenzen. Es ist eine weitverbreitete Ansicht, daß in dem Erreichen dieser Grenze unter allen Umständen etwas Gesundheitswidriges zu erblicken sei, und zwar auch dann, wenn dies unter durchaus natürlichen Verhältnissen — sportliche Anstrengungen gehören dazu — erfolgt. Es muß daher auch auf diesen Punkt noch kurz eingegangen werden.

In einem der bekanntesten Werke über den Sport wird starke Hypertrophie der Muskulatur als schädlich bezeichnet, weil sie zu gefährlichen Übungen verleite. Ein solcher Einwand kennzeichnet am besten die Gedankengänge, mit denen zum Teil auch von autoritativer Seite dem Problem der Anpassung an sportliche Höchstleistungen gegenübergetreten wird. Ein Heraustreten aus den normalen Größenverhältnissen zu anderen Organen kommt beim Herzen nur hinsichtlich der Lungen in Betracht, spielt aber praktisch keine Rolle, um so weniger als Übungen, die auf die Herzgröße von Einfluß sind, auch den Brustraum erweitern. *Herxheimer* stellte fest, daß bei den Sportsleuten mit dem größten Herzen, den Ski-Langläufern, auch die Lungenbasis am breitesten ist. Die Hinfälligkeit des Einwandes, daß ein hypertrophiertes Herz zu kräftig oder mit einem zu großem Schlagvolumen arbeite und eine Schädigung der Gefäße hervorrufe, ergibt sich aus dem, was oben über die Vorgänge beim Kreislauf gesagt wurde. Wieso eine Hypertrophie des Herzens mit einer Verminderung der sogenannten Reservekraft einhergehen soll, ist durchaus nicht ersichtlich. Kraft kann normalerweise nur durch Beanspruchung vermindert werden. Beim Sport hat das Herz stets Zeit, sich wieder zu erholen. Wenn unter Reservekraft die Fähigkeit zur Anpassung verstanden wird — dieses ist aber keineswegs die übliche Bedeutung des Wortes — ist sie allerdings erschöpft, sobald das Herz ad maximum hypertrophiert ist. Aber auch dies ist natürlich kein Schaden bei einem Herzen, das seine Hypertrophie vermehrter Muskelarbeit verdankt. Im Gegenteil, es besitzt gegenüber anderen Herzen den Vorzug, daß es von vornherein besser gerüstet ist, um allen Anforderungen gerecht zu werden. Es ist kein seltenes Ereignis, daß ein Herz bei einer schweren Infektionskrankheit erlahmt. Wenn in solchen Fällen ein »Sportherz« den Dienst versagt, sollte die Ursache besser in einer besonders schweren Infektion gesucht werden, statt in der Widerstandsunfähigkeit des Herzens. Allerdings sollen hypertrophische Herzen besonders leicht zur fettigen Degeneration neigen. Es besteht für mich kein Zweifel, daß es sich in den Fällen, in denen dies beobachtet wurde, um einfache Inaktivitätsatrophie handelte, die, wie *Roux* gezeigt hat, ebenfalls auf dem Wege der fettigen Degenerationen vor sich geht. Daß ein hypertrophisches Herz unter Umständen viel früher in die Lage kommt, sich überflüssiger Muskelmassen zu entledigen, bedarf keiner Erklärung. Wenn in diesem Zusammenhange darauf hingewiesen wird, daß Sportsleute leicht an Herzkrankheiten zugrunde gehen, muß es auffallen, daß als Beweis regelmäßig Schwerathleten, vor allen Dingen Ringkämpfer, angeführt werden. Bei der Schwerathletik, zumal wenn sie berufsmäßig betrieben wird, liegen insofern besondere Verhältnisse vor, als es hier mitunter zu der einzigen wirklich auf sportliche Betätigung zurückzuführenden

ernsten Gesundheitsschädigung, dem Lungenemphysem, kommt, das
natürlich eine dauernde und darum ungünstige Mehrbeanspruchung
für die rechte Herzkammer bedeutet. So betrug bei dem berühmten
Ringkämpfer *Abs*, der besonders gern als Beispiel angeführt wird, nach
anderer Lesart allerdings an Lungentuberkulose gestorben ist, der
Unterschied zwischen Ein- und Ausatmung nur 2 cm. Auf die anderen
Umstände, die gerade bei Berufsringkämpfern eine das Herz schädigende
Rolle spielen, und die in deren Lebensweise begründet sind, soll hier
nicht näher eingegangen werden.

Auch die Frage, ob die Dauerfähigkeit der Organe beim Sport nicht
durch eine allzu große Abnutzung beeinträchtigt werde, ist aufgeworfen
worden. Wer die Vorgänge im Radrennsport, der nach Ansicht vieler
am gefährlichsten für das Herz ist, mit Aufmerksamkeit verfolgt hat,
wird wissen, daß Fahrer, die schon vor 10, 15 und mehr Jahren sich
internationaler Berühmtheit erfreuten, noch heute eine dominierende
Rolle spielen, obwohl sie inzwischen Sonntag für Sonntag Dauerrennen
auf der Rennbahn oder Landstraße bestritten und sich alljährlich mehrmals den enormen Anstrengungen eines 6-Tagerennens unterzogen haben.
Derartige Beispiele ließen sich beliebig auch für andere Sportzweige vermehren. Es muß angenommen werden, daß maximale Muskelleistungen
selbst dann, wenn sie dauernd betrieben werden, den Menschen jung
und frisch erhalten. Der scheinbare Gegensatz zu manchen Berufsarten
ist darin zu erblicken, daß die Sportsleute von selbst für ausreichende
Ernährung und genügende Erholung Sorge tragen und sich Genüsse
versagen, die anderen Menschen unentbehrlich erscheinen. Es ist
schade, daß in wissenschaftlichen Arbeiten die Namen der untersuchten
Sportsleute, von seltenen Ausnahmen abgesehen, bisher nicht veröffentlicht wurden. Es würden sich dann schon jetzt interessante und beweis-
kräftige Aufschlüsse in der Richtung ergeben, daß die vor vielen Jahren
auf Grund des Untersuchungsbefundes ausgesprochenen Besorgnisse
für die Gesundheit der betreffenden Sportsleute völlig unbegründet
waren.

1) *Kolb, George*, Beiträge zur Physiologie maximaler Muskelarbeit, Berlin,
Braun & Co. — 2) *Du Bois-Reymond, R.*, Arzt und Sport, Berl. klin. Wochenschr.
1908, H. 1. — 3) *Bier*, Gymnastik als Vorbeugungs- und Heilmittel, Münch.
med. Wochenschr. 1922, H. 27. — 4) *Katz* und *Leyhoff*, Röntgenologische Herz-
größenbestimmungen an Ringern, Dtsch. med. Wochenschr. 1913, H. 33. —
5) *Bruns*, Experimentelle Untersuchungen über die Phänomene der Herzschwäche,
Dtsch. Arch. f. klin. Med. 1914, Bd. 113. — 6) *Derselbe*, Untersuchungen über Herzgröße, Blutdruck und Puls vor, während und nach kurzdauernder, starker körperlicher Arbeit, Münch. med. Wochenschr. 1921, S. 907. — 7) *Lagrange*, Physiologie
der Leibesübungen, Jena, Diederichs. — 8) *Herxheimer*, Zur Größe, Form und
Leistungsfähigkeit des Herzens bei Sportleuten, Zeitschr. f. klin. Med. 1923,
H. 1/3, 96. Bd. — 9) *Weber, E.*, Der Nachweis der durch Muskelarbeit herbeigeführten zentralen Ermüdung, Arch. f. Anat. u. Physiol. 1914, Phys. Abt. —
10) *Gelhorn* und *Lewin*, Das Verhalten des Blutdrucks bei Muskelarbeit im
normalen und ermüdeten Zustande, Arch. f. Anat. u. Physiol. 1915, Phys. Abt.
— 11) *Hirsch*, Über Beziehungen zwischen dem Herzmuskel und Körpermuskulatur,

Arch. f. klin. Med. Bd. 64, 68. — 12—14) *Brugsch, Nicolai* und *Zuntz, Groedel*, zitiert bei Herxheimer (vgl. 8). — 15) *v. Teubern* und *Otten, Hammer, Rautmann*, zitiert bei Herxheimer (vgl. 8) und bei Rößle (vgl. 18). — 16) *Dibbelt*, Die Beeinflussung des Herzgewichts durch körperliche Arbeit, Dtsch. med. Wochenschr. 1914, H. 1. — 17) *Schieffer*, Über Herzvergrößerung infolge Radfahrens, Arch. f. klin. Med., Bd. 89, S. 604. — 18) *Rößle*, Hypertrophie und Atrophie, Jahreskurse für ärztliche Fortbildung 1922, Januarheft. — 19) u. 20) *Ranke, Grober*, zitiert bei F. A. Schmidt (vgl. 23). — 21) *Peltret* und *R. Du Bois-Reymond*, Gaswechsel bei Turnkunststücken, Arch. f. Anat. u. Physiol. 1914, Phys. Abt. — 22) *Lange, W. G.*, Über funktionelle Anpassung, 1917, Berlin, Springer. — 23) *Schmidt, F. A.*, Physiologie der Leibesübungen, 3. Aufl., 1922, Voigtländer. — 24) *Roux*, Persönliche Anmerkungen zur Arbeit von W. G. Lange (vgl. 22). — 25) *Müller* in Weißbein, Hygiene des Sports, Leipzig 1910, Grethlein & Co. — 26) *Zander, R.*, Die Leibesübungen, 4. Aufl. 1918, Leipzig, Berlin, Teubner.